Rotgers/Maniacci (Hrsg.)
Die antisoziale Persönlichkeitsstörung

Aus dem Programm Verlag Hans Huber:
Klinische Praxis

HUBER

In der Reihe «Klinische Praxis» sind im Verlag Hans Huber außerdem erschienen – eine Auswahl:

Sven Barnow (Hrsg.)
Persönlichkeitsstörungen: Ursachen und Behandlung
(ISBN 978-3-456-84406-0)

Franz Caspar
Beziehungen und Probleme verstehen
Eine Einführung in die Praxis der psychotherapeutischen Plananalyse
(ISBN 978-3-456-84187-8)

Maria Hofecker Fallahpour et al.
Was Mütter depressiv macht … … und wodurch sie wieder Zuversicht gewinnen
Ein Therapiehandbuch
(ISBN 978-3-456-84131-1)

Wolfgang Lutz / Joachim Kosfelder / Jutta Joormann (Hrsg.)
Misserfolge und Abbrüche in der Psychotherapie
Erkennen – Vermeiden – Vorbeugen
(ISBN 978-3-456-84176-2)

Franz Moggi
Doppeldiagnosen
Komorbidität psychischer Störungen und Sucht
(ISBN 978-3-456-84365-0)

Monica McGoldrick / Randy Gerson
Genogramme in der Familienberatung
(ISBN 978-3-456-83488-7)

J. William Worden
Beratung und Therapie in Trauerfällen
Ein Handbuch
(ISBN 978-3-456-84389-6)

Frederick Rotgers
Michael Maniacci
(Herausgeber)

Die antisoziale Persönlichkeitsstörung

Therapien im Vergleich: Ein Praxisführer

Mit einer Einführung von Franz Petermann
Aus dem Englischen übersetzt von Sandra Winkel

Verlag Hans Huber

Die Originalausgabe ist unter dem Titel: Antisocial Personality Disorder – A Practitioner's Guide To Comparative Treatments erschienen.

Lektorat: Monika Eginger, Gaby Burgermeister
Herstellung: Eva Lienhard
Umschlag: Atelier Mühlberg, Basel
Druckvorstufe: ns prestampa sagl, Castione
Druck: Hubert & Co., Göttingen
Printed in Germany

Bibliografische Information der Deutschen Bibliothek
Die Deutsche Bibliothek verzeichnet diese Publikation in der Deutschen Nationalbibliografie; detaillierte bibliografische Daten sind im Internet über http://dnb.d-nb.de abrufbar.

Anregungen und Zuschriften bitte an:
Verlag Hans Huber
Hogrefe AG
Länggass-Strasse 76
CH-3000 Bern 9
Tel: 0041 (0)31 300 45 00
Fax: 0041 (0)31 300 45 93
www.verlag-hanshuber.com

1. Auflage 2007

ISBN 978-3-456-84403-9

Herausgeber und Autoren der Originalausgabe

Herausgeber:

Frederic Rotgers, PsyD, ABPP, Department of Psychology, Philadelphia College of Ostheopathic Medicine, Philadelphia, Pennsylvania
Michael Maniacci, PsyD, Clinical Psychologist

Autoren:

Elissa M. Ball, MD, Institute for Forensic Psychiatry, Colorado Mental Health Institute, Pueblo, Colorado
Debra Benveniste, MA, MSW, Private Practice, Putnam, Connecticut
Katherine A. Comtois, PhD, Department of Psychiatry and Behavioral Sciences, University of Washington, Seattle, Washington
Darwin Dorr, PhD, Wichita State University, Wichita, Kansas
Brian Eig, Department of Psychology, Philadelphia College of Ostheopathic Medicine, Philadelphia, Pennsylvania
Carl A. Farbring, MA, Swedish National Prison and Probation Administration, Stockholm, Sweden
Lars Forsberg, PhD, Department of Clinical Neuroscience, Section of Dependency Research, Karolinska Institute, Stockholm, Sweden
Arthur Freeman, EdD, Department of Psychology, University of St. Francis, Fort Wayne, Indiana
Joel I. D. Ginsburg, PhD, C. Psych., Psychologist, Correctional Service of Canada, Fenbrook Institution, Gravenhurst, Ontario, Canada
Robin A. McCann, PhD, Institute for Forensic Psychiatry, Colorado Mental Health Institute, Denver, Colorado
Sharon M. Freeman, PhD, MSN, RN-CS, Indiana University Purdue University, Aboite Behavioral Health Services, Fort Wayne, Indiana
John M. Rathbun, MD, Aboite Behavioral Health Services, Fort Wayne, Indiana
Glenn D. Walters, PhD, Federal Correctional Institution, Schuylkill, Pennsylvania

Inhalt

Einführung zur deutschen Ausgabe

Franz Petermann

Bei diesem Buch handelt es sich um die deutsche Übersetzung eines aktuellen Sammelbandes zu den Behandlungsmöglichkeiten der antisozialen Persönlichkeitsstörung, den die amerikanischen Psychologen und Autoren Frederic Rotgers und Michael Maniacci im Jahr 2006 herausgegeben haben. Die Herausgeber reagierten damit auf das Problem, dass bis dahin viel über die Symptome und möglichen Ursachen von Persönlichkeitsstörungen geschrieben worden war, aber nur verhältnismäßig wenig Literatur zu den verschiedenen Behandlungsmöglichkeiten existierte.

Für diesen Mangel sind vermutlich unter anderem die besonderen Merkmale des Störungsbildes verantwortlich. Bei allen Persönlichkeitsstörungen handelt es sich um komplexe, schwerwiegende und chronisch verlaufende psychische Störungen, die Patienten und ihre Angehörigen sehr stark belasten. Dies trifft in besonderem Maß auf die antisoziale Persönlichkeitsstörung zu.

Die antisoziale Persönlichkeitsstörung, die auch als Psychopathie oder Soziopathie bezeichnet wird, gehört mit der Borderline-, der narzisstischen und der histrionischen Persönlichkeitsstörung zum Cluster B der Persönlichkeitsstörungen. Diese Störungen haben bestimmte Verhaltensmuster, wie impulsives, rücksichtsloses und manipulatives Verhalten, miteinander gemeinsam. Die antisoziale Persönlichkeitsstörung ist insbesondere durch eine ausgeprägte Missachtung der Bedürfnisse und Rechte anderer Menschen gekennzeichnet (Saß, Wittchen, Zaudig und Houben, 2003). Das Störungsbild entwickelt sich über einen langen Zeitraum; die Vorform, die Störung des Sozialverhaltens, zeigt sich bereits im Kindesalter. Aus Kindern, die stehlen, lügen und Tiere quälen, werden unter ungünstigen Bedingungen Erwachsene, die ihre Ziele ohne Rücksicht auf die Gefühle, Bedürfnisse und die Sicherheit anderer Menschen verfolgen. Häufig, aber nicht in allen Fällen, fallen diese Personen auf, weil sie sich kriminell und/oder gewalttätig verhalten: In Gefängnissen und forensischen Einrichtungen trifft man viele Menschen mit diesem Störungsbild an, während die Prävalenz in der Allgemeinbevölkerung ca. 3 % bei Männern und 1 % bei Frauen beträgt (Saß et al., 2003).

Zu den Ursachen der Störung und den Möglichkeiten der Prävention ist bislang relativ wenig bekannt. Herpertz (2001) zufolge liegt vielen Persönlichkeitsstörungen eine Störung der Impulskontrolle zugrunde. Aggressiv-dissoziales Verhalten wird oft dann gezeigt, wenn eine Person zu starken Ärgeraffekten neigt und zugleich über wenig Kontrollmöglichkeiten verfügt. Menschen mit einer antisozialen Persönlichkeitsstörung weisen häufig eine komorbide Impulskontrollstörung auf (z. B. pathologisches Spielen; zum Konzept der Impulskontrollstörung vgl. Petermann und Winkel, 2005). Weiterhin gibt es bestimmte Risikofaktoren, die das Auftreten der Störung begünstigen, wie massive Verlust- und Mangelerlebnisse in der Kindheit, ein niedriger sozioökonomischer Status, das Aufwachsen in einer städtischen Umgebung, Kindesmissbrauch und Vernachlässigung, Abwesenheit der Eltern und inkonsequentes Erziehungsverhalten (Rauchfleisch, 2000; Petermann und Petermann, 2007). Teilweise wird sogar angenommen, dass man das aggressiv-dissoziale Verhalten als eine Art «Überlebensstrategie» ansehen kann, die Menschen entwickeln, wenn sie unter sehr schwierigen Bedingungen aufwachsen. Man kann daraus folgern, dass frühzeitige, gezielt eingesetzte Präventionsmaßnahmen bei diesen Gruppen möglicherweise die Entwicklung einer antisozialen Persönlichkeitsstörung verhindern könnten. Prävention würde in diesem Fall bedeuten, gefährdeten Personen alternative, sozial verträgliche «Überlebensstrategien» zu vermitteln. So wäre beispielsweise die Durchführung von Trainingsprogrammen wie dem «Training mit Jugendlichen» (Petermann und Petermann, 2007) mit Betroffenen mit einem spezifischen Risikoprofil denkbar. Bei diesem Training lernen Jugendliche, Konfliktsituationen mit sozial kompetentem Verhalten zu bewältigen, statt Gewalt einzusetzen. Eine besonders wichtige Zielgruppe für solche Maßnahmen bilden Kinder und Jugendliche, die bereits durch Anzeichen einer Störung des Sozialverhaltens aufgefallen sind. Diese Störung stellt, wie bereits erwähnt, die Vorform der antisozialen Persönlichkeitsstörung dar. Durch frühzeitige Interventionen könnte die Entstehung und Verfestigung der Persönlichkeitsstörung bei diesen Risikokindern verhindert oder die Störung zumindest gemildert werden.

Die Behandlung erwachsener Patienten mit Persönlichkeitsstörungen ist aufwendig, langwierig, stellt höchste Anforderungen an den Therapeuten und ist trotz aller Bemühungen in vielen Fällen nicht erfolgreich. Dies gilt in besonderem Maße für Personen mit aggressiv-dissozialen Persönlichkeitszügen, die häufig überhaupt keine Behandlungsmotivation aufweisen und die therapeutische Beziehung durch ihr unkooperatives Verhalten gefährden (Rauchfleisch, 2000). Dennoch benötigen gerade diese Menschen ein therapeutisches Angebot. Unter allen Persönlichkeitsstörungen nimmt die antisoziale Persönlichkeitsstörung eine besondere Rolle ein, da sie nicht nur das Leben der Betroffenen und ihrer Angehörigen stark beeinträchtigt, sondern aufgrund der häufigen Tendenz zu Gewalttätigkeit und Kriminalität (vgl. Hare, 2000; Orlob, 2000) auch eine hohe gesellschaftliche Bedeutung besitzt. Eine wirksame Behandlung dieser Störung könnte daher nicht nur den Betroffenen selbst zu einem prosozialeren, erfolgreicheren und erfüllteren Leben verhelfen und das Leid ihrer Angehörigen und potenziellen Opfer vermindern, sondern auch die gesellschaftliche Sicherheit erhöhen und Kosten senken (z. B. für Haftaufenthalte, medizinische und Sozialleistungen).

Gerade in Bezug auf die antisoziale Persönlichkeitsstörung hielt sich unter Therapeuten der unterschiedlichsten Richtungen jedoch lange Zeit die Ansicht, man könne die Betroffenen nicht mit psychotherapeutischen Methoden behandeln: Menschen mit einer antisozialen Persönlichkeitsstörung wurden als «nicht lernfähig» und daher als nicht therapierbar angesehen (Rauchfleisch, 2000). Diese Auffassung hat sich jedoch in den letzten Jahren und Jahrzehnten deutlich verändert. Zu diesem Wandel hat unter anderem die Durchführung von Meta-Analysen beigetragen, mit denen therapeutische Maßnahmen systematisch evaluiert werden können. Dabei zeigte sich, dass bestimmte therapeutische Interventionen bei Straftätern das Rückfallrisiko nachweislich senken und zu weiteren positiven Effekten führen. Insbesondere strukturierte kognitive und kognitiv-behaviorale Ansätze erwiesen sich als erfolgreich (Müller-Isberner, 2000). Auch wenn Therapeuten bei der Behandlung dieser Gruppe ihre «Ansprüche herunterschrauben» müssen, wie Rauchfleisch (2000) es formuliert, sind Erfolge also nicht ausgeschlossen.

Rotgers und Maniacci haben mit diesem Buch nun eine Sammlung der vielfältigen und kreativen Konzepte und Strategien vorgelegt, die von Therapeuten aus den unterschiedlichsten Schulen und Richtungen entwickelt und erprobt wurden, um die zentralen Probleme dieser Störung anzugehen – häufig mit beachtlichem Erfolg. Die nun vorliegende deutsche Übersetzung soll es ermöglichen, diese wichtigen Hinweise auch im deutschsprachigen Raum einem breiten Fachpublikum leichter zugänglich zu machen. Das Buch wendet sich vor allem an Psychotherapeuten, Psychologen und Psychiater, aber auch an Angehörige anderer Berufsgruppen, die in ihrer Arbeit mit Menschen zu tun haben, die von dieser Störung direkt oder indirekt (etwa als Angehörige oder Opfer) betroffen sein können – zum Beispiel Kriminologen, Juristen, Sozialpädagogen oder Sozialarbeiter.

Insgesamt fünfzehn wichtige Autoren haben an der Entstehung dieses Buches mitgewirkt. Das Buch ist jedoch mehr als eine Sammlung von Fachaufsätzen – es verfügt über mindestens drei besondere Merkmale, die es zu einem ungewöhnlichen und lesenswerten Werk machen. Die erste Besonderheit des Bandes liegt in seiner starken Praxisorientierung. Diese ist unter anderem darauf zurückzuführen, dass sich das gesamte Buch an einem typischen Fallbeispiel orientiert. Alle Kapitel beruhen auf der ausführlichen Darstellung der Fallgeschichte eines Mannes, der eine antisoziale Persönlichkeitsstörung aufweist («Frank J.»). Jedes

Autorenteam erklärt am Beispiel dieses Falls, wie die Störung aus ihrer Sicht entsteht und wie ein therapeutisches Vorgehen bei diesem Patienten aussehen könnte. Durch diesen engen Bezug zu einem «echten Fall» wird eine hohe Praxisnähe hergestellt und der direkte Vergleich zwischen den verschiedenen therapeutischen Ansätzen erleichtert.

Eine zweite Besonderheit des Buches liegt in seiner klaren und einheitlichen Struktur. Die Herausgeber Rotgers und Maniacci haben ihren Autoren nicht nur die Fallgeschichte, sondern auch ein einheitliches Schema aus Leitfragen vorgelegt, um ihre Beiträge zu strukturieren. Alle Kapitel gliedern sich in die Teile «Vorstellung des Behandlungsmodells», «Wesentliche therapeutische Fertigkeiten» und «Spezifische Fragen» zum Vorgehen bei der Behandlung. Diese wiederkehrende Struktur ermöglicht es dem Leser, sich in jedem Kapitel leicht zu orientieren und einzelne Aspekte – zum Beispiel Antworten auf einzelne Teilfragen – direkt miteinander zu vergleichen. Lediglich das Kapitel zur Pharmakotherapie weicht aus inhaltlichen Gründen von diesem Schema ab. Damit wird das Buch seinem Anspruch gerecht, unterschiedliche therapeutische Ansätze nicht nur vorzustellen, sondern auch miteinander zu vergleichen. In seiner abschließenden Zusammenschau greift Rotgers daher auch noch einmal die wichtigsten Aspekte jedes Behandlungsansatzes auf und stellt die Modelle einander gegenüber. Dabei ist es jedoch nicht das Ziel des Buches, die Vor- und Nachteile der einzelnen Modelle einander gegenüberzustellen und das «beste» Vorgehen auszuwählen, sondern es geht darum, die Besonderheiten jedes einzelnen Ansatzes möglichst detailliert und wertfrei abzubilden.

Dieser Aspekt führt uns zur dritten Besonderheit dieses Buches. Die acht Autorenteams entstammen ganz unterschiedlichen Schulen und stellen in den einzelnen Kapiteln ihre eigenen, teilweise sehr persönlichen Sichtweisen vor. Trotz der identischen Grundstruktur und der einheitlichen Orientierung an demselben Fallbeispiel wirkt daher jedes Kapitel vollkommen einzigartig, da die gleichen Aspekte stets aus einer völlig neuen Perspektive erhellt werden. Die Auswahl der theoretischen Sichtweisen wurde von den Herausgebern nach dem Gesichtspunkt getroffen, ein möglichst breites Spektrum therapeutischer Ansätze – von psychodynamischen über eklektizistische bis hin zu kognitiv-behavioralen Ansätzen – abzudecken. Es ging ihnen dabei weniger um das Ziel, alle vorhandenen Therapierichtungen vollständig abzubilden – dies wäre im Rahmen dieses Bandes nicht möglich gewesen – als darum, eine möglichst vielfältige Auswahl bereitzustellen und damit dem Anspruch des Buches, ganz unterschiedliche therapeutische Ansätze zu vergleichen, gerecht zu werden. So finden sich in diesem Band auch Behandlungsansätze, die im deutschsprachigen Raum weniger bekannt sind und daher eine besondere Bereicherung darstellen, wie etwa die «personologische Psychotherapie» nach Millon oder der «Lebensstil-Ansatz» von Walters.

Die deutsche Bearbeitung der Beiträge einer so heterogenen, überwiegend amerikanischen Autorenschaft erforderte es, einige Veränderungen und Anpassungen vorzunehmen. So wurde der Ausdruck «antisocial behavior» («antisoziales Verhalten») in der deutschsprachigen Ausgabe als «aggressiv-dissoziales Verhalten» umschrieben. Dieser Begriff ist im klinischen Kontext gebräuchlicher und wertneutraler, während der Ausdruck «antisozial» im Deutschen unerwünschte negative Konnotationen beinhaltet. Dasselbe gilt für andere zusammengesetzte Ausdrücke wie «antisocial person» oder «antisocial patient». Die Bezeichnung «antisoziale Persönlichkeitsstörung» wurde dagegen beibehalten, da es sich hierbei um eine feststehende Bezeichnung und DSM-IV-Diagnose handelt.

Des Weiteren wurde der in den Originalbeiträgen häufig zum Begriff «patient» («Patient») synonym gebrauchte Ausdruck «client» («Klient») in der deutschen Ausgabe durchgehend durch den Begriff «Patient» ersetzt, da dieser Ausdruck im deutschen Sprachraum in Bezug auf den klinischen Kontext gebräuchlicher ist. Aus Gründen der leichteren Lesbarkeit wurde bei Rollen- und Berufsbezeichnungen («Patient», «Therapeut») stets nur die männliche Form verwendet, wobei weibliche Angehörige dieser Gruppen selbstverständlich mit eingeschlossen sind.

Von diesen und anderen kleinen Änderungen abgesehen, wurde versucht, die Inhalte der einzelnen Beiträge möglichst originalgetreu wiederzugeben und dabei den individuellen Stil der verschiedenen Autorenteams soweit wie möglich zu bewahren. Trotz der einheitlichen Struktur der Kapitel, durch die aus einer Sammlung von Einzelaufsätzen ein zusammenhängendes Werk entstehen konnte, sind es gerade die individuellen und teilweise sehr persönlich gefärbten Sichtweisen der Autoren, die diesem Buch seine besondere Ausstrahlung verleihen. Dieser letzte Aspekt verdient auch deshalb besondere Beachtung, da hiermit die Aufforderung an den Leser einhergeht, die von den Autoren vorgeschlagenen Erklärungsansätze und Therapiemöglichkeiten tatsächlich als Vorschläge zu verstehen und nicht als fertige «Rezepte» oder gar als «Vorschriften», wie man Patienten mit antisozialer Persönlichkeitsstörung zu behandeln habe. Es handelt sich vielmehr um persönliche Empfehlungen, die auf den Vorstellungen bestimmter therapeutischer Schulen und den klinischen Erfahrungen der Autoren beruhen. Sie können als Anregungen aufgefasst werden, mit denen Therapeuten das eigene praktische Vorgehen bereichern können. Die Vielfalt unterschiedlicher Herangehensweisen, wie sie in diesem Band dargestellt werden, macht deutlich, dass es die eine, perfekte Therapie für diese komplexe Störungsform nicht gibt und vielleicht auch niemals geben wird, da die Erkrankung selbst viele unterschiedliche Formen annehmen kann und jeder einzelne Fall ein eigenes, individualisiertes Vorgehen erfordert.

Der Leser sollte dieses Buch nicht als Handbuch ansehen, das praktische Anleitungen zur Therapie der antisozialen Persönlichkeitsstörung enthält, sondern als eine Sammlung von Vorschlägen, Hinweisen und Gedanken zu der Frage, welche Strategien man überhaupt anwenden könnte, wenn man in der therapeutischen Arbeit mit dieser Störung konfrontiert wird. Das Buch soll jedoch nicht nur informieren, sondern Therapeuten und Forschern auch Mut machen, sich mit dieser nur allzu oft vernachlässigten Störung auseinanderzusetzen und die vorgestellten Ansätze in der eigenen Arbeit anzuwenden und weiterzuentwickeln. Es ist zu hoffen, dass dieses Buch nun, da es in einer deutschen Übersetzung vorliegt, auch im deutschsprachigen Raum das Interesse an der antisozialen Persönlichkeitsstörung und ihren Behandlungsmöglichkeiten erhöht, der Forschung in diesem Bereich Anregungen liefert und Therapeuten dabei hilft, mit den Herausforderungen dieses Störungsbildes in der täglichen Arbeit erfolgreicher umgehen zu können.

Literatur

Hare, R. D. (2000). Eigenschaften von Borderline-Patienten und Psychopathen: Konsequenzen für das Gesundheitswesen und das Strafrechtssystem. In O. F. Kernberg, B. Dulz, U. Sachsse (Hrsg.), *Handbuch der Borderline-Störungen* (S. 393–411). Stuttgart: Schattauer.

Herpertz, Ch. S. (2001). *Impulsivität und Persönlichkeit.* Stuttgart: Kohlhammer.

Müller-Isberner, R. (2000). Die antisoziale Persönlichkeitsstörung aus kognitiv-behavioraler Sicht. In H. Katschnig, U. Demal, G. Lenz, P. Berger (Hrsg.), *Die extrovertierten Persönlichkeitsstörungen. Borderline, Histrionische, Narzisstische und Antisoziale Lebensstrategien* (S. 124–143). Wien: Facultas Universitätsverlag.

Orlob, S. (2000). Zur forensisch-psychiatrischen Relevanz von Persönlichkeitsstörungen. In G. Nissen (Hrsg.), *Persönlichkeitsstörungen. Ursachen, Erkennung, Behandlung* (S. 167–187). Stuttgart: Kohlhammer.

Petermann, F., Petermann, U. (2007). *Training mit Jugendlichen. Förderung von Arbeits- und Sozialverhalten* (8., völlig veränd. Aufl.). Göttingen: Hogrefe.

Petermann, F., Winkel, S. (2005). *Selbstverletzendes Verhalten.* Göttingen: Hogrefe.

Rauchfleisch, U. (2000). *Antisoziales Verhalten und Delinquenz.* In O. F. Kernberg, B. Dulz, U. Sachsse (Hrsg.), Handbuch der Borderline-Störungen (S. 381–391). Stuttgart: Schattauer.

Saß, H., Wittchen, H.-U., Zaudig, M., Houben, I. (Hrsg.) (2003). *Diagnostisches und Statistisches Manual Psychischer Störungen – Textrevision – DSM-IV-TR.* Göttingen: Hogrefe.

1

Frederic Rotgers und Michael Maniacci

Die antisoziale Persönlichkeitsstörung: Eine Einführung

Seit Beginn der schriftlich belegten Geschichte der Psychotherapie wurde die Behandlung von Patienten mit Störungen des Charakters oder der Persönlichkeit in der klinischen Literatur diskutiert. Literatur über die psychotherapeutische Behandlung spezifischer Persönlichkeitsstörungen gibt es erst seit kürzerer Zeit, sie wächst jedoch schnell. Bislang bildete der psychoanalytische Ansatz die wichtigste theoretische Orientierung in der psychotherapeutischen Literatur zur Behandlung von Persönlichkeitsstörungen (z. B. Kernberg, 1975; Masterson, 1978; Reid, 1978). Psychoanalytisch orientierte Autoren haben in über 30 Jahren einen reichhaltigen Fundus an Literatur zur Behandlung dieser Patienten geschaffen.

In letzter Zeit haben kognitiv-behavioral orientierte Therapeuten (z. B. Beck, Freeman et al., 1999, 2004; Young, 1994) einen entsprechenden Behandlungsansatz vorgelegt. Trotz der zunehmenden Literatur auf diesem Gebiet haben sich bislang erst wenige Gelegenheiten ergeben, die bestehenden Modelle zu vergleichen und zu integrieren. Leider neigen psychodynamisch orientierte Therapeuten häufig dazu, nur die psychodynamische Literatur zu rezipieren, während sich kognitiv und behavioral orientierte Therapeuten auf ihre eigene Literatur beschränken. Die gegenseitige Befruchtung der Ansätze wird dadurch verhindert.

Wahrscheinlich gibt es keine einzelne Patientengruppe, die bei Therapeuten so viele Bedenken und so viel Betroffenheit und Furcht auslöst wie die antisoziale Persönlichkeitsstörung. Diese Bedenken und besondere Aufmerksamkeit beruhen auf der Tatsache, dass diese Patienten gewöhnlich mehr Behandlungszeit benötigen (wenn sie überhaupt zur Behandlung kommen), mehr Energie aufseiten des Therapeuten fordern (während der Patient selbst möglicherweise sehr wenig zur therapeutischen Zusammenarbeit beiträgt), mehr Zeit und Aufmerksamkeit vom Gesundheitssystem verlangen (aufgrund der Chronizität von Persönlichkeitsstörungen) und all das, ohne dieselben Fortschritte oder Dankbarkeit wie viele andere

Patienten zu zeigen. Tatsächlich strecken viele Therapeuten vor diesen Problemen die Waffen und behaupten, dass diese Patienten nicht psychotherapeutisch behandelt werden können. Patienten mit der Diagnose einer antisozialen Persönlichkeitsstörung geschieht es häufig, dass sie das gesamte Rechts- und Gesundheitssystem «abklappern», ständig Rückfälle erleiden und immer wieder neuen Einrichtungen zur Behandlung psychischer Krankheiten übergeben werden – mit nur wenigen positiven Änderungen.

Trotz all der Schwierigkeiten, die sich bei der Behandlung dieser Patienten ergeben, müssen sie behandelt werden. Über das beste Therapiemodell kann und muss diskutiert werden. Theoretiker plädieren häufig für die Anwendung ihrer eigenen ätiologischen, konzeptuellen, philosophischen und therapeutischen Modelle unter Ausschluss anderer Ansätze. Bis jetzt wurden jedoch die Ähnlichkeiten und Unterschiede zwischen den verschiedenen vorhandenen Modellen noch nicht erläutert.

In diesem Band versuchen wir daher, in kleinem Maßstab ein Diskussionsforum bereitzustellen. Experten für spezifische Behandlungsmodelle sollen dabei stets dieselbe Sammlung von Fragen in Bezug auf ihr jeweiliges Modell beantworten. Allen Autoren wurde eine prototypische Fallstudie eines Patienten mit antisozialer Persönlichkeitsstörung vorgelegt, die als Grundlage für ihre Antworten dienen sollte.

Bevor wir zu den Fragen und einem kurzen Überblick über die antisoziale Persönlichkeitsstörung kommen, möchten wir hervorheben, dass dieses Buch nicht als umfassende Übersicht über die Behandlung dieser Störung gedacht ist. Stattdessen haben wir einige bedeutende Behandlungsmodelle herausgegriffen, die aus unserer Sicht die psychodynamischen, eklektizistischen und behavioralen Ansätze abdecken, mit denen diese Patienten behandelt werden können. Es stehen sicherlich noch weitere Behandlungsmodelle zur Verfügung, und wir möchten nicht den Eindruck erwecken, dass die hier aufgeführten Ansätze die einzig vorhandenen oder die wirksamsten darstellen. Die Beantwortung dieser Frage überlassen wir der Psychotherapieforschung, die sich erst seit kurzer Zeit mit der Wirksamkeit der unterschiedlichen Behandlungsmöglichkeiten speziell bei der antisozialen Persönlichkeitsstörung befasst.

Zum Aufbau dieses Buches

Im Rest dieses Kapitels werden wir einen kurzen Überblick über das Konstrukt der antisozialen Persönlichkeitsstörung geben, mit einem Schwerpunkt auf diagnostischen Aspekten und mehreren aktuellen Kontroversen, die sich auf das Konstrukt beziehen. Die vorliegende Literatur zur Outcome-Forschung werden wir nicht referieren, hauptsächlich weil es keine methodisch hochwertigen Effektivitätsstudien gibt, die sich ausschließlich mit der antisozialen Persönlichkeitsstörung beschäftigen. Tatsächlich entstanden praktisch alle verfügbaren experimentellen Studien zum Behandlungserfolg bei diesen Patienten im Kontext der Behandlung von Substanzmissbrauchsstörungen. Diese treten bei Patienten mit antisozialer Persönlichkeitsstörung sehr häufig komorbid auf.

Im Anschluss an diesen Überblick werden wir die Fragen, auf die sich unsere Autoren immer im Hinblick auf die Behandlung von «Frank J.» beziehen sollten, im Detail vorstellen. Seine Fallgeschichte wird in Kapitel 2 beschrieben. Die Antworten unserer Autoren in den einzelnen Kapiteln folgen darauf. In unserem letzten Kapitel schließen wir mit einer Zusammenfassung und Synthese der Antworten, die unsere Autoren gegeben haben. Wir hoffen, dass diese Diskussion nicht nur die Behandlung von Patienten mit antisozialer Persönlichkeitsstörung fördern und verbessern, sondern auch einen Anstoß für die Wirkungsforschung im Bereich der dargestellten Therapieformen bilden wird.

Überblick über die antisoziale Persönlichkeitsstörung

In diesem Abschnitt werden wir kurz die Geschichte und Bedeutung des Begriffs «antisoziale Persönlichkeitsstörung» sowie die aktuellen Diagnosekriterien darstellen und einige der klinischen Merkmale der Störung beschreiben, die für die Behandlung höchst relevant sind. Zusätzlich werden wir uns mit zwei anhaltenden Kontroversen im Bereich der antisozialen Persönlichkeitsstörung befassen:

- dem Zusammenhang zwischen Moral, Kriminalität und antisozialer Persönlichkeitsstörung und
- der Frage, ob die antisoziale Persönlichkeitsstörung eine quantitative oder qualitative Abweichung von der normalen Funktion der Persönlichkeit bedeutet.

Schließlich werden wir die relativ spärliche Literatur zur Wirksamkeitsforschung auf dem Gebiet der antisozialen Persönlichkeitsstörung betrachten. In diesem Kapitel kann aus Platzgründen kein vollständiger Überblick über die Störung gegeben werden. Für eine umfassendere Diskussion dieser Aspekte wird dem Leser das ausgezeichnete Kapitel «Antisocial Personality Disorders: The Aggrandizing Pattern» aus dem Buch von Millon und Davis *Disorders of Personality: DSM-IV and Beyond* (1996, S. 429–469) empfohlen. Das Kapitel wurde zwar aus einer bestimmten theoretischen Perspektive geschrieben, bietet jedoch einen detaillierten Überblick über das Konzept der antisozialen Persönlichkeitsstörung und befasst sich näher mit den Kontroversen, die wir im Rahmen dieses Buchs nur andeuten können.

Das Konzept der Persönlichkeitsstörungen ist bereits ziemlich alt und – in überraschend moderner Form – auf Aristoteles (Millon und Davis, 1996) zurückzuführen, dessen Darstellung des «skrupellosen Menschen» vielleicht die erste Beschreibung dieses Persönlichkeitsmusters bildet. Als sich das Konzept der antisozialen Persönlichkeitsstörung im 18. und 19. Jahrhundert entwickelte, wurde es zunehmend mit Kriminalität und unmoralischem Verhalten verbunden. Diese Verbindung besteht bis heute, und aus der Sicht mancher Autoren (z. B. Millon und Davis, 1996) stellt dies ein großes Problem für die Diagnostik der antisozialen Persönlichkeitsstörung dar. Insbesondere beschränkt die Assoziation zwischen antisozialer Persönlichkeitsstörung und kriminellem oder unmoralischem Verhalten die Anwendung des Konzepts in unangemessener Weise auf kriminelle Personen oder Personen, deren Verhalten als unmoralisch betrachtet wird. Viele Autoren vermuten, dass aufgrund dieser Beschränkung zahlreiche Fälle ausgeschlossen werden, die zwar dieselben Abweichungen der Persönlichkeitsfunktion aufweisen wie manche kriminellen Personen, selbst aber niemals in dieser Weise auffällig werden. Es wird angenommen, dass aufgrund des Fokus auf kriminellem und unverantwortlichem Verhalten viele Personen mit Merkmalen der antisozialen Persönlichkeitsstörung von der Diagnose ausgeschlossen werden, weil ihr Verhalten von der Gesellschaft günstiger bewertet und sogar häufig unterstützt wird. Beispiele für diese Persönlichkeitstypen können unter erfolgreichen Geschäftsleuten, Politikern und Führungspersönlichkeiten gefunden werden (Millon und Davis, 1996).

Die Frage der «moralischen» Tönung der Diagnosekriterien für die antisoziale Persönlichkeitsstörung steht aus Sicht einiger Autoren im Widerspruch zu jüngeren Versuchen, das diagnostische System (dem Diagnostischen und Statistischen Manual, DSM) objektiver zu gestalten und mehr an der Forschung zu orientieren. Diese Autoren verweisen als Beispiel für diesen Trend auf die Streichung der «Störung» Homosexualität aus dem DSM im späten 20. Jahrhundert (Millon und Davis, 1996).

Streitfragen wie diese sind in der Literatur über die antisoziale Persönlichkeitsstörung verbreitet. Obgleich wir uns darauf beziehen, werden wir nicht versuchen, diese Fragen im Rahmen dieses Buches endgültig zu klären. Man sollte diese Kontroversen jedoch bewusst wahrnehmen, da sie unserer Meinung nach auch wichtige Aspekte zur Frage der Behandlung der antisozialen Persönlichkeitsstörung beitragen. Insbesondere das Thema der Gegenübertragung, auf das sich viele unserer Autoren in ihrem Kapitel ausdrücklich beziehen, ist von dem moralischen und ethischen Kontext geprägt, in dem der jeweilige Autor aufgewachsen und ausgebildet worden ist. Aus unserer Sicht entstehen negative Gegenübertragungen bei der Behandlung von Patienten mit antisozialer Persönlichkeitsstörung häufig durch eine bestimmte Sichtweise auf die Moralität und Legalität von Verhalten: Es handelt sich um die Sichtweise von Therapeuten, die in westlichen Gesellschaften aufgewachsen und sozialisiert worden sind.

Die zweite Kontroverse dreht sich um die Frage, ob die antisoziale Persönlichkeitsstörung ein qualitativ abweichendes Persönlichkeitsmuster darstellt oder ob es sich dabei lediglich um die extreme Form eines Bündels von Persönlichkeitszügen und Verhaltensweisen handelt, die auch bei Personen ohne Persönlichkeitsstörungen gefunden werden können. Auch diese Kontroverse hat aus unserer Sicht Einfluss darauf, wie Therapeuten ihre Patienten wahrnehmen und wie sie mit ihnen arbeiten. Wenn die antisoziale Persönlichkeitsstörung nur als extreme Ausprägung einer möglicherweise «normalen» oder nichtpathologischen Ausstattung der Persönlichkeit angesehen wird, dann kann man hoffen, den Patienten durch die Behandlung entlang des Kontinuums in Richtung des «normalen» Pols zu bewegen und dauerhafte Veränderungen zu erreichen. Wenn Menschen mit antisozialer Persönlichkeitsstörung jedoch eine qualitativ andere Form von Persönlichkeit und Verhalten aufweisen (möglicherweise als Folge biologischer Faktoren, die bei Personen ohne die Diagnose «antisoziale Persönlichkeitsstörung» nicht vorgefunden werden), dann kann das Ziel der Behandlung lediglich darin bestehen, die mit der Störung einhergehenden Symptome und Verhaltensweisen zu kontrollieren, statt eine vollständige «Heilung» anzustreben.

Die Frage der Dimensionalität der antisozialen Persönlichkeitsstörung zeigt sich auch in einer anhaltenden Diskussion um das Konzept der «Psychopathie» (Hare, Hart und Harpur, 1991). Viele Autoren glauben, dass die antisoziale Persönlichkeitsstörung ein Kontinuum von Schweregraden aufweist, wobei der Begriff der «Psychopathie» das am stärksten beeinträchtigte Ende des Kontinuums repräsentiert. Die Inzidenzrate der «Psychopathie», verstanden als die schwerste Ausprägung der antisozialen Persönlichkeitsstörung, ist geringer als die der antisozialen Persönlichkeitsstörung im Allgemeinen, aber es wird angenommen, dass gerade diese Patienten mit am häufigsten die Behandlung verweigern. Nach wie vor ist in diesem Bereich die Frage umstritten, ob besonders schwer gestörte Patienten (so genannte Psychopathen) eine qualitativ andere Behandlung benötigen als Patienten mit minder schweren Formen der Störung. Es wird auch diskutiert, ob «Psychopathen» möglicherweise eher eine eigene diagnostische Gruppe bilden statt einer schwereren Form der antisozialen Persönlichkeitsstörung.

Unter Berücksichtigung dieser Streitfragen wollen wir uns nun den Diagnosekriterien der antisozialen Persönlichkeitsstörung zuwenden. Diese Kriterien wurden über Jahre hinweg entwickelt, und auch wenn sie in ihrer heutigen Form vielleicht brauchbarer sind als ihre Vorläufer, gibt es noch Bedarf an Verfeinerungen und Verbesserungen (Millon und Davis, 1996).

Das DSM-IV-TR führt die antisoziale Persönlichkeitsstörung unter den so genannten Cluster-B-Persönlichkeitsstörungen auf. Alle diese Störungen (dazu gehören auch Borderline-, histrionische und narzisstische Persönlichkeitsstörungen) zeichnen sich durch die Tendenz der Patienten aus, sich in dramatischer, emotionaler oder unberechenbarer Weise zu verhalten (Saß, Wittchen, Zaudig und Houben, 2003). Wie bei allen Persönlichkeitsstörungen müssen die Persönlichkeitszüge und Verhaltensweisen der antisozialen Persönlichkeitsstörung über längere Zeit vorliegen, damit die Diagnose gestellt werden kann. Das Auftreten aggressiv-dissozialer, krimineller oder anderer Verhaltensweisen, die mit den diagnostischen Kriterien in Zusammenhang stehen, genügt allein noch nicht für die Diagnose antisoziale Persönlichkeitsstörung bei einem Patienten. Die aufgeführten Verhaltensweisen und Persönlichkeitszüge müssen «überdauernde Muster des Wahrnehmens, der Beziehungsgestaltung und des Denkens über die Umwelt und über sich selbst» bilden, die «in einem breiten Spektrum sozialer und persönlicher Situationen und Zusammenhänge zum Ausdruck [kommen]» (Saß et al., 2003, S. 750).

Um die Diagnose einer antisozialen Persönlichkeitsstörung zu erhalten, muss ein Patient die Merkmale des Störungsbildes in zahlreichen Kontexten und über einen längeren Zeitraum gezeigt haben. Das DSM-IV-TR verlangt außerdem, dass wenigstens einige der Verhaltensweisen, die für die antisoziale Persönlichkeitsstörung zentral sind, bereits vor dem 15. Lebensjahr – als Hinweise auf eine Störung des Sozialverhaltens – aufgetreten sind. Allerdings kann die Diagnose einer antisozialen Persönlichkeitsstörung nur gestellt werden, wenn der Patient mindestens 18 Jahre alt ist. Die vollständigen Diagnosekriterien der antisozialen Persönlichkeitsstörung werden in **Tabelle 1-1** aufgelistet.

Die Prävalenz der antisozialen Persönlichkeitsstörung ist glücklicherweise nicht sehr hoch und wird bei Männern auf 3 %, bei Frauen auf 1 % geschätzt (Saß et al., 2003). Die Störung ist zwar selten, bringt für die Betroffenen selbst und andere Personen jedoch zahlreiche negative Konsequenzen mit sich, die weit bedeutsamer sind, als es der Anteil der Patienten in der Bevölkerung ausdrücken kann.

Personen, die die Diagnosekriterien einer antisozialen Persönlichkeitsstörung erfüllen, leiden mit großer Wahrscheinlichkeit auch unter komorbiden Störungen. Am häufigsten findet sich Substanzmissbrauch, obwohl auch Depression und Angststörungen bei diesen Patienten auftreten. Als häufigste komorbide Störung findet man eine weitere Persönlichkeitsstörung, insbesondere aus dem Bereich der anderen Cluster-B-Störungen (Millon und Davis, 1996). Das Vorliegen komorbider Störungen verkompliziert in vielen Fällen die Behandlung. Dies soll anhand des Fallbeispiels von «Frank», das später vorgestellt wird, verdeutlicht werden.

Aus einer mehr beschreibenden Perspektive konzentriert sich der DSM-IV-TR auf das wesentliche Merkmal der antisozialen Persönlichkeitsstörung als «tiefgreifendes Muster von Missachtung und Verletzung der Rechte anderer» (Saß et al., 2003, S. 767). Damit sind Eigenschaften wie ein Mangel an Empathie, eine gleich-

Tabelle 1-1: DSM-IV-TR Diagnosekriterien für die antisoziale Persönlichkeitsstörung (Saß et al., 2003, S. 772)

A	Es besteht ein tiefgreifendes Muster von Missachtung und Verletzung der Rechte anderer, das seit dem 15. Lebensjahr auftritt. Mindestens 3 der folgenden Kriterien müssen erfüllt sein: 1. Versagen, sich in Bezug auf gesetzmäßiges Verhalten gesellschaftlichen Normen anzupassen, was sich in wiederholtem Begehen von Handlungen äußert, die einen Grund für eine Festnahme darstellen, 2. Falschheit, die sich in wiederholtem Lügen, dem Gebrauch von Decknamen oder dem Betrügen anderer zum persönlichen Vorteil oder zum Vergnügen äußert, 3. Impulsivität oder Versagen, vorausschauend zu planen, 4. Reizbarkeit und Aggressivität, die sich in wiederholten Schlägereien oder Überfällen äußert, 5. rücksichtlose Missachtung der eigenen Sicherheit bzw. der Sicherheit anderer, 6. durchgängige Verantwortungslosigkeit, die sich im wiederholten Versagen zeigt, eine dauerhafte Tätigkeit auszuüben oder finanziellen Verpflichtungen nachzukommen, 7. fehlende Reue, die sich in Gleichgültigkeit oder Rationalisierungen äußert, wenn die Person andere Menschen gekränkt, misshandelt oder bestohlen hat.
B	Die Person ist mindestens 18 Jahre alt.
C	Eine Störung des Sozialverhaltens war bereits vor Vollendung des 15. Lebensjahres erkennbar.
D	Das antisoziale (= aggressiv-dissoziale) Verhalten tritt nicht ausschließlich im Verlauf einer Schizophrenie oder einer Manischen Episode auf.

gültige und zynische Weltanschauung und Verachtung für die Gefühle anderer Menschen verbunden. Es sind unter anderem diese Merkmale, die zu Schwierigkeiten bei der psychotherapeutischen Behandlung von Patienten mit antisozialer Persönlichkeitsstörung führen, da man annimmt, dass sie das Entstehen einer angemessenen therapeutischen Beziehung verhindern.

Eine weitere klinische Auffälligkeit von Patienten mit antisozialer Persönlichkeitsstörung besteht in ihrem arroganten und überhöhten Selbstbild, das sich oftmals in eigensinnigem und anmaßendem Verhalten äußert. Diese Patienten erscheinen in vielen Fällen wortgewandt, charmant und eloquent. Viele Patienten, die die Kriterien der Diagnose antisoziale Persönlichkeitsstörung erfüllen, sind impulsiv und weisen in ihrer Geschichte aggressives oder gewalttätiges Verhalten auf. In persönlichen Beziehungen und in Bezug auf Verpflichtungen gegenüber anderen Menschen verhalten sie sich häufig verantwortungslos, und sie benutzen andere Personen für ihre eigenen Zwecke. Gesetzesbruch ist unter diesen Patienten verbreitet, aber nicht universell vorhanden. Auffallend ist ein oft zu beobachtender Mangel an Sorge um sich selbst, der das Fehlen von Empathie und Sorge um andere Menschen widerspiegelt. Dieses Defizit führt bei den Patienten zu einer hohen Rate an vorzeitiger Mortalität: Verona, Patrick und Joiner (2001) zum Beispiel untersuchten die Symptome der antisozialen Persönlichkeitsstörung bei männlichen Inhaftierten mit der revidierten Hare-Psychopathie-Checkliste (Hare, 2003; Hartmann, Hollweg und Nedopil, 2001), einem im angloamerikanischen Raum bekannten Verfahren zur Erfassung von Psychopathie und antisozialer Persönlichkeit. Die Autoren stellten fest, dass Symptome chronischen aggressiv-dissozialen Verhaltens bei dieser Stichprobe signifikant mit der Anzahl früherer Suizidversuche korrelierten.

Vom Standpunkt der Behandlung aus werden die größten Bedenken gegen die Arbeit mit Patienten mit antisozialer Persönlichkeitsstörung durch ihre mangelnde Fähigkeit verursacht, sich in andere Menschen einzufühlen und eine emotionale Verbindung zu ihnen herzustellen – Faktoren, die ein stabiles therapeutisches Bündnis erst ermöglichen. Es wurde beobachtet, dass Patienten mit antisozialer Persönlichkeitsstörung im Durchschnitt früher die Therapie beenden als andere Patienten (Hilsenroth, Holdwick, Castlebury und Blais, 1998). Diesem Thema kommt bei der Behandlung des Falls von Frank, auf den sich unsere Autoren im Folgenden beziehen, eine besonders große Bedeutung zu. Aus der Perspektive der Behandlung stellt auch die häufige Tendenz zu impulsivem Verhalten ein wesentliches Problem dar. Sie kann die Patienten daran hindern, die in der Therapie gewonnenen Einsichten oder gelernten Verhaltensweisen im Alltag umzusetzen, da sie häufig auf sich unmittelbar anbietende Gelegenheiten reagieren, ohne die Konsequenzen gründlich zu durchdenken. Ein weiterer, häufiger Grund für Bedenken bei der Arbeit mit diesen Patienten bezieht sich auf das Problem, dass sich die aggressiven Tendenzen des Patienten häufig in einschüchternden und aggressiven Gesten gegenüber anderen Menschen – einschließlich des Therapeuten – manifestieren.

Effektivitätsstudien speziell zur Behandlung der antisozialen Persönlichkeitsstörung fehlen weitgehend. Tatsächlich haben unsere Recherchen nach methodisch hochwertigen Wirksamkeitsstudien speziell für die antisoziale Persönlichkeitsstörung zu keinem Ergebnis geführt. Es existieren jedoch empirische Nachweise darüber, dass die Prognose für die Behandlung einer antisozialen Persönlichkeitsstörung schlechter ausfällt, wenn die Störung komorbid mit unterschiedlichen Achse-I-Störungen auftritt (z.B. Compton, Cottler, Jacobs, Ben-Abdallah und Spitznagel, 2003).

Auf der Grundlage dieses kurzen Überblicks zur antisozialen Persönlichkeitsstörung wollen wir uns nun mit den Fragen befassen, die unseren Autoren zum Fall «Frank» (vgl. Kap. 2) gestellt wurden.

Leitfragen für die Autoren

Wie bei den anderen Bänden aus der Serie «Behandlungsansätze im Vergleich» dienten die Fragen, die unseren Autoren zum Fallbeispiel «Frank» gestellt wurden, einem bestimmten Ziel: Die Darstellungen der Verfahren sollten in einheitlicher Weise fokussiert werden, um den direkten Vergleich mit anderen Ansätzen zu ermöglichen. Aus Platzgründen und aus Gründen der Verständlichkeit wurden die Autoren gebeten, die Länge ihrer Antworten zu beschränken. In **Kasten 1-1** werden die spezifischen Leitfragen aufgeführt, die unseren Autoren vorlagen.

Kasten 1-1

Leitfragen für die Autoren

Anweisung für Autoren

Wir möchten Sie bitten, Ihre Antworten zu diesem Fall in folgender Weise zu strukturieren:

I.
Bitte beschreiben Sie das Behandlungsmodell auf höchstens drei bis vier Seiten.

II.
Welche klinisch-praktischen Fertigkeiten oder Eigenschaften des Therapeuten sind aus Ihrer Sicht für den Behandlungserfolg bei Ihrem Ansatz am wichtigsten (ein bis zwei Seiten)?

III.
Für die Ziele dieses Buches ist es wichtig, dass Sie jede der folgenden Fragen in Bezug auf das beigefügte Fallbeispiel beantworten. Bitte beschränken Sie Ihre Antwort auf jede Frage auf höchstens zwei Seiten.

1. Welche therapeutischen Ziele würden Sie für diesen Patienten formulieren? Welches ist das vorrangige Ziel? Welches ist das zweitwichtigste Ziel? Bitte antworten Sie so spezifisch wie möglich.
2. Welche weiteren Informationen würden Sie sich wünschen, um die Behandlung des Patienten strukturieren zu können? Gibt es spezielle diagnostische Verfahren, die Sie verwenden würden bzw. Daten, die Sie erheben würden? Wie würden Sie die Auswahl dieser Verfahren begründen?

3. Wie beurteilen Sie die Persönlichkeit dieses Patienten, sein Verhalten, seinen affektiven Zustand und seine Art zu denken?
4. Welche potenziellen Probleme oder Fallstricke würden Sie bei der Therapie erwarten? Welcher Art wären die Schwierigkeiten und worin könnten die Ursachen dafür liegen?
5. Welchen Grad an Bewältigung oder Anpassung oder welches Funktionsniveau könnte der Patient aus Ihrer Sicht als unmittelbare Folge der Therapie erreichen? Welches Resultat würde sich langfristig nach der Beendigung der Therapie ergeben (Prognose für adaptive Veränderungen)?
6. Wie lange sollte die Therapie dauern? Mit welcher Häufigkeit sollten Sitzungen stattfinden und wie lange sollten diese dauern?
7. Gibt es spezielle Techniken, die Sie in der Therapie einsetzen würden? Wie würden diese aussehen?
8. Gibt es spezielle Vorsichtsmaßnahmen, die bei der Arbeit mit diesem Patienten beachtet werden sollten (z. B. Gefahr für die eigene Person oder andere Personen, Übertragung, Gegenübertragung)? Erwarten Sie spezielle Widerstände oder Hindernisse und wie würden Sie damit umgehen?
9. Gibt es Themenbereiche, die Sie in der Therapie mit diesem Patienten nicht ansprechen oder bearbeiten würden? Aus welchem Grund?
10. Wäre eine Medikation bei diesem Patienten empfehlenswert? Welchen Effekt würden Sie von einer Medikation erwarten bzw. erhoffen?
11. Welche Ressourcen des Patienten könnten in der Therapie genutzt werden?
12. Wie würden Sie die Themen «Grenzen», «Beschränkungen» und «Grenzen setzen» bei diesem Patienten angehen?
13. Würden Sie wichtige andere Personen in die Behandlung einbinden? Würden Sie bei diesem Patienten Hausaufgaben einsetzen? Welche Art von Hausaufgaben würden Sie wählen?
14. Welche Aspekte müssten bei der Beendigung der Therapie beachtet und angesprochen werden? Wie würden Sie die Beendigung der Therapie organisieren und Rückfällen vorbeugen?
15. Welches wären aus Ihrer Sicht die erhofften Veränderungsmechanismen bei diesem Patienten (in der Reihenfolge ihrer relativen Wichtigkeit)?

Ausgewählte Behandlungsansätze

Um diese Fragen zu beantworten, beauftragten wir eine Gruppe von Autoren, deren theoretischer Hintergrund von einer dezidiert psychodynamischen Position über eher eklektizistische Auffassungen bis hin zu einer entschieden verhaltenstherapeutischen Ausrichtung reicht. Die in diesem Band dargestellten Ansätze sind:

- ein psychodynamischer Ansatz, der weitgehend auf der Objektbeziehungstheorie basiert (Benveniste)
- ein individualpsychologischer Ansatz nach Adler (Maniacci)
- ein biosozialer, lerntheoretischer Ansatz, der auf Millons umfassender Konzeptualisierung der Persönlichkeitsstörungen basiert (so genannte «personologische Psychotherapie»; Dorr)
- die motivierende Gesprächsführung, ein auf Rogers' Theorie beruhender Ansatz (Ginsburg, Farbring und Forsberg)
- ein weitgehend eklektizistischer Ansatz, der auf der Theorie des kriminellen Lebensstils aufbaut (Walters)
- ein traditionell kognitiv-behavioraler Ansatz (Freeman und Eig) und
- ein Ansatz auf der Grundlage der dialektisch-behavioralen Therapie (Linehan, REF), die umfassend im Rahmen der Behandlung anderer Persönlichkeitsstörungen untersucht wurde, insbesondere bei der Borderline-Persönlichkeitsstörung (McCann, Comtois und Ball).

Ein zusätzliches Kapitel befasst sich ausschließlich mit psychopharmakologischen Behandlungsansätzen (Freeman und Rathbun). Auch wenn wir noch weit von dem Punkt entfernt sind, die antisoziale Persönlichkeitsstörung ausschließlich mit Medikamenten behandeln zu können (wenn dies überhaupt jemals der Fall sein sollte), wird eine Medikation in der neueren Literatur als hilfreiche Ergänzung der Therapie bei diesen Patienten angesehen. Wir möchten dem Leser daher einen Überblick über die aktuellen psychopharmakologischen Behandlungsansätze der antisozialen Persönlichkeitsstörung zur Verfügung stellen. Diese Verfahren können in einen breiter gefächerten Behandlungsansatz für diese Patienten integriert werden, wie es auch bei vielen unserer Autoren geschehen ist. Wenden wir uns nun dem Fall Frank J. zu.

Literatur

Beck, A. T., Freeman, A. et al. (1999). *Kognitive Therapie der Persönlichkeitsstörungen* (4. Aufl.). Weinheim: Beltz PVU.

Beck, A. T., Freeman, A. et al. (2004). *Cognitive Therapy of Personality Disorders* (2nd edition). New York: Guilford Press Press.

Chessick, R. D. (1966). The psychotherapy of borderland patients. *American Journal of Psychotherapy, 20*, 600–614.

Hare, R. D. (2003). *Hare PCL-R Technical Manual* (2nd ed.). N. Tonawonda, NY: MHS.

Hare, R. D., Hart, S. D., Harpur, T. J. (1991). Psychopathy and the DSM-IV criteria for antisocial personality disorder. Journal *of Abnormal Psychology, 100*, 391–398.

Hartmann, J., Hollweg, M., Nedopil, N. (2001). Quantitative Erfassung dissozialer und psychopathischer Persönlichkeiten bei der strafrechtlichen Begutachtung: Retrospektive Untersuchung zur Anwendbarkeit der deutschen Version der Hare-Psychopathie-Checkliste. *Nervenarzt, 72*, 365–370.

Hilsenroth, M. J., Holdwick, D. J., Castlebury, F. D., Blais, M. A. (1998). The effects of DSM-IV cluster B personality disorder symptoms on the termination and continuation of psychotherapy. *Psychotherapy, 35*, 163–176.

Kernberg, O. F. (1975). Further contributions to the treatment of narcisstic personalities. *International Journal of Psychoanalysis, 55*, 215–247.

Lion, J. R. (1972). The role of depression in treatment of aggressive personality disorders. *American Journal of Psychiatry, 129*, 347–349.

Millon, T., Davis, R. D. (Eds.) (1996). *Disorders of Personality: DSM-IV and Beyond* (2nd ed.). New York: John Wiley.

Reid, W. H. (1978). The sadness of the psychopath. *American Journal of Psychotherapy, 32*, 496–509.

Saß, H., Wittchen, H.-U., Zaudig, M., Houben, I. (Hrsg.) (2003). *Diagnostisches und Statistisches Manual Psychischer Störungen – Textrevision – DSM-IV-TR.* Göttingen: Hogrefe.

Verona, E., Patrick, C. J., Joiner, T. E. (2001). Psychopathy, antisocial personality and suicide risk. *Journal of Abnormal Psychology, 110*, 462–470.

Young, J. E. (1994). *Cognitive Therapy for Personality Disorders: A Schema Focused Approach* (revised ed.). Sarasota, FL: Professional Resource Press.

2

Arthur Freeman

Fallbeispiel: «Frank J.»

Frank J. ist ein 48 Jahre alter Mann weißer Hautfarbe. Er wurde vom Gericht zur psychologischen Diagnostik und Therapie überwiesen, weil er aufgrund von Trunkenheit und ordnungswidrigem Verhalten seine Bewährungsauflagen verletzt hatte. Bei seiner ersten Untersuchung wurde er als 185 cm großer, körperlich fit wirkender, muskulöser, tief gebräunter Mann beschrieben. Er wies eine Narbe auf dem Nasenrücken auf und trug sein Haar zur Seite gekämmt, um seine Glatze zu verbergen. Er trug einen teuren italienischen Anzug und entsprechende Schuhe zu einem modisch abgestimmten Seidenhemd, Schlips und Einstecktuch. Er drückte sich gut aus und präsentierte sich dem Interviewer mit einer Ausstrahlung scheinbarer Wärme und Vertrautheit, gemischt mit einem Hauch von Geringschätzung, der sich der greifbaren Beschreibung entzog. Blickkontakt schien er als Mittel zu benutzen, um sein Gegenüber einzuschüchtern, statt als Mittel zur Herstellung von Kontakt oder zur Verbesserung der Kommunikation und der zwischenmenschlichen Beziehung.

Um Informationen von einer großen Bandbreite von Personen aus Franks Umwelt zu erhalten, wurde um die Erlaubnis gebeten, Franks Ehefrau und nahe Verwandte befragen zu dürfen. Frank weigerte sich, die entsprechenden Formulare zu unterschreiben, und erteilte seine Erlaubnis dazu erst, nachdem sein Bewährungshelfer eingeschritten war. Franks Ehefrau sorgte sich um das Wohlergehen ihres Mannes und zeigte Verständnis für die Notwendigkeit, exakte Daten zu erheben. Durch ihre Kooperation wurde die Aufgabe, an Hintergrundinformationen zu gelangen, weniger problematisch als befürchtet.

Zum Hintergrund des Patienten

Frank J. ist der ältere von zwei Brüdern, zwei Jahre älter als sein Bruder Jimmy. Als Frank sieben Jahre alt war, verstarb seine Mutter aus Gründen, die er selbst nicht genau kannte. Die Jungen wurden vorwiegend von ihrem Vater aufgezogen, der eine militärische Laufbahn verfolgte und zeitweise in Fort Riley, Kansas, stationiert war. Während dieser Zeit lebten Frank und sein Bruder zu Hause in Pennsylvania und wurden von verschiedenen Hausmädchen und Verwandten betreut. Die Jungen verbrachten häufig den ganzen Sommer in Delaware auf der Hühnerfarm des Großvaters mütterlicherseits. Auch dort wurden sie nur wenig von Erwachsenen beaufsichtigt. Franks Vater wurde von Franks Tante mütterlicherseits als schwerer Trinker beschrieben, der der seine Söhne häufig körperlich und verbal misshandelt habe. So seien massive Beschimpfungen und Beleidigungen aufgetreten, und häufig habe der Vater die Jungen vor anderen Personen erniedrigt, um sie zu bestrafen. Worte der Ermutigung oder Unterstützung habe es nicht gegeben.

Franks Bruder erinnerte sich an ein Ereignis während eines Familientreffens, als er und sein Bruder acht und zehn Jahre alt waren. Der alkoholisierte Vater sei wütend auf die Jungen geworden, weil ihr Fußball beim Spielen versehentlich auf dem Picknicktisch gelandet war. Die Jungen seien vor allen Anwesenden angewiesen worden, ihre Hosen herunterzulassen, und ihr Vater habe ihre entblößten Hinterteile mit einem Holzstock geschlagen. Franks Bruder erinnerte sich, dass Frank mit stoischer Ruhe dastand, während er (Franks Bruder) zusätzlich gedemütigt wurde, weil er die Kontrolle über seine Blase verlor. Er habe darüber gestaunt, dass er von Franks Seite nur ein fast unhörbares Grollen vernehmen konnte, während er selbst bei solchen Episoden zitternd und schluchzend dastand. Franks Bruder schloss seinen Bericht, indem er bekannte: «Wenn ich auf meine Kindheit zurückblicke, drehen sich meine Erinnerungen an Ferien und Familienfeiern vor allem darum, wie ich von meinem betrunkenen Vater beschimpft und lächerlich gemacht wurde.»

Im Hinblick auf Franks Kindheitserlebnisse und die Darstellung seiner damaligen Persönlichkeit erwies sich seine Tante mütterlicherseits als ergiebige Quelle für Informationen. Sie bemerkte, dass Frank sich bereits im Alter von drei Jahren von den anderen Kindern der Familie zu unterscheiden schien. Die Tante fand es höchst merkwürdig, dass der Junge niemals weinte oder Anzeichen von Angst zeigte. Sie erinnerte sich, dass Frank sogar beim Begräbnis seiner Mutter keinerlei Regung zeigte – im Gegensatz zu Jimmy, der offen weinte. Auch sei sie zunehmend zu der Erkenntnis gelangt, dass Frank ihre Versuche, ihre Zuneigung zu ihm auszudrücken, weder annahm noch jemals erwiderte. Sie beschrieb, dass er als kleines Kind eine wirkliche Plage gewesen sei, wenn man ihn betreute; er schien unfähig zu sein, sich über längere Zeit mit einer Sache oder Aktivität zu beschäftigen. Er sei so aktiv und umtriebig gewesen, dass es sie schon erschöpft habe, wenn sie ihm bloß zusah. Sie berichtete, dass er sich beim Spielen mit anderen Kindern oft aggressiv und dominant verhalten und den Interventionen der Erwachsenen wenig Beachtung geschenkt habe. Bei vielen Gelegenheiten sei es notwendig geworden, dass anwesende Erwachsene ihm körperlich Grenzen setzten. Die Tante bemerkte, dass sich Franks Energie zunehmend in Form von gefährlichen und riskanten Verhaltensweisen äußerte, als er älter wurde. «Ich erinnere mich daran, wie er einmal scheinbar tollkühn von einer 30 Fuß hohen Klippe auf den Grund eines Steinbruchs sprang. Es endete damit, dass er bewusstlos mit einem großen Schnitt über der gebrochenen Nase in der Notaufnahme eines Krankenhauses landete. Er schien immer eine Sammlung von Beulen und Schrammen oder einen Gipsverband an einem Bein oder Arm zu haben.» Außerdem sei er ständig in Schlägereien geraten, habe in der Schule gefehlt und sei von zu Hause weggelaufen.

Sie vermutete, dass er eine Art von geheimem Leben geführt habe, zu dem kein Mitglied der Familie jemals Zugang erhielt. Obwohl ihr das unerwartete Auftauchen vieler anscheinend teurer Gegenstände (Kleider, Schuhe, Armbanduhren) in Franks Zimmer ein Rätsel war, habe sie aus Angst vor einem Wutausbruch nie gewagt, ihn danach zu fragen. Nach einigem Zögern berichtete sie, dass sie einmal ein Gespräch von Jimmys Freunden mit angehört habe. In diesem Gespräch sei vermutet worden, dass der damals 14-jährige Frank an einer Messerstecherei beteiligt war. Er habe einen älteren Jungen niedergestochen, nachdem es bei einem Würfelspiel zum Streit gekommen war. «Ich wusste nie, was ich tun sollte, wenn solche Sachen herauskamen. Wegen seines Temperaments und seiner Impulsivität war es immer riskant, Frank direkt zu konfrontieren. Ich konnte nie wirklich sicher sein, dass er mich nicht körperlich angreifen würde – obwohl er es nie tat. Außerdem war ich nur zeitweise mit den Jungen zusammen und konnte ihnen keine wirklich beständige Anleitung oder Aufsicht bieten. Franks Vater davon zu erzählen, wäre genauso riskant gewesen, denn er neigte dazu, aus der Haut zu fahren und die Jungen brutal zu behandeln. Es war so, als steckte ich immer zwischen Baum und Borke, was diese Jungen betraf.»

Gespräche mit Franks Bruder Jimmy enthüllten ein Verhaltensmuster bei Frank, das sich im Alter von sieben Jahren zu manifestieren begann. «Ich werde nie vergessen, dass ich einmal sah, wie er eine Katze mit Benzin übergoss und sie anzündete. Er stand einfach da und lachte, während das Tier vor Schmerzen schrie. Mir wurde übel, und ich rannte völlig entsetzt nach Hause. Ein anderes Mal fing er am Teich auf der Hühnerfarm unseres Großvaters einen Frosch. Dann schnitt er ihm die Hinterbeine ab, steckte ihm Feuerwerkskörper ins Maul und sprengte ihn in die Luft.» Jimmy erinnerte sich an eine Gelegenheit, als Frank ihn mitnahm, um ihm das Baumhaus zu zeigen, das er in den Wäldern in der Nähe der Farm gebaut hatte. «Er hatte mehrere Bretter von einem großen Ast zum anderen gelegt und mit Nägeln befestigt. Das Ding schien mindestens 15 Meter hoch in der Luft zu schweben. Es gab keine Äste in der Nähe des Bodens, so dass man eine lange Leiter brauchte, um die großen Äste unter dem Baumhaus zu erreichen. Ich hatte immer ein wenig Angst vor großer Höhe, aber er überredete mich dazu, hinaufzuklettern. Als ich oben war und hinunterschaute, erstarrte ich vor Panik. Frank begann, mich auf den Rand zuzuschieben. Ich fing an zu schreien, konnte mich jedoch nicht bewegen, weil ich wie gelähmt war. Als er mich an der Kante hatte, fing er an, mich zu schubsen und dann wieder festzuhalten, zu schubsen und wieder festzuhalten. Die ganze Zeit, während ich schrie und brüllte, lachte er und nannte mich «Hühnchen». Endlich ließ er mich los und kletterte hinunter. Das Nächste, was ich weiß, ist, dass er die Leiter wegnahm und damit im Wald verschwand. Ich rief und schrie nach ihm, dass er die Leiter zurückstellen solle, aber er ging einfach weiter. Ich erinnere mich, dass ich drei oder vier Stunden da oben blieb, bis es dunkel wurde. Meine Furcht davor, dort oben gefangen zu sein, wurde größer als die Angst vor der Höhe, und so beschloss ich, es zu wagen und vom untersten Ast zu springen. Es war immer noch zu hoch und endete damit, dass ich mir das Handgelenk brach. Frank drohte, dass er mich umbringen würde, falls ich jemandem erzählte, was geschehen war.»

Jimmy zufolge begannen Frank und er in ihren frühen Teenagerjahren mit dem Trinken. «Es gab immer einen Vorrat an Whiskey im Haus, und mein Vater war nie imstande zu verfolgen, wie viel davon noch da war oder wie viel er getrunken hatte. Als wir jünger waren, gab er uns Bier und machte sich ein Vergnügen daraus, uns betrunken zu machen.» Jimmy berichtete, dass Frank im Alter von 16 Jahren an Wochenenden extrem viel getrunken habe. Während seiner beiden letzten Jahre in der High School sei er mehrmals vom Unterricht ausgeschlossen worden, weil er während der Schulstunden trank oder betrunken war. Trotz aller Suspensionen und allen Schwänzens sei es Frank jedoch immer wieder gelungen, die Prüfungen zu bestehen.

Murph, ein alter Bekannter aus der High School und enger Freund Jimmys, beschrieb Frank als «dreist, furchtlos und clever, und er war immer der härteste Junge in der ganzen Nachbarschaft.» Murph zufolge war Frank «gerissen, und er kannte sich gut mit dem Leben auf der Straße aus. Er konnte Eskimos Kühlschränke verkaufen und wusste immer, welche Knöpfe er bei den Leuten drücken musste, auch wenn er sie noch gar nicht kannte. In der Klasse terrorisierte er immer die Hilfslehrer, besonders die jüngeren Lehrerinnen. Zuerst gab er sich charmant, und dann wurde er persönlich.»

Murph berichtete, dass Frank einmal einer Hilfslehrerin Komplimente über ihren Unterricht gemacht habe. Er habe es dabei so erscheinen lassen, als sei er wirklich am Thema interessiert gewesen. Daraufhin habe er beleidigende Fragen über ihre Kleidung gestellt und dabei so getan, als sei er um das Modebewusstsein der Lehrerin besorgt. Dann habe er begonnen, Bemerkungen über ihre körperlichen Merkmale auf so subtile Weise einzuflechten, dass die Lehrerin erst nach einer Weile merkte, dass sie öffentlich lächerlich gemacht worden war. Mit der plötzlichen Erkenntnis, dass sie hinters Licht geführt und betrogen worden war, habe die Lehrerin die Fassung verloren, sei dunkelrot angelaufen und am ganzen Körper zitternd aus dem Klassenzimmer gegangen. Frank bekam so die Gelegenheit, sich im Glanz seines neuesten Triumphes zu sonnen; er habe keine Betroffenheit über den Schmerz gezeigt, den er gerade einem anderen Menschen zugefügt hatte.

Murph zufolge war diese Art der Interaktion typisch für die Art und Weise, in der Frank meistens mit anderen Menschen umging. Obwohl er viele Bekannte und Bewunderer hatte, hatte er keine engen Freunde. Er schien alle Menschen, die versuchten, ihm näher zu kommen, zu erniedrigen und von sich zu stoßen. Murph erzählte, dass einer von Franks Klassenkameraden begonnen hatte, ihn als eine Art Helden zu betrachten. «Das ging so weit, dass Frank diesen Jungen als persönlichen Diener benützte. Er holte Franks Mittagessen, trug seine Bücher, machte Franks Hausaufgaben, alles was Frank wollte. Auf der anderen Seite schien Frank nie eine Gelegenheit auszulassen, diesen Jungen zu demütigen, wann immer eine Menge da war, vor der man angeben konnte. Je länger diese Beziehung andauerte, desto mehr misshandelte Frank den Jungen. Einmal ließ sich Frank von einer Gruppe Jungs dabei helfen, den Jungen zu fesseln und in den Kofferraum seines Autos zu sperren. Anschließend betranken sich alle und fuhren zum Spaß durch die Gegend. Die beiden anderen Jungen, die dabei waren, machten sich allmählich Sorgen um den Jungen im Kofferraum und sagten Frank, dass der «Spaß» lange genug gedauert habe. Frank hielt daraufhin den Wagen an, ließ die beiden mitten im Nirgendwo aussteigen und fuhr davon. Ich habe nie genau erfahren, was danach geschah, aber ich weiß, dass der Junge völlig zerschlagen, zerschrammt und dehydriert im Krankenhaus landete. Er hat niemals erzählt, was wirklich passiert ist.»

Nachdem er die High School abgeschlossen hatte, trat Frank sofort bei der Marine ein. Er ging zur Fliegerschule und wurde Hubschrauberpilot im Vietnamkrieg. Seine Frau Jennifer berichtete, dass Frank für seine Tapferkeit im Angesicht des Feindes während zweier Einsätze drei Auszeichnungen erhalten habe. Schließlich erreichte er den Rang eines Leutnants. Aus Fotografien von Frank aus dieser Dienstzeit schloss Jennifer, dass er eine Art von Sinn und Bedeutung in seiner Rolle als Soldat gefunden habe. «Auf all diesen Bildern lächelt er und hat einen Ausdruck in den Augen, wie ich es kaum jemals gesehen habe, seit ich ihn kenne. Da zeigt sich ein Gefühl von Stolz und Zufriedenheit in seinem Gesicht, seiner Körperhaltung und seiner Art, seine Uniform zu tragen.» Jennifer erwähnte jedoch auch, dass Frank ganz im Gegensatz zu diesen Eindrücken seine Erfahrungen und Leistungen im Krieg heruntergespielt habe. Einmal habe er sie mit der Bemerkung schockiert, welches Glück er habe, tatsächlich für das Abschießen von ein paar «Schlitzaugen»[1] bezahlt zu werden. Um dennoch ihre Eindrücke von den Fotografien zu bewahren, überhörte sie mehrmals die Bemerkungen von Bekannten und Familienmitgliedern. Diese bezogen sich darauf, dass Frank beinahe vor Gericht gekommen sei, weil er an Glücksspiel und Schwarzmarkthandel mit gestohlenem Militärmaterial beteiligt gewesen sei. «Ich hatte immer große Schwierigkeiten, diese Geschichten mit meinen Gefühlen für Frank in Einklang zu bringen, und fand es einfacher, sie als bloße Folge von Neid abzutun.»

Nach der ehrenvollen Entlassung aus der Armee kehrte Frank in das Zuhause der Familie in Pennsylvania zurück. Es waren kaum 24 Stunden vergangen, als Frank mit seinem Bruder einen Faustkampf anfing und versuchte, Jimmy mit dem Chevrolet des Vaters zu überfahren. «Ich glaube wirklich, dass dieser Hurensohn mich über den Haufen gefahren hätte, wenn ich nicht ganz schnell zur Seite gesprungen wäre. Das war für einige Jahre das Letzte, das wir von ihm hörten. Von der Schwester meiner Frau erfuhren wir, dass er bei ihr zu Hause in Beverly Hills aufgetaucht war, sich ungefähr zwei Riesen von ihr borgte und dann verschwand.»

Den Akten zufolge trat Frank ungefähr acht Monate nach seiner Ankunft in Kalifornien in den Polizeidienst von Los Angeles ein. Nach zwei Dienstjahren wurde er als Folge verschiedener Ereignisse entlassen, darunter der Verdacht auf brutales Vorgehen, Bestechlichkeit und Disziplinarmaßnahmen wegen Alkohols im Dienst. Frank wurde vorgeworfen, er habe einen des Drogenhandels verdächtigten Mann gezwungen, die Hose herunterzulassen, um ihm dann den Lauf seiner Dienstwaffe ins Rektum zu stecken. Franks Vorgesetzter aus dieser Zeit, heute im Ruhestand, erinnerte sich, dass Frank immer besonders empfindlich zu sein schien, wenn er sich mit Vorgesetzten auseinandersetzen musste. «Immer wenn man diesem Typ eine direkte Anweisung gab, starrte er einen mit diesem eisigen Blick an, als ob er einem gleich die Kehle aufschlitzen wollte. Wenn man ihn auf diese Reaktion ansprach, ließ er es so scheinen, als ob man den Bezug zur Realität völlig verloren hätte. Als alle diese Beschwerden und Vorwürfe auftauchten, entwickelte er diese Verschwörungstheorie, die er auch einigen seiner Kollegen weismachen wollte. Er beschuldigte jeden vom Polizeichef bis nach ganz unten, hinter ihm her zu sein. Irgendwann hatte er sogar mich fast soweit, dass ich auch glaubte, irgend so etwas gehe vor sich.»

---

1 gook = amerik.; sehr abwertende Bezeichnung für einen militärischen Gegner aus dem südostasiatischen Raum («Schlitzauge») [Anm. d. Übers.]

Zu Franks Entlassung berichtete der Beamte, dass Frank damals wahrscheinlich geglaubt habe, etwas wirklich Schwerwiegendes könnte über ihn hereinbrechen. Frank schien jedoch jene Art Mensch zu sein, der drohenden Schwierigkeiten immer aus dem Weg zu gehen weiß. Wegen seines vermutlichen Alkoholproblems wurde ihm als Bedingung für sein Verbleiben im Polizeidienst die Möglichkeit angeboten, an einem Therapieprogramm teilzunehmen. Er lehnte dieses Angebot ab und stimmte schnell der Entlassung zu.

Nicht lange danach wurde Frank Teilhaber bei einem Autohandel, der auf den Verkauf gebrauchter ausländischer Sportwagen spezialisiert war. Franks Bewährungshelfer zufolge ließ sich den Unterlagen entnehmen, dass Franks Geschäft hauptsächlich darin bestanden habe, gestohlene und defekte Fahrzeuge zu verkaufen. Beschwerden über fehlende Seriennummern bei einigen der verkauften Fahrzeuge gaben den Anstoß zur weiteren Ermittlung. Obwohl er seine Schuld vehement abstritt, wurde Frank wegen des Verkaufs von gestohlenen Fahrzeugen, von Fahrzeugen mit defekten Teilen und von Fahrzeugen mit anscheinend manipuliertem Kilometerzähler angeklagt. Zwar führte keine dieser Anklagen zu einer Verurteilung, aber irgendwann wurden von der Steuerfahndung Nachforschungen über Frank angestellt, und ihm wurde Steuerhinterziehung vorgeworfen. Er verbrachte anschließend fast zwei Jahre im Untergrund und lebte in einem Anbau, den er an das Restaurant seines Cousins Nick in Sonora, New Mexico, gebaut hatte.

Ein telefonisches Interview mit Nick ergab, dass Frank ihm und seiner Frau als Gegenleistung für seine neue Unterkunft Verschiedenes versprochen habe. «Wir haben uns alle darauf geeinigt, dass er beim Kochen, Saubermachen und Spülen helfen sollte. Es dauerte nicht lange, bis wir merkten, dass Frank solche Arbeiten als weit unter seiner Würde ansah. Er hatte immer irgendeine Entschuldigung, warum er gerade nicht aushelfen konnte. Manchmal blieb er tagelang weg, und wir hatten keine Ahnung, wo er sich aufhielt. Ich wurde es langsam leid, immer wieder Andeutungen zu machen, und stellte ihn vor die Wahl, entweder zu helfen oder Miete zu zahlen oder zu gehen. Da ich das Baumaterial bezahlt und außerdem die meiste Arbeit selbst gemacht hatte, fühlte ich mich schlichtweg ausgenutzt. Als Folge dieses Ultimatums gerieten Frank und ich in eine hitzige Auseinandersetzung und prügelten uns. Daraufhin stürmte Frank aus dem Restaurant. Ein paar Tage später bemerkte ich, dass alle seine Sachen verschwunden waren, und nach allem, was passiert war, dachte ich, dass wir nie wieder von ihm hören würden. Am nächsten Morgen, als meine Frau dabei war, die Küche zu öffnen, hörte ich einen lauten Schreckensschrei aus diesem Teil des Hauses. Ich eilte nach unten und fand Jan dort erstarrt und zitternd. In einem der Schränke dort lag eine der größten Klapperschlangen, die ich je gesehen habe. Wir riefen die Polizei, entschieden uns dann jedoch dagegen, die Sache verfolgen zu lassen.»

Irgendwann lieferte sich Frank der Staatsgewalt aus und verbrachte wegen Steuerhinterziehung drei Jahre im Gefängnis, gefolgt von fünf Jahren auf Bewährung. Drei Jahre nach seiner Entlassung aus dem Gefängnis begann Frank, sich mit einer attraktiven jungen Frau zu treffen (16 Jahre jünger als er), die er zehn Monate später heiratete. Seine Frau, Jennifer, beschrieb das erste Jahr ihrer Ehe als «das aufregendste Jahr ihres Lebens. Er war einfach so spontan und voller Energie. Sein Charme und sein gutes Aussehen waren einfach umwerfend. Es war so berauschend, mit ihm zusammen zu sein! Manchmal sagte er mir, ich solle ein paar Sachen einpacken, «wir machen einen Ausflug», und dann ging es ab nach Las Vegas oder Acapulco. Zweimal im Jahr überraschte er mich mit Flugtickets nach Europa – wir waren drei Tage in der Schweiz und zwei Monate später eine Woche in Rom. Wir verbrachten viel Zeit in Nachtclubs, wo Frank mir verschiedene Geschäftsleute vorstellte. Ich fing ein bisschen an, mir Sorgen darüber zu machen, wie viel er trank, aber er schien niemals wirklich betrunken zu werden oder die Kontrolle zu verlieren. Frank schien mit Alkohol sicher nicht dasselbe Problem zu haben wie mein Vater.»

Jennifer erinnerte sich, dass ihr, kurz nachdem sie der Heirat zugestimmt hatte, «plötzlich klar wurde, dass ich eigentlich gar nichts über ihn wusste. Er sprach manchmal über seine Verwandten, schien jedoch überhaupt keinen Kontakt zu ihnen zu haben. Über seine Beschäftigung wusste ich nur, dass er mit dem Handel mit Grundbesitz zu tun hatte und den Großteil seiner Arbeit am Telefon zu erledigen schien. Er hatte zu Hause ein Büro, in dem sich kaum mehr befand als ein Schreibtisch, ein Telefon und Stapel von Wettscheinen. Es schien so, als erhielte Frank zu jeder Tages- und Nachtzeit Anrufe auf seinem Bürotelefon. Ich konnte nie richtig verstehen, warum er darauf bestand, die meisten dieser Geschäftsanrufe so geheim zu halten.»

Eine Reihe von Ereignissen während des ersten Jahres ihrer Ehe habe Jennifer mehr und mehr dazu veranlasst, sich Sorgen zu machen. Sie habe festgestellt, dass sie sehr darauf acht geben musste, wie sie sich in sozialen Situationen anderen Männern gegenüber verhielt. «Wenn ich zu sehr über einen ihrer Witze lachte, wenn ich mit einem von ihnen zu lange redete oder wenn ich dem, was Frank sagte, zu widersprechen schien, dann strafte er mich für den Rest des Abends mit Schweigen. Es konnte Tage dauern, bis ich herausfand, was ihn wirklich gestört hatte.»

Franks Trinken und sein gelegentlich aggressives Verhalten wurden für Jennifer ebenfalls zunehmend Grund zur Beunruhigung. «Einmal aßen wir im Barbereich eines Restaurants zu Abend. Frank hatte schon vier Jack Daniels getrunken, bevor das Essen kam. Kurz nachdem wir das Essen beendet hatten, geriet Frank mit einem Gast an der Bar in Streit. Plötzlich erhob sich Frank von seinem Stuhl, packte den Mann am Hals und drohte, ihn umzubringen. Ich werde nie den Ausdruck in seinem Gesicht oder den unheimlich kalten Ton seiner Stimme vergessen, als er sagte: ‹Halt die Schnauze, oder du bist tot.› Der Mann, den er angegriffen hatte, schien genauso entsetzt und verängstigt zu sein wie ich; er wich schnell zurück und verließ die Bar. In den 13 Monaten, seit denen wir zusammen waren, war dies das erste Mal, dass ich diese Seite von Frank gesehen hatte, und ich saß einfach nur ungläubig da. Frank machte ein paar Bemerkungen darüber, dass der Typ mindestens das verdient habe, was er bekommen habe, und wechselte dann schnell das Thema. Er zeigte überhaupt kein Bewusstsein dafür oder Sorge darüber, welche Wirkung dieser Vorfall auf mich gehabt hatte.»

Jennifer berichtete, dass ihr seit diesem Vorfall Franks Stimmungsschwankungen und seine Reizbarkeit immer deutlicher bewusst geworden seien. «Es gab Gelegenheiten, bei denen er mir gegenüber ohne erkennbaren Grund in die Luft ging. Aber was mich am meisten aufbrachte, war, wie er mich anschließend behandelte: mit Schweigen, das tagelang andauern konnte. Aus irgendeinem Grund fing er dann plötzlich wieder an, mit mir zu reden, als wäre nichts gewesen. Dann gab es da die Zeit, als er herausfand, dass ich mit einem Mann – einem alten Freund der Familie – zu Mittag gegessen hatte. Er fragte mich deswegen aus und hielt mir fast eine Woche lang Strafpredigten. Nichts von dem, was ich sagte, schien von Bedeutung zu sein, als ob er einen Vorwand suchte, um mich zu bestrafen. Die Episode endete damit, dass Frank meine ganze Sammlung chinesischer Teetassen zertrümmerte – vielleicht der einzige materielle Besitz, der mir wirklich etwas bedeutete. Frank wusste das, und ich war am Boden zerstört darüber, dass er sich mir gegenüber so grausam verhalten konnte. Er hat sich niemals dafür entschuldigt, sondern mir vielmehr deutlich gemacht, dass ich es verdient habe. Nach dieser Episode beschloss ich, dass entweder er oder wir beide irgendeine Art von Hilfe brauchten.»

Jennifer erzählte weiter, dass Franks Beschäftigung ihr zunehmend undurchschaubarer vorkam. Sie konnte nicht verstehen, warum ständig zu jeder Tages- und Nachtzeit Geschäftsanrufe kamen. Sie wusste, dass Frank Teilhaber in einem Unternehmen war, das mit Grundstücken handelte, und früher in ihrer Beziehung war sie ein paar Mal in den Geschäftsräumen gewesen. Sie sei wieder misstrauisch geworden, als sie in Franks Büro anrief und erfuhr, dass dieser Anschluss nicht mehr existierte. Franks Antwort auf ihre Nachfrage habe gelautet, dass seine Sekretärin wohl vergessen habe, die Telefonrechnung zu bezahlen.

«Der entscheidende Moment kam, als ich hinfuhr, um ihn zu besuchen, und feststellte, dass die Tür mit einem Vorhängeschloss verschlossen und alle Ladenschilder verschwunden waren. Ich erinnere mich, dass ich eine starke Mischung aus Angst und Ärger spürte. Obwohl ich geahnt hatte, dass er etwas in dieser Art vor mir verbarg, hatte ich große Angst davor, ihn deswegen zur Rede zu stellen. Da bekam ich eine Art Panik und beschloss, dass ich für eine Weile von Frank fort musste.» Jennifer entschied sich, bei einer Freundin zu bleiben, die 20 Meilen entfernt wohnte, bis ihr klar würde, was sie tun sollte. «Frank brauchte drei Tage, um über das Telefon herauszufinden, wo ich war. Als ich ihm den Grund für meine Abreise erläuterte, entschuldigte er sich eindringlich und behauptete, es sei nur ein Missverständnis gewesen, das er ausführlicher erklären würde, sobald ich wieder daheim sei.» Frank habe Jennifer erklärt, dass sein Geschäftspartner in eine Art von Betrug verwickelt war. Frank bestand jedoch darauf, dass er davon nichts gewusst und nichts mit der Sache zu tun habe. Als Folge dieser Schwierigkeiten habe er gemeinsam mit seinem Partner beschlossen, dass es das Beste sei, das Geschäft zumindest für die nächste Zeit zu schließen. Außerdem habe Frank eingestanden, dass er angefangen habe, ein paar Wetten von Renn-Junkies anzunehmen, um sie beide finanziell über die Runden zu bringen.

Kurz darauf führte ein Zwischenfall in einer Bar dazu, dass Frank wegen Trunkenheit und ordnungswidrigem Benehmen sowie schwerer Körperverletzung angeklagt wurde. Das bedeutete, dass Frank nun seine Bewährungsauflagen verletzt hatte. Aufgrund der Beharrlichkeit seines Bewährungshelfers und auf Geheiß seiner Frau stimmte Frank widerwillig zu, einen Therapeuten zur Beratung aufzusuchen.

Eingangsuntersuchung

Frank verhielt sich gegenüber der Interviewerin anfangs sehr höflich und charmant und machte ihr Komplimente über ihr Kleid und ihr Aussehen. Als er über die Gründe seines Kommens befragt wurde, reagierte Frank plötzlich gereizt und sagte: «Ich bin mein ganzes Leben lang mit allem allein fertig geworden. Ich habe nie irgendwelche Hilfe gebraucht. Wie viel verdienen Sie eigentlich? Warum arbeiten Sie überhaupt in diesem Bereich? Warum tun Sie nicht so, als ob Sie ein eigenes Leben haben?» Die Interviewerin bekam den Eindruck, dass Frank sie sofort abgeschätzt und sehr schnell herausgefunden hatte, welche Knöpfe er bei ihr drücken konnte. Obwohl sie von diesem Verhalten verunsichert war, beschloss sie, das Interview zu fortzusetzen.

Als Antwort auf Fragen, die sich auf seinen Alkoholkonsum bezogen, lachte Frank und stritt das Problem vehement ab. Er beschrieb sich selbst als harten Trinker, als jemanden, der das Leben liebe und der jede Situation, in die er komme, unter Kontrolle habe. Frank wurde wütend über die Bemerkung, dass der Alkohol Kontrolle über ihn habe.

Als sie seine ziemlich undurchsichtige berufliche Geschichte besprachen, machte Frank Bemerkungen über all die armen Tölpel, die von neun bis fünf für andere Menschen arbeiteten, und nannte sie «Trottel» und «Sklaven». Während des restlichen Interviews zeigte sich Frank weiterhin überwiegend unkooperativ.

Die Interviewerin integrierte ihre Beobachtungen mit den Angaben aus der Lebensgeschichte und den Resultaten aus psychologischen Tests zu folgenden DSM-IV-Diagnosen:

- Achse I: 305.00 Alkoholmissbrauch
- Achse II: 301.7 antisoziale Persönlichkeitsstörung

Die Daten aus der Untersuchung, darunter auch die Resultate des Rorschach-Tests und des MMPI (Minnesota Multiphasic Personality Inventory) wurden verwendet, um Hinweise auf frühere oder aktuelle manische Episoden oder Schizophrenie auszuschließen.

3 Ein psychodynamischer Ansatz

Debra Benveniste

Das Behandlungsmodell

Mein Behandlungsmodell lässt sich sowohl von der psychodynamischen Theorie als auch von der Traumatheorie her ableiten. Die psychodynamischen Theorien, die hier angewendet wurden – darunter die Bindungstheorie (z. B. Bowlby, 1982), Beziehungstheorien (vgl. Mitchell, 1988; Russell, 1998) und die Objektbeziehungstheorie (vgl. Buckley, 1986; Fairbairn, 1952) – nehmen an, dass sowohl die normale als auch die pathologische menschliche Entwicklung im Kontext von Beziehungen mit wichtigen Bezugspersonen stattfindet. Sowohl der Affekt (Gefühle) als auch das Verhalten werden durch die Bindung beeinflusst. Die inneren Strukturen der Persönlichkeit werden als Resultat der Interaktionen in Beziehungen geformt. Diese basieren auf Bindung. Wenn die soziale Umgebung dem Kind eine angemessene Pflege und Förderung zukommen lässt, kann es sich zu einem funktionierenden Erwachsenen entwickeln (Winnicott, 1972). Nach Freuds knapper, aber umfassender Erklärung kann man einen «funktionierenden Erwachsenen» durch zwei Fähigkeiten definieren: zu lieben und zu arbeiten. Wenn die Umwelt des Kindes unangemessen ist, das Kind vernachlässigt oder sogar misshandelt wird, muss sich die sich entwickelnde Persönlichkeit verbiegen, um sich diesen unangemessenen Lebensumständen anzupassen. Die Entwicklung entgleist. Die Traumatheorie (vgl. Allen, 2001; Van der Kolk, 1989) befasst sich damit, wie dieser Prozess der Entgleisung verläuft.

Diese Organisation der Persönlichkeit kann aus der Perspektive der Hirnfunktion beschrieben werden. Die Erinnerungen an traumatische Ereignisse werden in primitiveren Strukturen des Gehirns gespeichert und sind für den frontalen Kortex, den Ort komplexer Denkprozesse, nicht zugänglich. Aufgrund der traumatischen Natur des auslösenden Ereignisses wurden die Wahrnehmungen und begleitenden Emotionen fragmentiert und als Fragmente abgespeichert. Isolierte Erinnerungsbruchstücke und Affekte tauchen bei der Person scheinbar zufällig wieder auf. (Allen, 2001)

Wenn man die Auffassung akzeptiert, dass sich eine Persönlichkeit rund um diese unverbundenen Fragmente von Erfahrungen und Gefühlen entwickelt, könnte als Folge einer traumatischen Erfahrung leicht eine Persönlichkeitsstörung resultieren. Diese Person hat keinen bewussten Zugang zu den Gefühlen, die mit den traumatischen Erinnerungen verbunden sind. Wenn sie darum gebeten wird, über das traumatische Ereignis zu berichten, wird kein Affekt in ihrer Darstellung erkennbar, doch wenn die Erinnerungen unbewusst ausgelöst werden, tauchen die Emotionen wieder auf, sind erschreckend und überwältigend. Weil sie nicht im Frontalhirn verarbeitet werden, sind diese Erinnerungen auch nicht zeitlich verankert. Alle Gefühle und Erinnerungsfragmente scheinen gleichzeitig aufzutreten, und zugleich fühlt es sich so an, als seien sie schon immer gegenwärtig gewesen. Abwehrmechanismen, die zur Unterdrückung der traumatischen Ereignisse verwendet werden, verhindern zusätzlich, dass die Person authentisch und spontan von ihren Erinnerungen berichten kann.

Genauso wie Störungen aus unangemessenen Beziehungen entstehen, nimmt dieses therapeutische Modell an, dass Heilung mithilfe von angemessenen Bindungen erreicht werden kann. Die therapeutische Beziehung wird sorgfältig so strukturiert, dass durch sie sowohl die Folgen von beziehungsbasierten Traumata behandelt als auch eine Veränderung der Persönlichkeit herbeigeführt werden kann. Letztere wird durch eine Steigerung der Toleranz gegenüber Affekten und durch eine Verbesserung der Ich-Funktionen definiert. Toleranz gegenüber Affekten besteht in der Fähigkeit, die in einer Situation angemessenen Gefühle zu empfinden, diese korrekt zu benennen und anderen wirksam mitzuteilen, und zwar so, dass das Ausmaß des Affekts das Ich nicht überwältigt.

Das Ich ist der bewusste Teil der Persönlichkeit, dessen Hauptfunktion in der Erfüllung regulativer Aufgaben besteht. Das Über-Ich, der Teil der Persönlichkeit, der moralische Werte und Schuldgefühl entwickelt, stellt in diesem Zusammenhang ebenfalls einen zentralen kritischen Punkt dar. Bei Personen mit schweren Störungen der Persönlichkeit sind folgende Ich-Funktionen am häufigsten beeinträchtigt:

- Gefühlsmanagement (die Fähigkeit, eine Vielfalt von Gefühlen unterschiedlicher Intensität zu bewältigen)
- Impulskontrolle
- Urteilsfähigkeit

- Objektbeziehungen (die Fähigkeit, authentische, gegenseitige und vertraute Beziehungen aufzubauen und aufrechtzuerhalten) und
- Funktionen des Über-Ichs (Bellak, Hurvich und Gediman, 1973).

Frank J. ist ein Mann, dessen Erfahrungen mit bedeutungsvollen Beziehungen mit dem frühen Verlust der Mutter begannen – dem psychisch schädlichsten Ereignis im Leben eines Menschen. Kinder erleben Vernichtungsangst, d. h. ein Gefühl existenzieller Bedrohung, wenn der Elternteil, der über ihr Leben wacht, plötzlich und dauerhaft verschwindet. Es ist unklar, wie Franks Beziehung zu seinen Eltern vor dem Tod der Mutter aussah. Außerdem ist Frank (und dem Begutachter) die Ursache ihres Todes nicht bekannt. Franks Vater hat nach dem Tod seiner Frau die elterliche Rolle gegenüber seinen Söhnen völlig abgelegt – sofern er früher eine solche Rolle innehatte. Er war ziemlich sadistisch, was sich in der ständigen und öffentlichen Misshandlung und Demütigung seiner Söhne äußerte. Frank war nicht in der Lage, eine stabile Bindung an eine der anderen erwachsenen Bezugspersonen, die für ihn verfügbar waren, aufzubauen. (Man beachte, dass die Erwachsenen die Misshandlungen durch den Vater zugelassen haben und dass die Tante ihre elterliche Rolle verletzte, als sie aus Angst vor einem gewaltsamen Ausbruch nicht wagte, Frank zur Rede zu stellen.) Das Ausmaß von Franks Belastungen in der Kindheit war gerade in der Entwicklungsphase überwältigend, in der er normalerweise Ich-Funktionen entwickelt hätte, um Stress zu tolerieren und Beziehungen zu anderen Menschen aufzubauen, die ihm dabei helfen könnten, Belastungen in Grenzen zu halten und sich sicher zu fühlen (Allen, 2001).

Franks Kindheitserfahrungen mit Beziehungen zu anderen Personen bestehen darin, dass andere Menschen entweder sterben und ihn verlassen, ihn misshandeln und bedrohen oder ihm zwar neutral gegenüberstehen, aber nicht imstande sind, seine Sicherheit zu gewährleisten. Diese Muster werden zu Schablonen für persönliche Beziehungen. Frank verhält sich in seinen Beziehungen so, als könnten sie lediglich die ihm bekannten Formen annehmen. Er muss sich stets vor der starken emotionalen Bedrohung schützen, die mit dieser möglichen Entwicklung einhergeht. Mit dieser Einstellung würde Frank auch seinem Therapeuten gegenübertreten. Die Herausforderung (und das Ziel) der Therapie bestünde darin, eine authentische empathische Verbindung zu Frank aufzubauen, so dass Zugang zu seinen Traumata und den strukturellen Beeinträchtigungen seiner Persönlichkeit gefunden und diese behandelt werden könnten.

Gemäß der traditionellen psychoanalytischen Perspektive konzentriert sich die Behandlung darauf, Übertragung zu deuten. Übertragung stellt eine Art von unbewusster «Brille» dar, durch die der Patient den Therapeuten wahrnimmt und die auf Bindungserfahrungen aus der Vergangenheit beruht. Wenn der Patient beispielsweise in seiner Kindheit von seinen Eltern gedemütigt wurde, wird er den Therapeuten später so erleben, als ob dieser ihn ebenfalls erniedrigen wollte. Deutung, das heißt das Sprechen über die Dynamik dieser Interaktionen, bringt den Prozess des Durcharbeitens voran. Der Patient lernt durch diesen Prozess, dass diese Formen der Dynamik für die therapeutische Beziehung nicht zutreffen. Dadurch verändert sich die Persönlichkeitsstruktur des Patienten, die nun eine Unterscheidung zwischen der Vergangenheit und der Gegenwart erlaubt, und die Beziehungsmuster des Patienten werden erweitert. Für beziehungsorientierte Therapeuten steht dagegen das Zusammenspiel von Übertragung und Gegenübertragung in der Therapie im Mittelpunkt. Die gefühlsmäßigen Reaktionen des Therapeuten auf den Patienten und die Art, wie sie kommuniziert werden, werden als ebenso wesentlich für die Fortschritte und die Heilung des Patienten angesehen wie die Äußerungen des Patienten gegenüber dem Therapeuten. Dieses Therapiemodell entspricht den Bedürfnissen traumatisierter Patienten besser als der traditionelle Ansatz, weil dieser zu viel Angst auslöst (Bromberg, 1998).

Übertragungsgefühle werden verbal mitgeteilt, abgesehen vom Fall des schwer traumatisierten und persönlichkeitsgestörten Patienten, der nicht in der Lage ist, die Schwere seiner Verletzungen und die Tiefe seiner Verzweiflung in Worten auszudrücken und ebenso wenig seine Furcht vor der Aufgabe, gerade dies zu tun (Bromberg, 1998). Stattdessen werden diese Gefühle unbewusst durch das Verhalten ausgedrückt, was als Wiederholungszwang bekannt ist. Der Patient schafft in der Therapie unbewusst Bedingungen, durch die der Therapeut diese Gefühle als seine eigenen erfährt (vgl. Frage 15). Deutung kann bei dieser Gruppe nicht erfolgen, bis die Gefühle bewusst geworden sind. Und Gefühle können nicht bewusst erfahren werden, solange der Patient sich dabei nicht sicher fühlen kann. Im vorliegenden Fall müsste Frank sich auf die Hoffnung einlassen, dass der Therapeut ihn nicht verlassen oder quälen wird oder bloß anwesend ist, ohne ihm helfen zu können. Die grundlegenden Komponenten dieses Behandlungsmodells bestehen darin, diese Gefühle durch den Therapeuten zu kontrollieren, sie mit dem Patienten zu bearbeiten und sie ihm schließlich wieder «zurückzugeben».

Wesentliche therapeutische Fertigkeiten

Aus psychodynamischer Perspektive bestünde die wichtigste therapeutische Fertigkeit, um sich diesem Patienten zu nähern, im Gebrauch des *beobachtenden Ich* durch den Therapeuten (Casement, 1985). Das beobachtende Ich bildet einen Teil des Bewusstseins des Therapeuten und beobachtet die Interaktion zwischen ihm und dem Patienten. Dieser Teil ist frei schwebend und registriert sorgfältig die Worte des Patienten, seinen Gesichtsausdruck, seinen Tonfall, Themenwechsel und Körpersprache. Beim Therapeuten achtet es auf dieselben Aspekte sowie auf seine eigene Gedanken und Gefühle über das, was gerade kommuniziert wird. Diese Fertigkeit ist in jeder psychodynamischen Therapie von überragender Bedeutung, ganz besonders wichtig wäre sie jedoch bei einem Patienten mit schweren Defiziten in der Fähigkeit, Gefühle zu tolerieren und verbal zu kommunizieren.

In der Behandlung von Frank bestünde die wesentlichste Aufgabe des beobachtenden Ichs darin, die Reaktionen des Therapeuten in Form von Gegenübertragungen wahrzunehmen und zu deuten. Sie wären der Schlüssel, um Franks Gefühle zu verstehen, denn Frank kann diese nur durch das Mittel der Projektion kommunizieren. Das diagnostische Interview zum Beispiel begann Frank, indem er «ihr (der Interviewerin) Komplimente über ihr Kleid und ihr Aussehen» machte. Es wird nicht erwähnt, wie die Interviewerin auf diese Bemerkungen reagiert hat; die klinischen Informationen lassen jedoch darauf schließen, dass dieses Verhalten bei Frank ein Verhaltensmuster einleitet, das darauf zielt, weibliche Autoritätspersonen zu erniedrigen. Später in der Diagnostik wurde der Interviewerin klar, dass Frank bei ihr nach den richtigen «Knöpfen» gesucht und sie auch gefunden hatte.

Komplimente durch den Patienten deuten im Allgemeinen auf Probleme mit persönlichen Grenzen hin, auf verschleierte Aggression oder das Bedürfnis des Patienten, verführerisch zu wirken – entweder um den Therapeuten zu entwaffnen oder um ihn abzulenken. Diese Aspekte hängen mit Kontrolle und Demütigung zusammen. Frank wäre nicht in der Lage gewesen, verbal auszudrücken, wie bedeutsam diese Themen für seine Persönlichkeitsstruktur oder seine aktuellen Schwierigkeiten sind. Aber wenn die Interviewerin ihre eigenen Reaktionen auf Franks «Komplimente» beobachtet hätte, hätte sie die bevorstehende narzisstische Attacke vorhersehen können und wäre darauf vorbereitet gewesen, nach den Ursachen dafür zu suchen. Toleranz gegenüber intensiven, verstörenden Gefühlen, sowohl den eigenen als auch denen des Patienten, ist grundlegend für diese Arbeit (Coen, 2002).

Psychopathische Menschen glauben unbewusst, dass es nur einige wenige Wege gibt, um mit anderen Menschen in Beziehung zu treten: durch Einschüchterung, Wettbewerb, Betrug oder einen Pakt zum gegenseitigen Nutzen («Eine Hand wäscht die andere.»). In ihrem interpersonellen Verhalten sind sie oft ziemlich dominant und dafür bekannt, ständig Regeln zu brechen. Diese Wesenszüge werden vom Patienten als ich-synton empfunden, das heißt als Vorzug und nicht als Problem. Hedges (2000) bezeichnet dies als eine organisierende Übertragung, das heißt als ein Mittel, mit dem der Patient sich Sicherheit durch emotionale Distanz schafft. Bedingt durch ihre Lebensumstände werden Psychopathen jedoch häufig durch andere beherrscht. Therapeuten werden bei dieser Patientengruppe in die Rolle der Autoritätsperson gezwungen und auf der anderen Seite durch Gefühle der Hilflosigkeit gehemmt, die durch das chronische Lügen und das schwierige Verhalten der Patienten erzeugt werden. Es ist wichtig für den Therapeuten, einen Ausgleich für diese interpersonellen Defizite bereitstellen zu können, auch wenn diese Aufgabe sehr herausfordernd ist. Er muss Akzeptanz für die Art und Weise aufbringen, in der der Patient andere Menschen, den Therapeuten eingeschlossen, wahrnimmt und erlebt, und zwar gleichgültig, wie abstoßend diese Ansichten sind. Um als Modell für Frank neue, korrigierende Erfahrungen zu ermöglichen und um ein therapeutisches Bündnis zu etablieren, müsste der Therapeut ein authentisches und respektvolles Verhalten zeigen, das in keiner Weise ausnutzend erscheinen dürfte. Geduld und Beharrlichkeit wären dabei nützliche Eigenschaften, ebenso wie Sinn für Humor.

Spezifische Fragen

1. Welche therapeutischen Ziele würden Sie für diesen Patienten formulieren? Welches ist das vorrangige Ziel? Welches ist das zweitwichtigste Ziel?

Das vorrangige therapeutische Ziel in der Arbeit mit diesem Patienten wäre der Aufbau einer therapeutischen Beziehung. Das zweitwichtigste Ziel bestünde darin, destruktives Verhalten einzudämmen. Es gäbe in diesem Fall noch viele weitere, ebenfalls sehr wichtige Ziele, die in der Therapie erreicht werden müssen, doch sie würden alle vom Erfolg bei diesen ersten beiden Aufgaben abhängen.

Eine erfolgreiche therapeutische Beziehung liegt vor, wenn ein Patient:

- sich vom Therapeuten angenommen, verstanden und respektiert fühlt
- darauf vertraut, dass der Therapeut im besten Interesse des Patienten handelt und
- den Eindruck hat, dass er offen über sich selbst sprechen kann, ohne verurteilt zu werden.

Die psychodynamische Therapie nutzt die therapeutische Beziehung als Interventionsmethode. Dies bedeutet, dass keine therapeutische Arbeit stattfinden kann, solange keine Beziehung aufgebaut worden ist. Patienten mit antisozialer Persönlichkeitsstörung lassen sich möglicherweise von allen Gruppen am schwersten zur Mitarbeit bei der Therapie motivieren, und daher ist dieses vorrangige Ziel auch am schwierigsten zu erreichen.

Wenn zu Frank keine funktionierende Beziehung aufgebaut würde, dann würde wahrscheinlich eins von drei Dingen passieren. Erstens könnte Frank den

Therapeuten derart in Wut versetzen, dass dieser die weitere Arbeit mit ihm verweigern würde (dies würde dem Schema «Verlassenwerden» entsprechen). Das zweite Szenario bestünde darin, dass Frank sein Geschick darin nutzen würde, dem Narzissmus anderer zu schmeicheln, indem er die therapeutischen Angebote scheinbar akzeptieren und verinnerlichen würde. Auf diese Weise würde er den Therapeuten von seinen scheinbaren Fortschritten überzeugen; in der Umwelt dagegen könnte er sich weiterhin ausagieren; und je nachdem, wie geschickt er sich anstellen würde, könnte er den Therapeuten sogar dazu bringen, sich für ihn einzusetzen, wenn er wieder einmal in Schwierigkeiten geraten sollte (dieses Verhalten würde dem Schema «neutral, aber wirkungslos» entsprechen). Die dritte Möglichkeit bestünde darin, dass Frank den Therapeuten erfolgreich demütigen und empören würde, der Therapeut es jedoch dennoch für seine Pflicht hielte, weiter mit ihm zu arbeiten. In diesem Fall würden endlose Machtkämpfe stattfinden, die Frank benutzen würde, um seine Distanz aufrechtzuerhalten; oder der Therapeut würde die Opferrolle einnehmen und es zulassen, dass Frank seine sadistische Einstellung aufrechterhält (dies entspräche dem Schema «Misshandlung»). Diese Situationen würden die Beziehungsschablonen bekräftigen, die Frank von seinen früheren Bindungen her kennt.

Eine therapeutische Beziehung ist noch nicht vollständig etabliert, solange noch kein Behandlungsplan entwickelt worden ist. Dieser Plan ist ein gemeinsames Erzeugnis von Patient und Therapeut, so dass Franks Ziele darin ebenfalls vertreten sein müssten. Wenn die Beziehung erst einmal etabliert wäre, würde es auch möglich zu intervenieren, um Franks ausagierendes Verhalten zu reduzieren. Aus psychodynamischer Sicht beginnt dieser Prozess durch die Beziehung selbst. Der Zweck des Ausagierens besteht darin, sich von unerträglichen Gefühlen zu entlasten. Das Behandlungsmodell zeigt an, dass Franks ausagierendes Verhalten vorrangig auf einem schwachen Ich (Impulsivität) beruht, aber auch auf einem Bedürfnis, Demütigungen zu vermeiden, die Kontrolle zu besitzen und andere Menschen auf Distanz zu halten. Wenn Frank mit seinem Therapeuten eine Beziehung eingehen könnte, in der er sich akzeptiert fühlt, würde sich sein Bedürfnis, Demütigung zu vermeiden, allmählich legen. Könnte er sich von seinem Therapeuten respektiert fühlen, würde er auch in größerem Maß das Gefühl der Kontrolle über die Regulierung der therapeutischen Distanz gewinnen, wenn er das Bedürfnis danach hätte. Frank hätte dann weniger Anlass zu seinem abschreckenden Verhalten, weil er über angemessenere Mittel verfügen würde, um Distanz herzustellen. Wenn seine Ängstlichkeit reduziert und seine defensive Haltung verändert werden könnten, würde auch seine Impulsivität abnehmen. Zusammen mit den Fortschritten im Verhalten und einer besseren Stimmung würde Franks Fähigkeit zunehmen, seine Impulse zu unterdrücken und destruktives Ausagieren zu reduzieren.

2. Welche weiteren Informationen würden Sie sich wünschen, um die Behandlung des Patienten strukturieren zu können? Gibt es spezielle diagnostische Verfahren, die Sie verwenden würden bzw. Daten, die Sie erheben würden? Wie würden Sie die Auswahl dieser Instrumente begründen?

Das ist eine interessante Frage, da jeder Therapeut Informationen zum Fall benötigt, um einen Behandlungsansatz zu formulieren. Wenn dies jedoch ein «echter» Patient wäre, der sich bei mir in der Praxis vorstellt, dann würde ich mich viel weniger auf externe Quellen beziehen und kaum andere Informationen nutzen als die, die ich von Frank selber erhalten würde.

Zunächst würde ich mit Franks Bewährungshelfer sprechen, um herauszufinden, welche Ereignisse zur Überweisung geführt haben. Ich würde Franks Vorstrafenregister sehen wollen. Am wichtigsten wäre mir eine Einschätzung des Bewährungshelfers darüber, ob Frank eine körperliche Bedrohung für mich darstellen könnte. Wenn ich praktiziere, bin ich mit dem Patienten allein, so dass meine persönliche Sicherheit bei einem Patienten mit Franks Hintergrund mein erstes Anliegen wäre. Außerdem hätte ich Frank nicht gedrängt, weitere Schweigepflichtsentbindungen zu unterschreiben. Ich hätte seine Vorgeschichte erhoben wie die jedes anderen Patienten, aber dies wäre höchst wahrscheinlich in informeller Weise im Verlauf mehrerer Sitzungen geschehen. Meiner Meinung nach besitzt der Aufbau einer funktionierenden Beziehung Priorität vor der Datenerhebung.

Viele Therapeuten, die Patienten mit antisozialer Persönlichkeitsstörung behandeln, werden durch deren chronisches Lügen frustriert, nehmen dieses Verhalten persönlich und weisen die Informationen, die ihnen von den Patienten präsentiert werden, rundweg zurück. Tatsächlich beschränken sich in diesem Fall die Informationen, die direkt von Frank stammen, auf seine defensiven und provokativen Kommentare über die Gründe seines Erscheinens bei der Beratung, sein Trinken und seinen beruflichen Werdegang. In wie vielen anderen Fällen würde man die eigene Darstellung des Patienten wohl so gründlich vernachlässigen?

Kein Patient, egal wie gesund er ist, erzählt bei einer ersten Diagnostik die «Wahrheit». Patienten teilen uns zwar mit, was sie belastet, aber gerade ihre beeinträchtigten Funktionen, die eine Behandlung notwendig machen, begrenzen auch das, was sie wahrnehmen, erfahren und artikulieren können. Außerdem wollen sie einen guten Eindruck machen. Der Unterschied bei Patienten mit antisozialer Persönlichkeitsstörung besteht darin, dass diese Personen absichtlich lügen. Die Zurückweisung einer Aussage des Patienten mit der Begründung, dass es sich nachweislich um eine Lüge handelt, stellt eine ungünstige diagnostische Technik dar. Aus einer Lüge lassen sich zwei wichtige Informationen ableiten: über das zugrunde liegende Bedürfnis des Patienten und über den Eindruck von sich, den der Patient beim Therapeuten in manipulativer Weise zu erzeugen versucht.

Wenn ich akzeptieren würde, was er sagt, gäbe Frank seine Abwehr auf (anfangs vielleicht, weil er denken würde, dass ich so dumm bin zu glauben, was er erzählt). Ich würde ein therapeutisches Bündnis aufbauen und gleichzeitig mehr Informationen gewinnen. Eine Haltung mit gleichmäßig verteilter Aufmerksamkeit (Moore und Fine, 1990) bewahrt den Therapeuten davor, der Unterscheidung von Wahrheit und Unwahrheit zu viel Gewicht beizumessen. Die Mitteilungen eines Patienten sind viel zu komplex, um in einer so simplifizierenden Weise auf «wahr» oder «unwahr» reduziert zu werden, insbesondere wenn der Patient so wenig in der Lage ist, direkt zu kommunizieren.

Daneben gibt es noch einige spezielle Fragen, die ich gerne klären würde: den Grad von Franks Psychopathie (siehe Frage 4), die Geschichte seiner Beziehungen zu Frauen, bevor er 46 war, die Todesursache seiner Mutter und die Länge seiner Bewährungsfrist. Ich würde keine gebräuchlichen Testverfahren einsetzen, da ich als Sozialarbeiterin den Patienten zu einem Psychologen schicken müsste, um eine Testdiagnostik vornehmen zu lassen. Das tue ich nur, wenn ich bedeutsame neurologische Beeinträchtigungen vermute, was hier nicht der Fall ist.

3. Wie beurteilen Sie die Persönlichkeit dieses Patienten, sein Verhalten, seinen affektiven Zustand und seine Art zu denken?

Die zwei wichtigsten Ereignisse, die Franks Persönlichkeit geformt haben, waren der Tod seiner Mutter und die fortwährende Misshandlung und Vernachlässigung durch seine primären Bezugspersonen. Als Kind bewältigte Frank diese Angriffe durch «Fordern mit den Fäusten: Verleugnung eigener Not durch Strategien der aggressiven Kontrolle» (Culow, 2001, S. 141). Nach Shengold (1989) verursacht eine Traumatisierung in diesem Ausmaß bei einem Kind eine «schreckliche und beängstigende Kombination von Ohnmacht und Wut – unerträgliche Gefühle, die das Opfer unterdrücken muss, um zu überleben» (Shengold, 1989, S. 2). Van der Kolk (1989) nimmt an, dass sich misshandelte Männer und Jungen mit dem Aggressor identifizieren und später andere Menschen zu Opfern machen. Frank identifizierte sich mit dem Aggressor, um seine Verbindung zum Vater aufrechtzuerhalten und um sich selbst von den Gefühlen seiner Kindheit zu distanzieren (Fairbairn, 1992). Die Bildung des Über-Ichs, die während der Latenzphase im Alter von sechs bis zehn Jahren stattfindet, wurde durch den Tod von Franks Mutter nachhaltig gestört. Erstes psychopathisches Verhalten wurde bei ihm im Alter von sieben Jahren entdeckt. Fairbairn erklärt, dass Kinder in sadistische Verhaltensweisen (Beziehungen mit einem internalisierten Objekt) ausweichen, wenn die Beziehungen zu den wichtigsten Bezugspersonen inadäquat sind. Diese dienen als Ersatz für «natürliche emotionale Beziehungen, die zusammengebrochen sind». Crittendon (1995) beschreibt Aspekte des sich entwickelnden Charakters bei Kindern, die sie als «erpresserische Kinder» (engl.: *coercive children*) bezeichnet. Diese Aspekte treffen auch auf auf Frank zu. Dazu gehören die mangelnde Fähigkeit, Gefühle zu identifizieren und zu benennen, extreme und schnelle Stimmungsschwankungen und die Unfähigkeit, eine ausreichende innere Distanz einzunehmen, um kognitive Prozesse und affektives Erleben zu integrieren. Der Autorin zufolge kann man bei diesen Kindern davon ausgehen, dass

- sie Verhaltensstörungen mit einem Schwerpunkt auf aggressiven, andere bedrohenden und/oder furchtlosen ausagierenden Verhaltensweisen zeigen, die die Aufmerksamkeit anderer Menschen auf diese Kinder lenken und dass
- sie Störungen des Denkens aufweisen, die sich vorrangig um die eigene Feindseligkeit, Macht und Kontrolle oder um dieselben Aspekte bei anderen Personen drehen.

Beide Störungsformen spiegeln das Muster wider, dass die Verantwortung für eigenes Handeln nach außen verlagert wird und nur wenige kausale Zusammenhänge gesehen werden.

Als Teenager begann Frank, die nach Traumatisierungen typischen Bewältigungsstrategien zu nutzen, darunter Dissoziation, Selbstbetäubung und Substanzmissbrauch. Als die Entwicklungsaufgaben mit jeder Altersstufe, die Frank erreichte, immer komplexer wurden, fiel er weiter zurück. Durch kriminelles Verhalten konnte er mehrere seiner Bedürfnisse zugleich befriedigen: Gesetzesbrüche stellen ein wirksames Mittel dar, um Wut abzureagieren und «high» zu werden. Und wenn man danach ungestraft davonkommt, stärkt dies das Gefühl, etwas «geleistet» zu haben.

Es stehen nur wenige Informationen über Franks Beziehungen zu Frauen zur Verfügung. Aus der Perspektive eines Siebenjährigen hat Frank wahrscheinlich geglaubt, er habe seine Mutter verloren, weil er grundsätzlich nicht liebenswert sei und es nicht verdient habe, sie zu behalten. Intime Beziehungen haben in ihm später vermutlich die unbewusste Erwartung geweckt, dass die Frauen ihn letztlich zurückweisen und verlassen würden.

Frank beweist eine gewisse Ich-Stärke, da es ihm gelungen ist, eine Ehe und seine berufliche Tätigkeit aufrechtzuerhalten und seinen Alkoholkonsum in gewissem Maß zu kontrollieren. Die Menge an Affekten, die nicht verarbeitet werden konnten, überlastet sein Ich jedoch immer wieder. Frank wird dann paranoid, seine Gedankenprozesse werden gelähmt. Sein impulsives Verhalten kann man als Versuche sehen, seine Emotionen zu bewältigen und sich nach einer narzisstischen Kränkung wieder zu stabilisieren. Das Militär und der Polizeidienst können als verzweifelte Versuche Franks aufgefasst werden, seine Impulsivität durch eine Halt gebende Struktur einzudämmen. Es handelte sich dabei um ein unbewusstes Mittel, um seine aggressiven Impulse zu externalisieren und zugleich eine Instanz zu finden, die mächtig genug sein könnte, um den Teil von ihm zu kontrollieren, der seinen Vater internalisiert hat. Aber diese Strukturen haben nicht ausgereicht, und ohne sie begann Franks Leben völlig außer Kontrolle zu geraten. Er endete schließlich im Gefängnis, wo die meisten dieser Menschen versammelt sind. Außerdem befindet sich Frank gerade im mittleren Lebensalter, das für sich selbst eine narzisstische Kränkung darstellt. Dies hat möglicherweise dazu beigetragen, die Krise herbeizuführen.

4. Welche potenziellen Probleme oder Fallstricke würden Sie bei der Therapie erwarten? Welcher Art wären die Schwierigkeiten und worin könnten die Ursachen dafür liegen?

Meiner Meinung nach läge das wichtigste Risiko bei der Therapie darin, die Komplexität dieses Falls zu wenig zu berücksichtigen. Die antisoziale Persönlichkeitsstörung erklärt die Pathologie von Franks Charakter nur teilweise. Das aktuelle DSM unterscheidet nicht zwischen antisozialer Persönlichkeitsstörung und Psychopathie. Frank weist auch die Kriterien der narzisstischen Persönlichkeitsstörung auf. Es könnte der Therapie (und möglicherweise auch dem Therapeuten) sehr schaden, wenn die Charakterpathologie aus Sadismus und Narzissmus ignoriert würde. Außerdem nehme ich an, dass Frank die Kriterien für eine posttraumatische Belastungsstörung (engl.: *posttraumatic stress disorder*, PTSD) erfüllt. Er ist auch ziemlich depressiv. Es wäre wichtig zu bestimmen, ob die depressiven Symptome auf eine affektive Störung oder auf charakterliche Defizite zurückzuführen sind. Die Konzeptualisierung des Falls und die Behandlung wären jeweils unterschiedlich.

Die Kennzeichen der antisozialen Persönlichkeitsstörung sind chronisch kriminelles Verhalten und Missachtung der Gefühle anderer Menschen. Frank hat im Verlauf seines Lebens viele Personen körperlich und emotional verletzt und teilweise Vergnügen aus ihrem Leiden gezogen (Sadismus). Psychopathen sind in der Lage, Beziehungen aufzubauen und aufrechtzuerhalten, die lediglich auf der Grundlage von Erniedrigung und Leid beruhen. Sie wehren sich gegen unerträgliche Gefühle von Scham oder emotionaler Bedürftigkeit, indem sie diese Emotionen, die sie als Schwäche erleben, auf andere Menschen projizieren und diese Menschen dann für ihre Schwäche bestrafen. Diese Bestrafung erzeugt psychopathische Erleichterung, ein Gefühl von Kontrolle und auch sexuelle Befriedigung, die häufig Merkmale der Sucht aufweist (Meloy, 1988).

Frank besitzt bedeutsame psychopathische Persönlichkeitszüge. Bei Kindern wird eine Kombination aus Bettnässen, Grausamkeit gegenüber Tieren und Brandstiftung als Hinweis auf Psychopathie angesehen. Frank hat zumindest eine dieser

Verhaltensweisen gezeigt. Wenn psychopathische Persönlichkeitszüge dominieren, funktioniert eine Therapie, die auf dem Aufbau einer empathischen Verbindung beruht, nicht. In seiner Geschichte finden sich jedoch genügend Anzeichen, die dafür sprechen, dass man diese Form der Behandlung versuchen könnte; als wichtigste Hinweise dienen hierbei die Beziehung zu seiner Frau und seine ehrenvolle Entlassung aus dem Militär. Von einem echten Psychopathen könnte man normalerweise keine dieser Leistungen erwarten. Franks Intensität in Beziehungen, sein sexuelles Verhalten (die Angriffe gegen Frauen eingeschlossen) und seine diffuse Geschlechtsidentität weisen sämtlich auf Züge einer Borderline-Persönlichkeitsstörung hin, die im Gegensatz zu Sadismus oder Psychopathie steht. In der Beschreibung seines Verhaltens lassen sich Anzeichen von Verzweiflung finden. Der Alkoholismus stellt einen weiteren Hinweis auf eine instabile Stimmungslage dar (im Gegensatz zu der besser organisierten Pathologie des Sadismus). Der Grad der Psychopathie kann erst während der zweiten Phase der Behandlung vollständig erfasst werden (siehe Frage 9).

Der Trauma-Literatur zufolge (siehe Allen, 2001) zeigen Frauen mit PTSD häufig Symptome, die denen der Borderline-Persönlichkeitsstörung stark ähneln. Meine Erfahrung lässt mich vermuten, dass Männer mit PTSD Symptome aufweisen, die eine antisoziale Persönlichkeitsstörung vortäuschen. Zudem ist zu beachten, dass die Kriterien für Depression im DSM diese Störung bei Männern häufig nicht sehr gut beschreiben. Männer tendieren nicht dazu, weinerlich zu werden; sie werden wütend. Sie verletzen sich nicht selbst, sondern sie werden «harte Trinker», agieren sich gewalttätig aus oder fahren ihren Wagen zu Schrott. Wenn die Achse-I-Diagnosen in diesem Fall nicht sorgfältig erfasst und dargestellt werden, leidet die Behandlung darunter. Der eigentliche Fallstrick könnte darin bestehen, dass Franks Auftreten so abstoßend ist, dass es den Therapeuten davon abhält, die zugrunde liegenden Probleme wahrzunehmen (was natürlich der Zweck dieses Verhaltens ist).

5. Welchen Grad an Bewältigung oder Anpassung oder welches Funktionsniveau könnte der Patient aus Ihrer Sicht als unmittelbare Folge der Therapie erreichen? Welches Resultat würde sich langfristig nach der Beendigung der Therapie ergeben (Prognose für adaptive Veränderungen)?

Während der ersten Phase der Therapie (typischerweise 12 bis 16 Wochen) würde ich erwarten, dass die Symptome abnehmen. Frank würde weniger angespannt erscheinen, weniger herausfordernd und weniger feindselig. Er würde Verbesserungen in seinen Bewältigungsmechanismen zeigen, wie weniger häufiges und weniger schweres Ausagieren. Sein Funktionsniveau würde sich verbessern, sobald sich die Therapie auf sein Alltagsleben konzentrieren würde. Frank würde jedoch weiterhin häufig lügen. Das Lügen würde dazu dienen, die Distanz zum

Therapeuten aufrechtzuerhalten und Schamgefühle zu reduzieren. Und keiner dieser Fortschritte würde internalisiert werden. Franks Verhalten wäre hauptsächlich durch seine bedingte Haftentlassung und durch die Auflage, zur Therapie zu erscheinen, kontrolliert.

Die dramatischsten Veränderungen beim Patienten finden in der mittleren Phase der psychodynamischen Therapie statt. In dieser Phase würde Frank anfänglich eine gewisse Erleichterung empfinden, weil er persönliche Probleme mit jemandem teilen kann, der sie anhören möchte. Sobald er jedoch anfinge, über die wesentlichen Themen in seinem Leben zu sprechen, würden seine Gefühle seine Abwehr überwältigen, und er würde regredieren. Der erste Teil der mittleren Therapiephase bildet für den Therapeuten einen wilden Balanceakt zwischen dem Versuch, zuzuhören und Emotionen einzudämmen und zugleich neue Bewältigungsmechanismen aufzubauen. Dies stellt sowohl für den Patienten als auch für den Therapeuten eine anstrengende Zeit dar. Sobald jedoch die therapeutischen Schutzräume etabliert wären, würde Franks Fähigkeit, sich verbal zu äußern, deutlich zunehmen, und er würde sich zum ersten Mal von jemand anderem verstanden fühlen. Die therapeutische Beziehung vertieft sich in dieser Periode der gemeinsamen Arbeit dramatisch, Themen der Übertragung und Gegenübertragung können verbalisiert und verarbeitet werden, und viele von Franks pathologischen Abwehrmechanismen würden dahinschmelzen. Traumaarbeit im eigentlichen Sinn beginnt an diesem Punkt.

Die Prognose über mögliche Veränderungen beruht darauf, wie lange Frank bereit wäre, an der Therapie teilzunehmen. Wenn er die Arbeit der mittleren Phase nur teilweise leisten würde, würde er emotional verstrickt bleiben. Es würden immer Reste von Traumatisierung bleiben, die im Laufe des Lebens durch unterschiedlichste Ereignisse ausgelöst werden könnten, wenn die Lücken in der therapeutischen Arbeit aufbrechen. Es wäre jedoch durchaus möglich, dass er im Allgemeinen recht ausgeglichen wäre, sich nicht gewalttätig verhalten würde, eine gewisse Empathie für andere Menschen zeigen und die meisten seiner Impulse, gegen Gesetze zu verstoßen, kontrollieren könnte. Er könnte jedoch weiterhin kleinere kriminelle Taten begehen, um an Geld zu gelangen und sein Selbstwertgefühl zu steigern.

Wenn Frank den Therapieverlauf durchhalten und die Beeinträchtigungen und Defizite in seiner Persönlichkeitsstruktur vollkommen durcharbeiten würde, wäre es möglich, dass er die Kriterien einer antisozialen oder narzisstischen Persönlichkeitsstörung nicht länger erfüllen würde. Ich könnte mir vorstellen, dass Frank viele Interessen und Talente besitzt, die in der zweiten Phase der Therapie in Erscheinung treten würden, Aktivitäten, die Kreativität statt Zerstörung beinhalten; allerdings würde Frank immer Freude an der Geschäftemacherei haben. Ich könnte mir vorstellen, dass er zum Beispiel Trainer bei Programmen wie dem

Zwölf-Schritte-Programm[2] werden könnte. Er würde die klaren Strukturen und Regeln für den Umgang mit anderen Menschen schätzen. Frank würde immer eine Tendenz zu Depression und Impulsivität behalten. Er würde immer wissen, wie er jeden, der mit ihm zu tun hätte, beschwindeln könnte. Er wäre jedoch in der Lage, diese Gedanken bei sich als Anzeichen für emotionale Übererregung zu deuten und sich, wenn nötig, Hilfe zu holen.

6. Wie lange sollte die Therapie dauern? Mit welcher Häufigkeit sollten Sitzungen stattfinden und wie lange sollten diese dauern?

Psychodynamisch fundierte Psychotherapie ist ebenso wie die Traumatherapie langfristig angelegt, womit fünf bis zehn Jahre gemeint sind. Aus der Falldarstellung geht jedoch nicht hervor, ob Frank willens oder in der Lage wäre, sich der Strenge einer solchen Therapie zu unterwerfen. Möglicherweise würde er nur genauso lange in der Therapie bleiben, wie es ihm auferlegt worden ist. Bei dieser Art von Arbeit ist es immer der Patient, der die zeitlichen Grenzen der Therapie bestimmt, und nicht der Therapeut.

Der kritische Augenblick in der Langzeittherapie tritt ein, wenn die Anfangsphase der Behandlung ihren Abschluss erreicht. Der Schwerpunkt dieser Phase liegt auf dem Aufbau und der Stärkung der therapeutischen Beziehung, der Verbesserung von Bewältigungsstrategien, Toleranz gegenüber Gefühlen und der Verbesserung von Problemlösefertigkeiten, jeweils mit Bezug auf das Alltagsleben in der Gegenwart. Normalerweise sind drei bis vier Monate lang wöchentliche Sitzungen erforderlich, bis ein Patient beginnt, sich in der Beziehung mit dem Therapeuten wohl zu fühlen, und er erlebt, dass sich seine Symptome reduzieren. Diese Veränderungen zeigen an, dass der Übergang zur zweiten Phase beginnen kann. Aufgrund der Schwere von Franks Erkrankung wäre bei ihm jedoch höchstwahrscheinlich eine viel längere Anfangsphase notwendig, die vielleicht mehrere Jahre dauern müsste.

Sobald der Übergang zur zweiten Phase einsetzen würde, stünde Frank, dessen primäre Bewältigungsstrategie in der Vermeidung von Gefühlen besteht, vor einem Dilemma. Wenn die Therapie an diesem Punkt beendet wird, könnte er einigen Nutzen aus ihr ziehen, ohne Angst davor haben zu müssen, die auftretenden Verhaltensmuster sowie andere verräterische Hinweise zu erforschen. Diese zeigen an, dass die Probleme tiefer liegen und nicht allein durch eine Behandlung der Symptome behoben werden können. Wenn Frank nicht länger unter Bewährungs-

2 Zwölf-Schritte-Programm = das spirituelle Abstinenz-Unterstützungsprogramm der Anonymen Alkoholiker (AA); Gruppen wie die Anonymen Alkoholiker sind Selbsthilfegruppen und richten sich nach dem Zwölf-Schritte-Programm.

auflagen stünde und sich seine Frau nicht so deutlich beklagen würde, könnte er sehr wohl an diesem Punkt aufhören. Nachdem sie erfahren haben, welche Erleichterung die ersten Monate der Therapie mit sich bringen können, werden viele Patienten jedoch neugierig darauf, was sie an diesen Punkt in ihrem Leben gebracht hat. Sie haben hart gearbeitet, um diese Fortschritte zu erreichen, und wollen weiterkommen. Sie vertrauen in die therapeutische Wirkung dieser Arbeit und drücken ein Bedürfnis nach Frieden und Zufriedenheit aus. Diese inneren Zustände basieren auf einem tieferen Verständnis und der Akzeptanz von Gefühlen und Erfahrungen. Mit anderen Worten: Wenn der Anfang der Therapie endet, beginnen Patienten gerade erst zu ahnen, wie positiv die Dinge sich entwickeln könnten. In diesem Fall werden Patienten die Therapie fortsetzen, sofern sie sich emotional, finanziell und zeitlich ausreichend festlegen können. Wenn Frank in dieser Weise empfinden sollte, würde er sich unabhängig von Bewährungsauflagen der Therapie verpflichtet fühlen. Die mittlere Phase der Langzeittherapie dauert typischerweise Jahre, und während der Exploration besonders schmerzhafter Gefühle und Erfahrungen ist es am besten, sich mindestens zweimal in der Woche zu einer Sitzung zu treffen. Wenn sich der Abschluss der Therapie nähert, können die Treffen in flexibleren Abständen stattfinden, auch seltener als einmal in der Woche, je nach der Art der therapeutischen Arbeit (siehe Frage 14).

7. Gibt es spezielle Techniken, die Sie in der Therapie einsetzen würden? Wie würden diese aussehen?

Die speziellen Techniken, die man bei der Arbeit mit allen Patienten mit einer so schweren Charakterpathologie wie bei Frank benötigt, müssen hauptsächlich in der Anfangsphase der Therapie eingesetzt werden, wenn Frank sich in stärkstem Maße aggressiv und abweisend zeigen würde. Diese Techniken zielen darauf ab, in die Spirale der narzisstischen Kränkung einzugreifen; sie sollen den Therapeuten davor schützen, aus Wut heraus zu handeln, und Franks Tendenz reduzieren, andere Menschen gegen sich aufzubringen und auf Distanz zu halten.

Die fünf Haupttypen narzisstischer Angriffe, die Therapeuten erleben, wenn sie mit Patienten mit antisozialer/narzisstischer Persönlichkeitsstörung arbeiten, sind:

1. arrogantes und verächtliches Verhalten, durch das sich der Therapeut inkompetent und dumm vorkommen soll
2. chronisches Lügen
3. ständige Versuche, den Therapeuten dazu zu bringen, Grenzen zu übertreten (z. B. durch forderndes, anmaßendes und selbstherrliches Verhalten)

4. die extreme Egozentrik des Patienten
5. das Potenzial für schwerwiegendes, ausagierendes Verhalten.

Dieser letzte Punkt wird unter Frage 8 behandelt. Die häufigsten Reaktionsformen der Gegenübertragung sind moralische Empörung, Ärger, sich dumm, ungeschickt und unvorbereitet fühlen, Angst vor dem Gefahrenpotenzial und der Wunsch, den Patienten zu bestrafen. Letzteres schließt ein, dass man beispielsweise negativ über den Patienten urteilt oder ihn (nicht unbedingt in seiner Anwesenheit) beschimpft.

Nach Morrison (1989) führen frühe Erfahrungen traumatisierender Demütigungen durch wichtige Bezugspersonen dazu, dass der narzisstisch verletzte Erwachsene ein Verlangen danach entwickelt, für eine andere Person von absolut einziger und einzigartiger Bedeutung zu sein. Dem Autor zufolge kann dieses Bedürfnis auf verschiedene Weise ausgedrückt werden: in direkter Form als anmaßende Behauptungen, auf defensive Weise als hochmütige Distanziertheit und Grandiosität oder auf affektivem Weg durch wütende Reaktionen. Übertriebene Ansprüche weisen auf das Bedürfnis hin, für jemanden einzigartig und so besonders zu sein, dass Regeln nicht zählen. Morrison betrachtet Verachtung als projizierte Scham. Es ist wichtig, daran zu denken, dass Franks Versuche, Distanz aufrechtzuerhalten, sein verzweifeltes Verlangen nach Verbindung mit anderen Menschen maskieren.

Spezielle Techniken bei der Arbeit mit diesem Patienten wären Methoden mit dem Ziel, eine Balance zu erreichen, indem sowohl auf die distanzierenden als auch auf die Kontakt suchenden Komponenten der Mitteilungen des Patienten eingegangen würde. Um die Verbindung mit Frank zu erhalten und ihm nichtnarzisstische Mittel der Beziehungsaufnahme näher zu bringen, müsste der Therapeut das Verhalten, das er bei Frank sehen möchte, modellhaft selbst zeigen. Dies würde bedeuten, sich Frank gegenüber respektvoll und ehrlich zu verhalten und Bemerkungen zu machen, die auf seiner Sichtweise beruhen. Um provokatives Verhalten zu reduzieren, könnte man behaviorale Techniken einzusetzen und positives Verhalten loben oder anderweitig verstärken, während man negatives Verhalten ignorieren würde (sofern es nicht zu schwerwiegend wäre). Grenzen sollten in einem neutralen Ton gesetzt werden. Konfrontationen sollten, wenn möglich, vermieden werden und zwar bis zur mittleren Phase der Behandlung, wenn der Patient bereit ist, sie anzuhören. Andernfalls würden alle Diskussionen in Machtkämpfe ausarten. Auf der anderen Seite sollte ein warmer, empathischer Ansatz an diesem Punkt der Therapie vermieden werden, weil Frank dies als überwältigend empfinden würde.

Während der mittleren Phase der Therapie, nach der Herstellung einer funktionierenden Beziehung, würden diese Abwehrmanöver bei Frank seltener werden. Jede Art von provokativer Kommunikation würde anzeigen, dass Frank von Gefühlen überwältigt wurde. Dies wäre ein Hinweis auf einen Riss im therapeutischen Schutzraum, mit dem man am besten umgeht, indem man zeitweise zu den Techniken aus der ersten Phase zurückkehrt.

8. Gibt es spezielle Vorsichtsmaßnahmen, die bei der Arbeit mit diesem Patienten beachtet werden sollten (z. B. in Bezug auf Gefahr für die eigene Person oder andere Personen, Übertragung, Gegenübertragung)? Erwarten Sie spezielle Widerstände oder Hindernisse, und wie würden Sie damit umgehen?

Die Konzepte Übertragung, Gegenübertragung und Widerstand bilden die Essenz der psychodynamischen Therapie. Es ist unmöglich, sie als voneinander getrennte Einheiten zu behandeln. Ich werde meine Bemerkungen hier auf spezielle Vorsichtsmaßnahmen zum Thema «Gefährdung» sowie auf die Formen von Übertragung, Gegenübertragung und Widerstand beschränken, die typischerweise auftreten, wenn Gefährdung ein Thema in der therapeutischen Beziehung ist.

Aus Franks Vorgeschichte geht deutlich hervor, dass er ein gefährlicher Mann ist, der schon mehrfach Menschen misshandelt hat. Als Kind hat er auch selbstschädigendes Verhalten gezeigt. In seinen interpersonellen Beziehungen hat sich Frank nachtragend und rachsüchtig verhalten. Zusätzlich missbraucht er Alkohol, was seine Impulsivität noch steigert und seine Urteilsfähigkeit einschränkt. Frank weiß, dass andere ihn als gefährlich wahrnehmen. Er würde wahrscheinlich sagen, dass er darauf stolz sei, denn er setzt die Tatsache, dass Menschen ihn fürchten, mit Männlichkeit, persönlicher Stärke und der Fähigkeit, sich Respekt zu verschaffen, gleich. Welches sind die Gefühle (Übertragung), die in Frank das Bedürfnis auslösen, auf andere so bedrohlich zu wirken? Frank muss anderen gegenüber so gefährlich erscheinen, weil er sich selbst durch andere bedroht fühlt. Früher Verlust der Eltern und schwere körperliche und emotionale Misshandlung zerstören die interpersonellen Grenzen eines Kindes. Frank erlebt andere Menschen (auch den Therapeuten) als bedrohlich und reagiert mit Überkompensation, um sicherzustellen, dass ihm niemand nahe genug kommt, um die Gefühle der Kindheit – äußerste Hilflosigkeit, Angst, Erniedrigung, Zurückweisung, Verlassenwerden und Schmerz – wieder auszulösen.

Therapeuten, die von Franks Vorgeschichte hören, würden mit Angst (Gegenübertragung) reagieren, und dies mit Recht. Wenn Therapeuten Schwierigkeiten damit haben, ihre Angst einzugestehen (Widerstand), reagieren sie manchmal, indem sie den Patienten provozieren (Ausagieren der Gegenübertragung), oder indem sie einen Weg finden, um diesen Patienten nicht behandeln zu müssen. Es ist durchaus angemessen, dem Patienten mitzuteilen, dass man nicht qualifiziert ist, um ihm zu zu helfen, und ihn an einen anderen Therapeuten zu vermitteln. Den Patienten jedoch als «unbehandelbar» zu bezeichnen oder mit anderen negativen und nichtklinischen Bezeichnungen zu belegen, bedeutet nichts anderes als das Ausagieren der Gefühle der Gegenübertragung durch den Therapeuten.

Gegen was leistet Frank durch sein bedrohliches Verhalten Widerstand? Ausagieren bildet sowohl bei Personen mit antisozialer Persönlichkeitsstörung als auch bei Personen mit Substanzmissbrauch in ihrer Geschichte den wichtigsten Bewältigungsmechanismus. Shengold (1989) nimmt an, dass die Überstimulation, die ein misshandeltes Kind erfährt, nur durch explosives Ausagieren wieder entladen werden kann. Die Beziehungstheorie geht davon aus, dass auf diese Weise die Bedingungen des ursprünglichen Traumas in einem interpersonellen Kontext wiederhergestellt werden (Wiederholungszwang). In der mittleren Phase der Therapie, wenn Frank in der Lage wäre, einige seiner Gefühle zu artikulieren, würde er vielleicht sagen, dass sein Ausagieren ihn davor bewahrt habe, verrückt zu werden.

Solange noch keine inneren Mechanismen entwickelt worden sind, mit denen Frank sein Verhalten und seine Impulse kontrollieren könnte, wäre eine sorgfältige Beobachtung und Steuerung seiner emotionalen Zustände entscheidend. Zu viel Scham, Furcht oder Ängstlichkeit könnten Frank zum Ausagieren veranlassen. Wenn Frank sich bei seinem Therapeuten sicher und geborgen fühlte, würde diese Beziehung ein Gegengewicht zu den überwältigenden Affekten bilden und eine Umgebung bieten, in der sie auf sichere Weise kommuniziert und durchgearbeitet werden könnten. Sollte sich der Schutzraum der therapeutischen Beziehung als unzureichend erweisen, insbesondere zu Beginn der Behandlung, würde Frank möglicherweise einen konkreteren, äußeren Schutzraum für seine gefährlichen Impulse benötigen, etwa eine Inhaftierung.

9. Existieren Themenbereiche, die Sie in der Therapie mit diesem Patienten nicht ansprechen oder bearbeiten würden? Aus welchem Grund?

Die Beantwortung dieser Frage hinge von den Ergebnissen der vollständigen klinischen Diagnostik (insbesondere zu Franks Psychopathie) und von der Phase der Therapie ab. Zu Beginn läge der Fokus lediglich auf Franks Funktionieren im Alltag, auf der Stützung von Ich-Funktionen (Entscheidungsfindung, Urteilen, Toleranz von Emotionen, Reduzierung des ausagierenden Verhaltens) und – dies ist das Wichtigste – auf dem Aufbau einer therapeutischen Beziehung. Alle langfristigen Themen würde man hier noch vermeiden.

Wenn Frank die Therapie über die erste Phase hinaus fortsetzen würde, könnte die explorative und stärkende Arbeit der zweiten Phase beginnen. Hier könnten Themen wie:

- der Verlust seiner Mutter
- die Misshandlungen, die von seiner Familie aufrechterhalten wurden

- die Misshandlung anderer Menschen durch Frank und die Rolle, die Gewalt für ihn spielt
- sexuelle Belästigung und Geschlechtsidentität
- Süchte
- emotionale Intimität
- Entwicklung und Aufrechterhaltung gesunder zwischenmenschlicher Grenzen
- Entwicklung eines gesunden Über-Ichs (ein funktionierendes Schuldbewusstsein)
- die Reduzierung kriminellen Verhaltens und
- Gefühle wie Verlust, Scham, Erniedrigung etc.

untersucht und durchgearbeitet werden.

Während dieser Phase der Arbeit könnte man das Ausmaß von Franks Psychopathie vollständig erfassen. Franks Ausprägung in diesem Bereich würde man anhand der Übertragungs- und Gegenübertragungsreaktionen bestimmen. Wenn Frank hauptsächlich narzisstisch und nicht psychopathisch wäre, würde er in der Mitte der zweiten Phase der Therapie nicht länger versuchen, den Therapeuten in Wut zu versetzen oder zu erniedrigen. Er würde echtes Unbehagen zeigen, wenn der Therapeut sich seinetwegen aufregen müsste. Er würde über seine Gefühle für den Therapeuten sprechen und darüber, wie angstbesetzt dieser Prozess der Bindung für ihn ist. Der Therapeut hätte das Gefühl, als wäre (endlich) eine Waffenruhe zustande gekommen, und er würde weit weniger Furcht und Defensivität empfinden. Es würde möglich werden, bei Frank andere Gefühle zu spüren als Wut, zum Beispiel Traurigkeit, Angst und Verwirrung. Frank würde sich mehr Nähe zu seinem Therapeuten wünschen. Er würde Schritte in diese Richtung unternehmen, Angst bekommen und schnell wieder Distanz herstellen. Seine Mimik würde offener und vielseitiger werden. Die Tonlage seiner Stimme würde nuancierter werden. Das Spektrum seiner Gefühle würde sich erweitern, und er würde entspannter wirken.

Die Kombination aus psychopathischen und narzisstischen Zügen verleiht Frank jedoch eine schnelle Auffassung, und er würde während der ersten Phase der Therapie lernen, was von ihm erwartet wird. Er würde eine Fassade von Interesse und Beteiligung aufbauen, so wie seine anfänglich charmante Selbstdarstellung. Dies wäre entweder ein Schritt in Richtung eines echten Engagements oder ein Hinweis auf die Grenzen seiner Fähigkeit. Jemand mit überwiegend psychopathischen Zügen ist nicht in der Lage, diese Art von Bindung zu fälschen, und wenn er sein Versagen erkennt, wird er wütend und versucht, den Therapeuten zu demütigen und zu verärgern. (In den sieben Jahren, während denen ich in der Abteilung für psychische Gesundheit eines Hochsicherheitsgefängnisses gearbeitet habe, ist dies zweimal passiert. Allerdings wurde den zum Tode verurteilte Insassen keine Therapie gestattet. Ich nehme an, dass die Inzidenz von echter Psychopathie unter meinen Fällen deutlich höher ausgefallen wäre, hätte ich diese Häftlinge behandeln dürfen.)

Wenn bei Frank psychopathische Züge vorherrschen würden, müsste die Exploration der zweiten Phase unterbrochen werden. Eine Rückkehr zur ersten Phase der Therapie wäre notwendig, und der Fokus der Therapie würde für den gesamten weiteren Verlauf der Behandlung auf dieser Stufe bleiben.

10. Wäre eine Medikation bei diesem Patienten empfehlenswert? Welchen Effekt würden Sie von einer Medikation erwarten bzw. erhoffen?

Bei Franks Behandlung wäre es hilfreich, wenn einige seiner Symptome erfolgreich mit Medikamenten behandelt werden könnten. Leider muss man allgemein davon ausgehen, dass die Symptome einer Persönlichkeitsstörung mit Medikamenten nicht wirkungsvoll behandelt werden können. Die Verwendung von Antidepressiva (selektive Serotonin-Wiederaufnahmehemmer; engl. *selective serotonin reuptake inhibitors, SSRI*) hat sich jedoch sowohl bei der Behandlung von Symptomen der PTSD als auch bei Patienten mit Substanzmissbrauch als erfolgreich erwiesen. Vorbehalte gegen den Plan, einem Patienten mit Substanzmissbrauch Psychopharmaka zu verschreiben, bestehen im Risiko einer Leberschädigung, wenn der Patient nicht nüchtern bleibt, sowie in der Gefahr der Überdosierung oder des Missbrauchs der Medikation.

Wie in Frage 4 erwähnt wurde, wäre es wichtig, das Wesen von Franks Depression zu bestimmen. Wenn sie auf der Charakterpathologie beruhen würde, wäre eine Medikation nur wenig erfolgreich. Wenn er jedoch auch an einer affektiven Störung leiden sollte (hierbei würde ich ausschließen, dass eine bipolare Störung, eine Major Depression oder eine dysthyme Störung vorliegt), könnte eine Medikation Wunder dabei wirken, sein ausagierendes Verhalten zu reduzieren und auch seine Lebenserwartung zu erhöhen. (Der Einsatz von Medikamenten, die man traditionell zur Behandlung von bipolaren Störungen verwendet, führt auch bei Patienten mit Borderline-Persönlichkeit zu einigem Erfolg; vielleicht deshalb, weil bei den Betroffenen tatsächlich beide Störungen vorliegen.)

Ich könnte mir vorstellen, dass Franks Depressivität während der mittleren Phase der Therapie ansteigen würde, weil er beginnen würde, mehr zu fühlen. Er würde wahrscheinlich auch mehr Angstsymptome erleben, falls er damit beginnen sollte, die Misshandlungserfahrungen aus seiner Kindheit zu explorieren. Die meisten Medikamente, die ausschließlich bei Angst verschrieben werden, sind für Personen mit Substanzmissbrauch in der Vorgeschichte jedoch kontraindiziert. Es gibt eines, das nicht abhängig macht, und einige SSRI-Antidepressiva eignen sich auch zur Behandlung von Ängsten. Es wäre wichtig, einen Psychiater zu finden, der geduldig genug wäre, um Franks Symptome, sein Auftreten und sein Verhalten zu tolerieren; der über die Expertise verfügen würde, um die verschiedenen diagnostischen Fragen zu beantworten; und der dazu bereit wäre, mit Kombinationen von Medikamenten zu experimentieren, die bei einem Patienten mit Alkoholmissbrauch und antisozialer Persönlichkeitsstörung bislang noch nicht ausprobiert worden sind.

Die Einführung von Psychopharmaka in die Therapie würde sich wahrscheinlich schwierig gestalten. Frank würde die Diagnostik durch den Therapeuten höchstwahrscheinlich als narzisstischen Angriff auffassen und als Reaktion darauf regredieren, sich distanzieren und provokativ verhalten. Er würde wahrscheinlich sagen, dass er nicht krank sei, dass er keine Therapie brauche, dass er ein Mann sei und es alleine schaffe, keine Krücke brauche etc. Er könnte auch die Gelegenheit nutzen, sich vom Psychiater zu distanzieren und sich Suchtmittel beschaffen. Sollte er sich weigern, sich im Hinblick auf eine mögliche Medikation ärztlich beurteilen zu lassen, würde ich mich mit ihm nicht auf einen Machtkampf darüber einlassen. Ich würde immer wieder auf den möglichen Nutzen einer Medikation hinweisen, so oft dies angemessen wäre, und letztlich wäre Frank derjenige, der diese Entscheidung treffen muss, so wie bei allen Patienten, bei denen kein akutes Risiko besteht.

11. Welche Ressourcen des Patienten könnten in der Therapie genutzt werden?

Bei einem Patienten wie Frank kann es sich bei dem, was auf den ersten Blick als Stärke erscheint, um ein zweischneidiges Schwert handeln, und umgekehrt kann sich das, was als Schwäche erscheint, als eigentliche Stärke erweisen. Frank ist ziemlich intelligent. Gewöhnlich betrachtet man Intelligenz und die Fähigkeit, sich verbal gut auszudrücken, bei einem Patienten als förderlich für die Therapie. Frank hat seine Intelligenz bisher jedoch dazu benutzt, um andere Menschen zu manipulieren und auf Distanz zu halten. So hat er beispielsweise während der Diagnostik seine Schlauheit eingesetzt, um die Interviewerin bei ihrer Arbeit zu behindern. Das ist kein Gewinn für die Therapie.

Auf der anderen Seite wird Substanzmissbrauch gewöhnlich als Schwäche angesehen. Patienten mit Substanzmissbrauch in der Vorgeschichte werden meist als Kandidaten mit wenig Aussicht auf Therapieerfolg eingeschätzt, so dass sich manche Therapeuten weigern, diese Patienten zu behandeln, solange sie nicht abstinent sind. Viele Psychopathen vermeiden Substanzmissbrauch, weil dies ihre

Fähigkeit einschränkt, sadistische Aktivitäten durchzuführen. Franks Substanzmissbrauch könnte darauf hinweisen, dass seine Gefühle durch den Einsatz von sadistischem Verhalten als Bewältigungsmechanismus nicht vollständig unterdrückt worden sind. In diesem Fall würde ich Alkoholismus als Hinweis darauf deuten, dass Frank grundsätzlich therapierbar ist.

Ein weiterer Aspekt, den man typischerweise als Schwäche wahrnehmen würde, betrifft das Niveau von Franks Motivation. Er hat sich gegenüber der Interviewerin nur sehr wenig kooperativ verhalten und durchblicken lassen, was er von dem ganzen Vorgehen hält. Sein Lebensstil könnte darauf hindeuten, dass er kaum zu einer Änderung bereit ist. Allerdings suchen Männer nur selten ohne Anstoß von außen eine Therapie auf. Für Frank wäre es demütigend, eine innere Quelle der Motivation zuzugeben. Er kann sein Selbstbild aufrechterhalten, indem er sagt, dass er ja gezwungen worden sei, zur Therapie zu kommen. Er hätte sich jedoch weigern können, mit seinem Bewährungshelfer zu kooperieren, und sich dafür entscheiden können, wieder ins Gefängnis zu gehen. Er hätte seine Frau auch verlassen können, statt in ihre Forderungen einzuwilligen. Für einen Patienten mit einer antisozialen Persönlichkeitsstörung zeigt Frank meiner Einschätzung nach eine beträchtliche Motivation während des diagnostischen Prozesses, indem er Schweigepflichtsentbindungen unterschreibt, am diagnostischen Interview teilnimmt und insbesondere die psychologischen Testungen vollständig durchführt.

Ein weiterer scheinbarer Aspekt von Schwäche liegt in der Geschichte von Franks persönlichen Beziehungen, einschließlich seiner Ehe. Er hat eine Frau geheiratet, die deutlich jünger war als er selbst, hat ihr wenig über sich verraten und aus Wut eins ihrer wertvollsten Besitztümer zerstört. Diese Ehe kann jedoch auch als Stärke gesehen werden. Frank war imstande, eine Beziehung mit seiner Ehefrau aufrechtzuerhalten, so dass sie sich nach eigenen Angaben nie körperlich bedroht fühlte. Sie konnte es wagen, ihn zur Therapie zu drängen und dem Interviewer gestatten, Hintergrundinformationen zu erheben. Vor dem Hintergrund von Franks Geschichte ist das bemerkenswert. Es belegt eine enorme Fähigkeit zur Selbstkontrolle auf seiner Seite, Franks Vertrauen in seine Frau sowie ein beträchtliches Maß an Verpflichtung und Bereitschaft, seine Ehe aufrechtzuerhalten. Es zeigt auch, dass er in der Lage ist, eine Beziehung zu führen, die eine Quelle der Unterstützung und Wärme bildet, ohne dass er diese Beziehung oder die andere Person völlig zerstören muss. Und was vielleicht das Wichtigste ist, Frank ist ein Überlebender. Er hat eine entsetzliche Kindheit überlebt, ohne dass sein Verstand Schaden genommen und ohne dass er jemanden umgebracht hat. Hartnäckigkeit stellt bei dieser Art von Therapie eine Stärke dar.

12. Wie würden Sie die Themen «Grenzen», «Beschränkungen» und «Grenzen setzen» bei diesem Patienten angehen?

Wenn man sich Übertragung und Gegenübertragung als das Mark der psychodynamischen Therapie vorstellen kann, so bilden Grenzen und Beschränkungen gleichsam ihre äußere Haut. Sie sind der Rahmen, der alles an seinem Platz hält. Bei Patienten mit schwerer Charakterstörung erfüllen sorgfältig gesetzte Grenzen die gleichen kommunikativen Funktionen wie die Deutung bei neurotischen Patienten. Sie erleichtern den Übergang vom Unbewussten zum Bewussten, vom Es zum Ich. Es-Impulse sind gefährlich, denn sie unterstehen weder der bewussten Kontrolle, noch können sie artikuliert werden. In diesem Sinn drückt sich in dem Bedürfnis des Patienten nach Grenzen zugleich sein Wunsch nach Sicherheit aus.

Grenzen trennen ein Individuum vom anderen, und durch sie unterscheidet sich die therapeutische Beziehung von anderen Formen der Bindung. Sie umschließen und schützen die therapeutische Beziehung und die beteiligten Personen. Grenzsetzung ist das Mittel, durch das dieser Schutz geschaffen und aufrechterhalten wird. Frank hat niemals gesunde zwischenmenschliche Grenzen erlebt. Seine eigenen Grenzen wurden wiederholt durch den Vater verletzt, als Frank ein Kind war, und sein eigenes aggressives Verhalten wurde von den Bezugspersonen in keiner Weise kontrolliert. Frank verletzt ständig die Grenzen anderer Personen. Es ist so, als habe er keine Haut; als würde er ständig bluten.

Die Grenzen, die ihn kontrollieren sollen, müssten jedoch mit Vorsicht, Geduld und Respekt vor Franks innerer Welt gesetzt werden. Aufgrund von Franks Art würde dieses Vorhaben extrem schwierig werden. Er provoziert verbal, wirkt körperlich einschüchternd und verhält sich feindselig. Er reagiert so, weil er sich in seiner jetzigen Situation höchst verletzlich fühlt. Er wird dazu gezwungen, entweder die Therapie aufzusuchen, einer Scheidung entgegen zu sehen oder ins Gefängnis zurückzukehren. Er hat Schweigepflichtsentbindungen unterschrieben, so dass ein Fremder mit der Aufgabe, über ihn zu urteilen, Informationen über seinen Hintergrund und das Ausmaß seiner Störung erhalten kann. Er ist nicht in der Lage, die Kontrolle auf vertrautem Wege aufrechtzuerhalten. Er kann in seiner jetzigen Lage nicht körperlich aggressiv sein, betrügen oder stehlen und dann verschwinden. Einer solchen Situation war er noch nie ausgesetzt, außer als er sehr jung war, und wahrscheinlich kommt ihm seine Lage ebenso gefährlich vor wie damals. Frank ist weder in der Lage, über das Ausmaß der Verzweiflung zu sprechen, das aus diesem Gefühl der Bedrohung resultiert, noch über sein Bedürfnis nach Sicherheit und Bindung. Wenn die Grenzen jedoch sorgfältig gesetzt würden, könnten sie seine Impulse und sein provokatives Verhalten eindämmen und in Worte transformieren, durch die Gefühle ausgedrückt werden können; dieser Bewältigungsmechanismus wäre viel sicherer und effektiver.

Dieser Prozess lässt sich am besten anhand eines Beispiels beschreiben. Joe, ein Patient, der wegen Totschlags eine Gefängnisstrafe verbüßte, verlangte zu Beginn der wöchentlichen Therapiesitzungen jedes Mal, mein Telefon zu benutzen, um seine Familie anzurufen. Ich sagte jedes Mal nein und erklärte ihm freundlich, dass mir das nicht gestattet sei. Er wurde wütend. Er starrte mich zornig an und warf mir vor, ich würde ihm etwas vorenthalten, das ihm zustehe, und wolle ihn nur dazu bringen, «auszurasten». Danach setzten wir die Sitzung fort. Nach ungefähr einem Jahr hörte er eines Tages plötzlich auf, nach dem Telefon zu verlangen. Als ich ihn danach fragte, sagte er, wenn ich ihn nicht das Telefon benutzen ließe, dann müsse das bedeuten, dass ich wirklich mit ihm reden wolle.

Frank müsste gesunde zwischenmenschliche Grenzen, diesen vitalen Aspekt des Selbst, erleben, damit er sie lernen und internalisieren kann. Die einzige Möglichkeit, dieses Ziel zu erreichen, beruht auf präzise angewandten Grenzen. Nur dann wäre Frank in der Lage, diese Veränderungen zu internalisieren, Grenzen für sich selbst aufzubauen und Grenzen bei anderen wahrzunehmen und zu respektieren.

13. Würden Sie wichtige andere Personen in die Behandlung einbinden? Würden Sie bei diesem Patienten Hausaufgaben einsetzen? Welche Art von Hausaufgaben würden Sie wählen?

Wichtige andere Personen könnten in die Behandlung einbezogen werden, wenn Frank der Meinung wäre, dass dies helfen könnte. Frank müsste jedoch derjenige sein, der darüber entscheidet. Ein Patient mit schweren Traumata in der Vorgeschichte würde die einseitige Entscheidung des Therapeuten, weitere Personen zur Therapie kommen zu lassen, als Grenzverletzung empfinden. Frank müsste das Gefühl haben, dass die therapeutische Beziehung ihm allein gehört. Wenn Frank eine Zusammenarbeit mit der Familie oder Paararbeit wünschen sollte, würde das wohl nicht während der ersten Phase der Therapie geschehen. Es wäre ihm in dieser Phase sehr wichtig, kontrollieren zu können, welche Informationen der Therapeut über ihn erhält. Die Anwesenheit anderer Personen in dieser frühen Phase der Therapie würde sein Gefühl von Demütigung und Verletzlichkeit wahrscheinlich erhöhen.

Während der zweiten Phase der Therapie wäre es hilfreich für Frank, wenn er seine Frau zur Therapie einladen würde, um Paararbeit durchführen zu können. Auf Familienmitglieder kann es verwirrend wirken, wenn sie als Außenstehende ohne genaues Verständnis des therapeutischen Prozesses die Veränderungen beim Patienten beobachten, die während der zweiten Phase der Therapie stattfinden. Außerdem könnte Frank die Unterstützung des therapeutischen Rahmens nutzen, um seiner Frau gegenüber seine Sorgen oder seine Gefühle zu äußern. Sollte Frank verlangen, dass seine Frau die Therapie kontinuierlich begleitet, dann würde ich dies nur als Zusatz zur Individualtherapie gestatten, denn möglicherweise würde er diese Forderung nur stellen, um die Aufmerksamkeit von sich selbst abzulenken.

Der Gedanke, jemand anderen bei der Therapie dabei zu haben, könnte auf Frank auch sehr bedrohlich wirken, vor allem wenn er gerade so etwas wie eine sichere und stützende Beziehung aufgebaut hat. Er könnte befürchten, dass ein Verwandter ihm den Therapeuten wegnimmt, so wie ihm in seiner Kindheit viele seiner Bezugspersonen genommen wurden. Alle diese Faktoren sollten sorgfältig bedacht werden, wenn diese Entscheidung getroffen wird. Ich würde Frank diese Überlegungen mitteilen und dann gemeinsam mit ihm die Entscheidung treffen. Diese Intervention würde seine Entscheidungsfähigkeit erhöhen und ihm das Erlebnis geteilter Kontrolle ermöglichen.

Die Forschung zeigt, dass durch Schreiben, zum Beispiel beim Führen eines Tagebuchs, die Verarbeitung traumatischer Erinnerungen und Gefühle erleichtert werden kann (Allen, 2001). Schreiben ermöglicht es auch, Gefühle kognitiv zu kontrollieren. Frank ist intelligent, und falls ihm das Schreiben Spaß machen sollte, könnten Hausaufgaben dieser Art den therapeutischen Prozess voranbringen. Machtkämpfe mit Patienten über das Thema Hausaufgaben sollten jedoch vermieden werden, gerade mit jemandem wie Frank. Hausaufgaben können an die schulische Situation erinnern und damit Themen wie Versagen, Gehorsam, Kontrolle, Beurteilung und Erniedrigung aufkommen lassen – alles Erfahrungen, die Kindheitstraumata verstärken und die in der psychopathischen Organisation der Persönlichkeit zentrale Aspekte darstellen. Außerdem setzen Hausaufgaben eine gewisse Bildung des Patienten voraus. Ich würde Hausaufgaben mit Vorsicht einsetzen und nur dann, wenn der Patient sie bereitwillig fortführen und als nutzbringend ansehen sollte. Neben dem Führen eines Tagebuchs könnten Arbeitsbücher über Kindheitstraumata einen sinnvollen Zusatz zur Therapie darstellen. Mithilfe solcher Arbeitsbücher können Patienten beispielsweise üben, Gefühle zu benennen und auszudrücken, sich selbst zu beruhigen oder alternative Bewältigungsstrategien zu finden.

14. Welche Aspekte müssten bei der Beendigung der Therapie beachtet und angesprochen werden? Wie würden Sie die Beendigung der Therapie organisieren und Rückfällen vorbeugen?

Die Themen, die zum Ende der Therapie angesprochen werden sollten, würden davon abhängen, auf welche Weise die Therapie beendet wird. Wenn Frank die Therapie abbrechen oder wieder inhaftiert würde, wären dies weniger wünschenswerte Formen der Beendigung. In diesen Fällen wäre das wichtigste Ziel sicherzustellen, dass Frank später zur Therapie zurückkehren könnte. Um das zu erreichen, könnte der Kontakt auf schriftlichem Wege aufrechterhalten werden. Ich würde Frank beschreiben, welche Erfolge in seiner Therapie sichtbar geworden sind, und ihn ermutigen, mich zukünftig wieder zu kontaktieren. Wenn Frank die Therapie zu einem Zeitpunkt abbrechen würde, zu dem er nur die verächtlichen, erniedrigenden und aggressiven Teile seiner Persönlichkeit zeigen konnte, und wenn er während der ganzen Therapie weiterhin Grenzen überschritten hätte, würde ich ihm schreiben, um ihn darüber zu informieren, dass die Therapie damit offiziell beendet sei. Ich würde (in teilnahms- und respektvollem Ton) andeuten, dass aufgrund seines Verhaltens die Therapie nicht so verlaufen sei, wie sie hätte verlaufen sollen. Weiter würde ich ihm sagen, dass ich bereit wäre, ihn wieder zur Therapie zu empfangen, falls er sich dafür entscheiden sollte, an seinem Verhalten zu arbeiten.

Wenn Franks Therapie erfolgreich verliefe, würde sich die Abschlussphase über einen längeren Zeitraum hinziehen. In der Abschlussphase werden wichtige Aspekte der gesamten Therapie noch einmal aufgearbeitet. Hier wird der Patient auch dazu angehalten, sich im Kontext dieses aktuellen Verlusterlebnisses noch einmal mit seinen früheren Verlusten auseinanderzusetzen. Diese Themen und Affekte müssen während der Beendigungsphase kontrolliert werden, um ein Regredieren und Ausagieren zu vermeiden. Ausagierendes Verhalten kann darin bestehen, dass die Therapie abgebrochen wird oder dass sich der Patient in einer Weise verhält, die die Fortsetzung der Therapie erzwingt.

Die letzte Aufgabe der Abschlussphase besteht in der Internalisation des Therapeuten. Frank müsste in der Lage sein, die Funktionen, die der Therapeut für ihn übernommen hat, in seine eigene Person zu integrieren; dasselbe würde für alle Persönlichkeitsanteile gelten, die Frank auf den Therapeuten projiziert hat. Internalisation hat beispielsweise stattgefunden, wenn Patienten berichten, dass sie in einer schwierigen oder belastenden Situation im Geist hören können, was ihr Therapeut ihnen jetzt sagen würde.

Die Struktur der Sitzungen in dieser Phase hinge von Franks Bedürfnissen und Wünschen ab. Während der Phase intensiver Arbeit an Gefühlen, die mit Verlust verbunden sind, würde die Häufigkeit der Sitzungen wahrscheinlich ansteigen. Wenn sich das Ende der Therapie nähert, bevorzugen viele Patienten jedoch seltenere Treffen, um erproben zu können, wie sie ohne den Therapeuten zurechtkommen. Meine Erfahrung mit erfolgreichen Abschlüssen bei Langzeitpatienten besagt, dass der Übergang zum Leben ohne Therapie flexibler Natur ist. Patienten haben die Möglichkeit, von Zeit zu Zeit zurückzukommen , um bestimmte Themen zu bearbeiten, und sie nutzen diese Möglichkeit häufig; oder sie schreiben mir, schauen kurz vorbei oder schicken manchmal ihre Kinder, um mich zu besuchen. Auch wenn keine persönlichen Treffen mehr stattfinden, bleibt die Beziehung für beide Seiten lebendig.

Rückfallprävention kann durch ein Programm zur Stützung der Ich-Funktionen erfolgen, das auf der kognitiven Therapie basiert. Diese Konzepte würde man schon zu Beginn der Behandlung einführen und während des gesamten Verlaufs immer wieder bearbeiten. Zum Ende hin hätte Frank wirkungsvolles Wissen über Techniken zur Rückfallprävention erlangt und könnte die Prinzipien selbst anwenden. Pläne zur Rückfallprävention bilden einen guten Übergang zu Selbsthilfeprogrammen, wenn Frank nicht bereits an einem solchen Programm teilnehmen sollte.

15. Welches wären aus Ihrer Sicht die erhofften Veränderungsmechanismen bei diesem Patienten (in der Reihenfolge ihrer relativen Wichtigkeit)?

In einem psychodynamischen Behandlungsmodell bildet die therapeutische Beziehung selbst den Veränderungsmechanismus. Diese Beziehung enthält folgende Faktoren, die Veränderungen bewirken können: die Halt gebende Umwelt, die Arbeit an Ich-Funktionen und die Verbalisierung mit angemessenem Affekt, eine Methode, die als «Durcharbeiten» bezeichnet wird. Am wichtigsten ist jedoch, dass sich Therapeut und Patient empathisch aufeinander einstellen. Die Veränderungen beim Patienten zeigen sich darin, dass Gefühle besser toleriert und die Ich-Funktionen stärker werden, die Impulsivität des Patienten abnimmt, Fortschritte bei der Einhaltung zwischenmenschlicher Grenzen und eine zunehmende Fähigkeit zur Vertrautheit zu beobachten sind.

Patienten mit einer schweren Charakterpathologie verfügen definitionsgemäß jedoch nicht über die Fähigkeit, Gefühle verbal auszudrücken, sich empathisch auf eine andere Person einzustellen oder ihre Themen durchzuarbeiten. Therapeuten, die mit diesen Patienten arbeiten, müssen einfache und unterschwellige Formen der Kommunikation einsetzen, bevor der Patient die oben beschriebenen, komplexeren Veränderungsmechanismen für sich nutzen kann. Der wichtigste und manchmal einzig mögliche Veränderungsmechanismus bei einem stark beeinträchtigten Patienten ist der Wiederholungszwang. Mit diesem Konzept, das von Freud (1914/1991) eingeführt wurde, ist gemeint, dass bewusstes Erinnern durch die Wiederholung von Verhaltensweisen ersetzt wird. Nach Russel (1998) repräsentiert der Wiederholungszwang die Störung von Bindungen, die eine Person für ihre emotionale Entwicklung benötigt hätte. Der Wiederholungszwang tritt bei Menschen anstelle von Kummer auf und korreliert negativ mit der Fähigkeit zur Vertrautheit.

Der Wiederholungszwang wirkt sich aus, wenn die Gefühle einer Person, die mit einem Trauma aus der Vergangenheit verbunden sind, im Kontext einer aktuellen zwischenmenschlichen Beziehung bei einer anderen Person (gewöhnlich einer wichtigen Bezugsperson) auftreten. Erinnerungen an traumatische Ereignisse, die höchstwahrscheinlich mit unzureichender Versorgung oder Misshandlung im Kindesalter zusammenhängen, können im Verlauf einer emotional engen Beziehung unbewusst ausgelöst werden. Die traumatisierte Person erkennt nicht, dass diese Gefühle aus der Vergangenheit stammen. Sie werden als unerträglich erlebt und unbewusst durch Unterdrückung, Ausagieren und Projektion auf den Partner oder die Partnerin abgewehrt. Der Partner/die Partnerin identifiziert sich mit dieser Projektion und reagiert entsprechend.

Der Wiederholungszwang stellt wie die projektive Identifikation ein universelles Merkmal zwischenmenschlicher Beziehungen dar. Das Konzept, das in der theoretischen Fassung geheimnisvoll und abstrakt erscheint, wird sofort verständlich, wenn man es auf unser Alltagsleben und unsere persönlichen Beziehungen anwendet. Das Prinzip wirkt immer dann, wenn man mit einer anderen Person wieder und wieder wegen desselben Verhaltens Streit hat. Das Verhalten erscheint aus der eigenen Perspektive völlig unkontrollierbar, und die Schuld scheint einzig bei der anderen Person zu liegen, die sich scheinbar ein Vergnügen daraus macht, einem Kummer zu bereiten. (Denken Sie an Ihren Ehemann/Ihre Ehefrau, Ihre Mutter, Ihren Sohn im Teenageralter, Ihren Chef, den Chef, den Sie davor hatten und an den davor, und wenn alle Stricke reißen, denken Sie an Ihre/n Ex-Partner/in.) Wie der Held eines Horrorfilms wünschen Sie verzweifelt, es würde aufhören, aber egal was Sie tun und wie sehr Sie sich auch bemühen, es zu ändern, «es» besteht doch trotz aller Anstrengungen fort, als ob es ein Eigenleben hätte.

In der therapeutischen Beziehung erschafft der zwanghaft-wiederholende Patient durch sein eigenes Verhalten Bedingungen, die bewirken, dass der Therapeut an sich selbst erfährt, was der Patient in seiner Vergangenheit gefühlt hat (Tansey und Burke, 1989). Dem Therapeuten erscheint der verbale Austausch erstarrt, leblos, erzwungen und manipulativ. Er fühlt sich dazu gezwungen, in einer ganz bestimmten Weise zu reagieren; so ähnlich, wie man sich am Lenkrad eines Autos fühlen würde, wenn mitten auf der Autobahn ein Reifen platzt. Man fühlt sich im Therapieraum auf einmal nicht mehr sicher, so als ob plötzlich irgendetwas auftauchen könnte, das man nicht fassen kann; etwas Unangenehmes und vielleicht Gefährliches. Dem Patienten erscheint diese Situation zwar auf frustrierende Weise vertraut, doch erlebt er sie ebenfalls als vollständig seiner Kontrolle entzogen. Ihm ist nicht bewusst, dass er will, dass dies passiert. Wiederholungszwänge können sich darin zeigen, dass einfache Gefühle nachgespielt werden, bei fortgeschrittener Therapie können sie aber auch außergewöhnlich komplexe und pathologische Dynamiken repräsentieren. Sowohl Therapeut als auch Patient werden vor allem dadurch verwirrt, dass dieses Geschehen, solange es nicht ins Bewusstsein gebracht worden ist, unverständlich bleibt und sich wieder und wieder ereignet, bis die Bedingungen in der therapeutischen Beziehung zulassen, dass es entziffert werden kann.

Russell (o. J.) sagte, dass die Psychopathologie eines Patienten anhand des Schweregrades und der Böswilligkeit des Wiederholungszwangs und aufgrund des Grades der Gefährdung der therapeutischen Beziehung eingeschätzt werden kann. Frank würde auf dieser Skala einen hohen Wert erreichen. Seine verbalen Interaktionen und sein Verhalten würden vom Therapeuten verlangen, die Rolle des Protagonisten zu spielen, da Frank seinen eigenen Horrorfilm auf die therapeutische Beziehung projizieren würde. Wie kann diese verzwickte Lage überhaupt einen Veränderungsmechanismus darstellen?

Erstens: Während der Wiederholungszwang wirkt, um unerträgliche Emotionen zu unterdrücken und zu projizieren, befördert er diese Emotionen zugleich in die therapeutische Beziehung hinein und hin zu der Person, die am ehesten dazu in der Lage ist, diese Gefühle zu verstehen, auszuhalten und zu kontrollieren. Es handelt sich um ein Kommunikationsmittel, das seine Botschaft viel kraftvoller vermittelt, als Worte dies je tun könnten. Wenn Patienten sich auf den Wiederholungszwang verlassen, drückt sich darin ihre Hoffnung aus, dass die Interaktion jetzt anders ausgehen könnte als zuvor.

Zweitens: Der Wiederholungszwang bietet eine Möglichkeit der umfassenden Einschätzung des Funktionsniveaus eines Patienten und seiner wichtigsten Defizite. Dies geschieht jedoch genau in der umgekehrten Weise, in der Therapeuten gewöhnlich Diagnostik durchführen. Normalerweise nimmt sich ein Therapeut die Fallgeschichte vor und erfährt aus den Informationen und der Darstellung des Patienten etwas über dessen Schwierigkeiten. In Franks Fall könnte der Therapeut durch das Verhalten seines Patienten etwas über seine zentralen Themen erfahren. Frank verhält sich so, dass die Themen seines Traumas wiedererweckt werden, und zwar so, dass der Therapeut diese Themen selbst erleben kann (Gorkin, 1996). Frank schafft Bedingungen, unter denen der Therapeut das Ausmaß der Erniedrigung, Wut und Verzweiflung fühlen wird, die Frank als Kind gefühlt hat. Frank kann dies nicht in Worten beschreiben, aber die Gegenübertragung wird es dem Therapeuten ausreichend deutlich machen. Ein zusätzlicher Vorteil liegt darin, dass diese Art der Kommunikation Lügen ausschließt.

Wenn es dem Therapeuten gelingt, diese Emotionen zu erfahren und zu verstehen, dass sie zum Patienten gehören, kann eine Antwort darauf entwickelt werden, die nicht bestrafend wirkt und die sowohl das Verhalten als auch die Gefühle eingrenzen kann. Weil Gefühle durch das Verhalten kommuniziert werden, muss die Reaktion des Therapeuten häufig die Form einer Grenzsetzung annehmen. Eine Intervention wird nicht wirksam sein, wenn davon ausgegangen wird, dass das Verhalten bewusst erfolgt. Der Patient wird es als narzisstischen Angriff empfinden, der die ursprünglichen traumatischen Bedingungen wieder herstellt. (Beispiele dafür sind Franks Reaktionen in Bezug auf sein Bedürfnis nach einer Behandlung, sein Alkoholkonsum und seine berufliche Vorgeschichte.)

Nach vielen, vielen solcher Interaktionen wird der Patient lernen, dass die Gefühle innerhalb der therapeutischen Beziehung kontrolliert werden können, und er wird allmählich lernen, sie zu tolerieren. Hier erlebt der Patient zum ersten

Mal eine heilsame Beziehung. Innerhalb dieser Sicherheit und Geborgenheit können Wiederholungszwänge in Form fragmentierter Es-Impulse in bewusste und vollständig erlebte Emotionen umgewandelt werden. Erst jetzt, da der Patient in der Lage ist, sich in Worten auszudrücken, wird der Therapeut die Details über das erfahren, was er bereits weiß. Sobald die zwischenmenschlichen Grenzen stabiler geworden sind, können die Ereignisse festgehalten und als Erfahrungen aus der Vergangenheit in die Erinnerungen der Person integriert werden (Chu, 1990). Jedes Mal, wenn ein Trauma in Gestalt eines Wiederholungszwangs ins Bewusstsein befördert wird, muss der Patient Kummer darüber empfinden, dass keine Bindung zur Verfügung stand, als sie benötigt wurde. Mit dem Kummer beginnt der Prozess des Durcharbeitens, in dem die Interventionen auf bewusst erlebte Gefühle gestützt werden können.

Joe, der bei Frage 12 erwähnte Patient, liefert ein gutes Beispiel dafür, wie Kommunikation in der Form eines Wiederholungszwangs stattfinden kann. Es war unmöglich, aus seinem Verlangen nach einem Telefonanruf auf den zugrunde liegenden Konflikt zu schließen, aber seinen Gefühlszustand konnte ich erfassen, indem ich meine Gegenübertragungsreaktionen erforschte. Ich war bei Joe sehr vorsichtig, da ich das Gefühl hatte, er könne leicht jede meiner Äußerungen missverstehen. Ich fürchtete seine wöchentliche Forderung nach dem Anruf, und er brachte mich ohne Ausnahme jede Woche wieder in Zugzwang. Sein Vorwurf, dass ich versuchen würde, ihn zum «Ausrasten» zu bringen, erschien mir verrückt. Warum sollte ich einen Mann, der einen anderen umgebracht hatte, dazu bringen wollen, dass er die Kontrolle verliert? Es war unmöglich, ihm das zu erklären. Ich habe es versucht. Er lächelte bloß höhnisch. Aber er hielt diese Grenze ein, kam allerdings jede Woche darauf zurück, so dass wir diese Art der Interaktion von Neuem durchführen konnten. Nachdem das Thema «Telefonanruf» beigelegt worden war, konnte Joe einen Zusammenhang mit den Ereignissen herstellen, die zu seinem Verbrechen geführt hatten. Joe, der als Kind in schwerer Form sexuell missbraucht worden war, hatte eine feindselige, sexuell getönte Geste eines anderen Mannes als homosexuelle Attacke missverstanden (später verstand er, dass es nur ein Versuch gewesen war, ihn zu beleidigen); er wurde von panischer Angst und Wut überwältigt und brachte den anderen um. Jede Woche, wenn er nun den Telefonanruf von mir verlangte, projizierte er die unerträglichen Gefühle, die zu seinem Angriff geführt hatten: das Missverständnis, die gefürchtete Interaktion, der Zugzwang, sein projiziertes Gefühl, dass ich versuchen würde, ihn zum «Ausrasten» zu bringen. Erst als Joe die Erfahrung machte, dass ich seine explosiven Gefühle aushalten konnte, als er das Gefühl bekam, dass ich wirklich mit ihm sprechen wollte, konnten die Gefühle ins Bewusstsein zugelassen werden, so dass er das Muster dieser Interaktionen erkannte und den Sinn hinter diesem Verhalten zu verstehen begann.

Literatur

Al-Anon-Familiengruppen-Interessengemeinschaft (2003). *Wege zur Genesung: Al-Anons Schritte, Traditionen und Dienstgrundsätze.* Essen: Al-Anon-Familiengruppen für Angehörige und Freunde von Alkoholikern.

Allen, J. G. (2001). Traumatic *relationships and serious mental disorders.* Chichester, England: John Wiley & Sons.

Balint, M. (1968). *The Basic Fault.* London: Tavistock. Reprinted 1979. New York: Brunner/Mazel.

Bowlby, J. (1982). *Attachment* (2nd ed.). New York: Basic Books.

Bromberg, P. M. (1998). *Standing in the Spaces: Essays on Clinical Process, Trauma and Dissociation.* Hillsdale, NJ: The Analytic Press.

Buckley, P. (Ed.). (1986). *Essential Papers on Object Relations.* New York: New York University Press.

Casement, P. J. (1985). *Learning From the Patient.* New York: Guilford Press Press.

Chu, J. A. (1991). The repetition compulsion revisited: Reliving dissociated trauma. *Psychotherapy,* 28, 327–332.

Coen, S. (2002). *Affect Tolerance in Patient and Analyst.* Northvale, NJ: Jason Aronson.

Crittendon, P. M. (1995). Attachment and psychopathology. In S. Goldberg, R. Muir, J. Kerr (Eds.), *Attachment Theory: Social, Developmental, and Clinical Perspectives.* Hillsdale, NJ: Analytic Press.

Culow, C. (2001). Attachment, narcissm and the violent couple. In C. Culow (Ed.), *Adult Attachment and Couple Psychotherapy: The Secure Base in Practice and Research.* London: Brunner-Routledge.

Fairbarin, W. R. D. (1952). *Psychoanalytic studies of the personality.* London: Tavistock. Reprinted 1992. London: Routledge.

Freud, S. (1991). Erinnern, Wiederholen und Durcharbeiten. In *Gesammelte Werke, Band 10: Werke aus den Jahren 1913–1917* (S. 125–136). Frankfurt/Main: Fischer [Original 1914].

Gorkin, M. (1996). *The Uses of Countertransference.* Norvale, NJ: Jason Aronson.

Grotstein, J. (1981). *Splitting and Projective Identification.* Northvale, NJ: Jason Aronson.

Hedges, L. E. (2000). *Terrifying Transferences: Aftershocks of Childhood Trauma.* Northvale, NJ: Jason Aronson.

Luntz, B. K., Widom, C. S. (1994). APD in abused and neglected children grown up. *American Journal of Psychiatry, 151,* 670–674.

Meloy, J. R. (1988). *The Psychopathic Mind: Origins, Dynamics and Treatment.* Northvale, NJ: Jason Aronson.

Mitchell, S. A. (1988). *Relational Concepts in Psychoanalysis: An Integration.* Cambridge, MA: Harvard University Press.

Moore, B., Fine, B. (Eds.) (1990). *Psychoanalytic terms and concepts.* New Haven, CT: American Psychoanalytic Association and Yale University Press.

Morrison, A. P. (1989). *Shame: The Underside of Narcissism.* Hillsdale: Analytic Press.

Roth, L. H. (Ed.) (1987). *Clinical Treatment of the Violent Person.* New York: Guilford Press.

Russell, P. L. (1998). The role of paradox in the repetition compulsion. In I. G. Teicholz, D. Kreigman (Eds.), *Trauma, Repetition, and Affect Regulation: The Works of Paul Russell.* New York: The Other Press.

Russell, P. L. (n. d.). *The theory of the crunch.* Unpublished manuscript.

Shengold, L. (1989). *Soul Murder: The Effects of Childhood Abuse and Deprivation.* New Haven, CT: Yale University Press.

Tansey, M. J., Burke, W. F. (1989). *Understanding Countertransference: From Projective Identification to Empathy.* Hillsdale, NJ: Analytic Press.

Van der Kolk, B. A. (1989). The compulsion to repeat the trauma: Re-enactment, victimization and masochism. *Psychiatric Clinics of North America, 12,* 389–411.

Wilson, J. (1989). *Trauma, Transformation and Healing: an Integrative Approach to Theory. Research and Post-traumatic Therapy.* New York: Brunner/Mazel.

Winnicott, D. W. (1972). *Holding and Interpretation.* New York: Grove Press.

Wurmser, L. (1978). *The Hidden Dimension: Psychodynamics in Compulsive Drug Use.* Northvale, NJ: Jason Aronson.

Beziehung, Vertrauen erreichen
anfangs Halt gebend, stützend
Ich-Funktionen stärkend
später: Lebensthemen, traumat. Erinnerungen
Kontrolle der Gegenübertragung
bei narzist. Angriffen
Wichtigkeit der genauen Diagnostik

4

Michael Maniacci

Individualpsychologie nach Alfred Adler

Das Behandlungsmodell

Das therapeutische Vorgehen, das in diesem Kapitel vorgestellt werden soll, basiert auf der Arbeit des Wiener Psychiaters Alfred Adler, eines Kollegen Sigmund Freuds zur Zeit der Jahrhundertwende. Obwohl er eines der ursprünglichen Mitglieder von Freuds «innerem Zirkel», der erste Vorsitzende der Wiener Gesellschaft für Psychoanalyse und gründender Mitherausgeber ihrer Zeitschrift war, entwickelte Adler bald ein eigenes System der Psychotherapie und eine Philosophie der menschlichen Natur, die sich sehr stark von Freuds Auffassung unterschied (Hoffmann, 1994). Um zu verstehen, wie heutige Anhänger dieser Richtung (manchmal auch als Individualpsychologen bezeichnet) die menschliche Natur begreifen und Psychotherapie praktizieren, ist eine kurze Diskussion der grundlegenden Annahmen der Individualpsychologie (IP) vonnöten (Adler, 1956; Mosak und Shulman, 1967).

Menschen werden hier aus einer ganzheitlichen Perspektive betrachtet. Den Teilen wird nicht mehr Aufmerksamkeit entgegengebracht als dem Ganzen. Klinisch bedeutet das, dass man sich nicht notwendigerweise auf Konzepte wie das Ich, das Unbewusste, Gefühle oder Symptome konzentrieren muss, da diese nur «Teile» des Individuums bilden. Der Individualpsychologe betrachtet vielmehr das Gesamtbild der Person oder des «Individuums». Auch wenn uns die *Gründe* von Verhalten interessieren, legen wir viel mehr Gewicht auf die *Ziele* von Verhalten. Teleologie bildet den Schlüssel zu unserem System. Wir untersuchen die Ziele, die Personen sich selbst setzen, sowohl in der unmittelbaren Zukunft als auch in der langfristigen Perspektive.

Wir glauben an «weichen Determinismus», was Folgendes bedeutet: Auch wenn wir anerkennen, dass innerhalb eines gewissen Wahrscheinlichkeitsbereichs «A zu

B führt», wissen wir, dass in vielen Fällen «A zu C (oder D, oder X etc.) führt». Die menschliche Natur ist nicht statisch, und Menschen sind nicht nur dazu in der Lage, auf ihre inneren und äußeren Umweltbedingungen zu reagieren, sondern sie können sie auch selbst beeinflussen.

Dies führt zu unserer nächsten Annahme, *Kreativität.* Obwohl die Konzepte des freien Willens und der freien Wahl im Bereich der akademischen Psychologie und Psychiatrie häufig als Tabu betrachtet werden, betonen Individualpsychologen seit langem, dass Individuen ihre Reaktionen auf die Umwelt *auswählen*, auch wenn wir (wie oben erwähnt) zugeben, dass Individuen in der Breite ihrer Auswahlmöglichkeiten manchmal extrem eingeschränkt sind. Wir sehen Individuen als Mitgestalter ihrer Welt.

Phänomenologie ist unsere nächste Annahme. Menschen werden mehr durch ihre Wahrnehmung einer Situation beeinflusst als durch die Situation selbst. Aus klinischer Perspektive bedeutet dies, dass wir nicht so sehr daran interessiert sind, was Personen in ihrem Leben wirklich passiert ist, sondern an dem, was sie glauben, was ihnen passiert sei, und an der Bedeutung, die Personen den wahrgenommenen Ereignissen zuschreiben.

Wir sehen Menschen in einem *sozialen Kontext.* Alle Probleme haben das Potenzial, soziale Probleme zu werden, und obwohl wir uns auf das individuelle System von Überzeugungen einer Person konzentrieren, werden wir doch alles daran setzen, dieser Person die interpersonellen Wirkungen und Konsequenzen aufzuzeigen, die mit der Aufrechterhaltung dieses speziellen Systems von Überzeugungen verbunden sind.

Die Psychologie nach Adler ist eine *Feldtheorie.* Wir sind nicht so sehr daran interessiert, Symptome zu kategorisieren, als vielmehr ihren Kontext zu verstehen. Menschen können depressiv sein, aber zu wissen, an welchen Orten sie depressiv sind, in wessen Gesellschaft, wie lange, was die Depression verbessert oder verschlimmert usw., das fasziniert uns weit mehr als lediglich zu wissen, dass die Person depressiv ist.

Wir betonen eine *Psychologie des Nutzens.* Auch wenn es wichtig ist, was wir haben, interessieren sich Individualpsychologen weit mehr dafür, was wir mit dem, was wir haben, anfangen; insbesondere, welchen sozialen Nutzen Menschen aus ihren Symptomen ziehen.

Die Therapie nach Adler ist primär *ideographisch* und *multimodal.* Das bedeutet, dass wir dem individuellen Fall und seiner besonderen Manifestation viel Bedeutung beimessen. Wir untersuchen zwar nomothetische Prinzipien, konzentrieren wir uns aber – weit mehr als auf die allgemeinen Regeln des Falls – auf die Art und Weise, in der sich in diesem individuellen Fall die allgemeinen Prinzipien manifestieren, die aus unserer Sicht dem System zugrunde liegen. Als Bestandteil der ideographischen Grundannahme müssen wir unseren Behandlungsansatz maßgeschneidert an die Besonderheiten jedes einzelnen Falles anpassen. An einem einzigen Tag – und manchmal sogar mit ein und demselben Patienten – kann ein Individualpsychologe behavioristische Ansätze nutzen, dann Herangehensweisen, die eher psychoanalytischer Natur sind; darauf kann er zu einem behavioralen Schwerpunkt umschwenken und schließlich zu einem kognitiven Fokus übergehen (Maniacci, 1999).

Schließlich sehen wir *Motivation* als das Streben von einer wahrgenommenen Minus-Situation zu einem erwarteten Plus. Menschen wachsen und streben immer zu subjektiv interpretierten Zielen hin. Wenn sie bei ihrem Streben mit einer Herausforderung konfrontiert werden, werden Individuen unterschiedliche Mittel wählen, um wahrgenommene Defizite zu überwinden.

Die Anhänger Adlers waren Pioniere in der Nutzung verschiedener Settings wie individueller, Gruppen-, Paar- und Familientherapie, und heute benutzen sie diese Möglichkeiten häufig; außerdem befürworten sie seit langem die Kurzzeittherapie (Hoffman, 1994). Wir verstehen Psychotherapie als gemeinsames Unternehmen, in dem Therapeut und Patient gleichgestellt sind. Aus pragmatischer Sicht bedeutet dies, dass der Therapeut Experte für Psychologie und Psychotherapie ist, während die Patienten Experten für sich selbst und ihr eigenes Leben darstellen. Beide müssen ihr Wissen im Behandlungsraum einbringen, und beide müssen zusammenarbeiten, um ihre gemeinsam aufgestellten Ziele zu erreichen.

Für uns beinhaltet Psychotherapie, den Patienten zu vermitteln, wie sie sich mit sich selbst und ihrer sozialen Umwelt wohler fühlen können. Sie sollten sich mit einer prosozialeren Orientierung und mit mehr Gefühl von Vertrauen und Orientierung durchs Leben bewegen. Idealerweise sollten sie, wenn sie die Therapie beenden, besser darauf vorbereitet sein, konstruktiv zu ihrer Welt beizutragen, statt auf nichtkonstruktive oder destruktive Weise zu verlangen, dass die Welt ihnen etwas gibt.

Wesentliche therapeutische Fertigkeiten

Die klinischen Fertigkeiten oder Eigenschaften, die für die Therapie nach Adler wesentlich sind, sind vielfältig und komplex. Flexibilität und ein allgemeines Verständnis für den Wert von Humanität, Empathie und Mut sind einige der Schlüssel zu unserem Ansatz. Diese Bereiche sollen näher betrachtet werden, um ihre Bedeutung verständlich zu machen.

Individualpsychologen müssen flexibel sein. Wir arbeiten mit einer großen Bandbreite von Menschen in unterschiedlichen Settings und mit einer Vielzahl von Themen. Obwohl wir sehr konsistent an unseren Grundannahmen festhalten, können die Techniken, die wir in der Psychotherapie verwenden, je nach den

Erfordernissen der Situation variieren. Die Technik darf die Grundannahmen nicht verletzen, und solange sie dies nicht tut, nutzen wir sie. Wie bereits erwähnt, ist nicht die Technik an sich von Bedeutung, sondern der Gebrauch, den Therapeuten von ihr machen – mit einigen (allerdings umstrittenen) Ausnahmen. Es gibt so etwas wie einen Sinn für den Wert von Humanität, den Individualpsychologen als Gemeinschaftsgefühl oder soziales Interesse beschreiben (Adler, 1995). Wir glauben allgemein, dass die soziale Einbettung den Menschen angeboren ist, dass wir soziale Wesen sind und dass es uns umso besser ergeht, je besser wir an diesen Umstand angepasst sind. Die Bedürfnisse der Gruppe sollten mit unseren eigenen verflochten sein, im Idealfall so stark, dass sie untrennbar sind. Kurz gesagt, sollte das, was für mich gut ist, auch für alle anderen gut sein, und umgekehrt.

Die Psychologie nach Adler mag etwas moralistisch erscheinen. Als Gegengewicht zum psychotherapeutischen Schwerpunkt, das Gemeinschaftsgefühl zu fördern, betonen ihre Anhänger in besonderem Maße die Empathie. Wie Alfred Adler (1995) es formulierte, werden Therapeuten dazu ermutigt, mit den Augen des anderen zu sehen, mit den Ohren des anderen zu hören und mit dem Herzen des anderen zu fühlen. Zwar verlangen wir von unseren Patienten deutlich und mit Nachdruck, dass sie die Verantwortung für ihre Handlungen übernehmen, aber wir betonen auch unser Verständnis dafür, wie die Patienten empfinden, was sie denken und warum sie genau so und nicht anders fühlen und denken. Mitgefühl ist wichtig, und eine gute therapeutische Beziehung kann einen der ersten Schritte darstellen, um soziales Interesse zu fördern.

Wir sehen Entmutigung als Hauptmerkmal jeder Form psychischer Dysfunktion. Menschen werden manchmal bei dem Versuch entmutigt, sich ihren Zielen auf prosoziale Weise zu nähern. Wir wollen Patienten daher ermutigen, sich wieder auf kooperative Weise zu engagieren. Individualpsychologen müssen Mut demonstrieren oder, wie einer von ihnen es ausdrückte, Bereitschaft zum Risiko zeigen, auch wenn der Ausgang ungewiss ist (Mosak, 1994). Therapeuten können ihren Patienten gute interpersonelle Beziehungen modellhaft demonstrieren, indem sie Hoffnung, Liebe und Vertrauen zeigen sowie den Mut, selbst nicht perfekt zu sein (Mosak, 1994).

Frank J. wäre ein herausfordernder Patient. Adler (1930/1976) interessierte sich sehr für das Thema Kriminalität und für kriminelle Personen, und Rudolf Dreikurs (1977) beschrieb die «kriminelle Persönlichkeit», die man heute als antisoziale Persönlichkeitsstörung bezeichnen würde, ziemlich detailliert. Aus seiner Sicht fehlt es Personen mit einer antisozialen Persönlichkeitsstörung ebenso wie allen Menschen mit einer Persönlichkeitsstörung an gesundem Menschenverstand, das heißt an der Fähigkeit, in einer mit anderen Menschen übereinstimmenden und kooperativen Weise zu denken. Sie sind nicht psychotisch, sie folgen vielmehr ihrem eigenen privaten Verstand oder ihrer eigenen Logik und zwar in solchem Ausmaß, dass sie typischerweise die Regeln der Gemeinschaft verletzen. Sie wachsen in einer Umgebung auf, die sie glauben lässt, dass ihre private Logik der allgemeinen Auffassung entspricht. Sie glauben, dass andere Menschen genauso denken wie sie selbst, und wenn sie feststellen, dass das nicht so ist, reagieren Menschen mit einer antisozialen Persönlichkeitsstörung zu Anfang häufig überrascht und dann verächtlich darauf, wie «naiv» die anderen sind. Ihr Lebensstil oder ihre Persönlichkeit formen diese grundlegenden Überzeugungen (Sperry und Mosak, 1996). Folgende Themen sind typisch:

- Die Welt ist ein Kampf aller gegen alle.
- Ich muss das Sagen haben und die absolute Freiheit besitzen, zu tun, was ich will.
- Anderen Menschen kann man nicht trauen. Sie wollen meine Freiheit beschneiden und beschränken.

Ihre Handlungsweisen variieren in Abhängigkeit von der Situation, in der sie aufwachsen, von ihrer körperlichen Erscheinung und vom aktuellen Kontext. Dreikurs (1977) differenzierte im Wesentlichen drei Typen von Menschen mit antisozialer Persönlichkeitsstörung:

a) Der dominante Typus. Diese Personen werden zu Tyrannen, Auftragsmördern oder Diktatoren. Ihre bevorzugte Methode besteht darin, durch Dominanz, Einschüchterung und Gewalt offen die Kontrolle zu erlangen. Sie erlangen ihre Freiheit durch Gewalttätigkeit.

b) Der zügellose Typus. Diese Personen werden Süchtige, Betrüger und meisterhafte Manipulierer. Ihre bevorzugte Methode besteht darin, exzellente soziale Fertigkeiten, eine schnelle Auffassungsgabe und Geschmeidigkeit in der Kommunikation mit anderen zu entwickeln, um ihren Willen durchzusetzen. Sie erlangen ihre Freiheit, indem sie Menschen oder psychoaktive Substanzen oder beides benutzen.

c) Der körperlich beeinträchtigte Typus. Diese Personen zeigen überwiegend Verhaltensweisen, die dem dominanten Typus entsprechen, aber aus ganz bestimmten Gründen. Strukturelle Dysfunktionen des Zentralnervensystems wie etwa eine geistige Behinderung, ungenügende Lernmöglichkeiten in der frühen Kindheit oder ein frühkindlicher Mangel an Unterstützung und Aufmerksamkeit durch die soziale Umwelt können die Ursachen dafür sein, dass diese Menschen häufig die Regeln der Gemeinschaft brechen, weil sie sie einfach nicht verstanden haben. Da die soziale Umgebung dieser Personen ihre organische Beeinträchtigung während der frühen Kindheit ignoriert, gar nicht erst bemerkt oder sich ihr gegenüber gleichgültig verhalten hat, wurden diese Menschen bei ihrem Start ins Leben gleich durch zwei Hindernisse beeinträchtigt. Die Schwierigkeiten, in die sie geraten, beruhen auf einer Kombination der Unfähigkeit, sich selbst zu kontrollieren, und dem Fehlen einer unterstützenden Atmosphäre, in der man sie unterrichten oder vor den negativen Gefühlen hätte schützen können, die ihre Beeinträchtigungen bei ihnen bewirkt haben (Adler, 1930/1976).

Frank scheint Elemente aller drei Typen aufzuweisen. Angesichts seines Hintergrundes mit Misshandlungen in der Kindheit und der Geschichte der Gewalttätigkeit, die sein Vater aufweist, würde es nicht überraschen, wenn man im Rahmen einer neuropsychologischen Diagnostik strukturelle neuropsychologische oder neurologische Schäden bei Frank feststellen könnte. Dieser Schaden könnte eine Folge der frühen körperlichen Misshandlung oder sogar ein erblicher Faktor sein. Da die Beweise für eine solche Hypothese im besten Fall spärlich wären, werde ich mich diesem Fall unter der Annahme nähern, dass es sich bei Frank um eine Kombination des dominanten und des zügellosen Typus handelt. Nach meinem klinischen Urteil entspricht er überwiegend dem dominanten Typus.

Spezifische Fragen

1. Welches wäre Ihr therapeutisches Ziel? Welches wäre das vorrangige Ziel? Was wäre das zweitwichtigste Ziel?

Das vorrangige Ziel jeder Psychotherapie nach Adler besteht in einer Förderung des Gemeinschaftssinns. Ideographisch gesehen würde ich versuchen, Frank zu vermitteln, dass er anderen Menschen rücksichtsvoller begegnen und viel weniger gewalttätig sein müsste. Ich würde ihm das folgende spezifische Angebot machen:

- Identifikation mit dem Opfer. Ich würde versuchen, Frank dazu zu bewegen, sich in die Rolle der Personen zu versetzen, die er zu Opfern gemacht hat oder machen würde. Ich würde sehen wollen, wie empathisch er sein kann bzw. wie sehr er es irgendwann werden könnte.
- Ich würde versuchen, seinen Optimismus zu steigern. Das ist kein idealistischer Versuch meinerseits, zugegebenermaßen jedoch eine herausfordernde Aufgabe. Seine Impulsivität ist (zumindest teilweise) höchstwahrscheinlich mit einer ausgeprägten Entmutigung und mit tiefem Pessimismus in Bezug auf seine Zukunft verbunden. Aufgrund seiner Zweifel an der Zukunft denkt Frank wahrscheinlich, dass es besser ist, sich gleich zu nehmen, was er bekommen kann. Je optimistischer Frank würde, desto unwahrscheinlicher wäre es, dass er nur noch für den Augenblick leben würde.

- Ich würde Frank über die Konsequenzen seiner Handlungen aufklären. Frank hat bisher nicht aus seinen Handlungen gelernt, noch scheint er den Zusammenhang herzustellen zwischen dem, was er tut, und dem, was ihm angetan wird.
- Ich würde seinen Substanzmissbrauch zu einem Schwerpunkt machen und einen Vertrag ausarbeiten, der besagt, dass er das Trinken entweder reduzieren oder ganz einstellen muss, und der die Optionen enthält, Frank möglicherweise an ein Entzugsprogramm zu überweisen, einen Suchtspezialisten hinzuzuziehen oder eine Selbsthilfegruppe wie Rational Recovery[3] oder die Anonymen Alkoholiker zu nutzen (s. unten, Nr. 12).

2. Welche weiteren Informationen würden Sie sich wünschen, um die Behandlung dieses Patienten strukturieren zu können? Gibt es spezielle diagnostische Verfahren, die Sie verwenden würden? Wie würden Sie die Auswahl dieser Verfahren begründen?

Wir haben zwar bereits viele Daten, die wir benötigen, um eine Lebensstil-Diagnostik bei Frank durchzuführen, aber ich hätte gerne einige zusätzliche Informationen. Beispielsweise bräuchte ich einige *frühe Erinnerungen* (Shulman und Mosak, 1988). Dabei handelt es sich um einzelne, spezifische Erinnerungen aus der Zeit vor Franks zehntem Lebensjahr. Ein Patient mit einer antisozialen Persönlichkeitsstörung, der kürzlich bei mir in Behandlung war, berichtete folgendes Ereignis als eine seiner frühen Erinnerungen:

> Alter sieben Jahre. Wir saßen beim Thanksgiving-Festmahl um den Tisch versammelt. Draußen schneite es, und unser Nachbar nahm seine Schneefräse und begann, seine Auffahrt vom Schnee zu befreien. Wir hörten so etwas wie einen Schrei, rannten zum Fenster und sahen, dass er versucht hatte, etwas bei der Maschine in Ordnung zu bringen und seine Hand darin stecken geblieben war. Lebhaftester Moment: Das Blut, das auf den weißen Schnee hinausschießt. Gefühl: Es war cool, aufregend.

Wenn man diesen Bericht projektiv interpretiert, empfindet dieser Patient weder Mitgefühl noch Empathie für seinen Nachbarn. Das Leben ist ein aufregender Ort, wo der Schaden, der anderen zugefügt wird, für ihn Befriedigung bedeutet. In einer kalten Welt ermöglicht der Schmerz anderer Menschen ihm spannende Erlebnisse.

---

3 Rational Recovery (RR): ein in Europa weitgehend unbekanntes Selbsthilfeprogramm für Süchtige; entwickelt 1986 von Jack Trimpey, einem Sozialarbeiter aus Kalifornien, als Alternative zu den Anonymen Alkoholikern (AA). Trimpey und die Verfechter der RR betonen, dass – im Gegensatz zu den AA – Rational Recovery religiös neutral sei. Während die AA spirituell ausgerichtet sind, hat RR eine kognitive Ausrichtung. [Anm. d. Verlags]

Eine einzelne frühe Erinnerung reicht zwar nicht aus, aber acht bis zehn können doch deutliche Muster und Entwicklungen innerhalb des Systems der Überzeugungen eines Patienten zeigen. Franks frühe Erinnerungen würden sich als unschätzbar wertvoll erweisen.

Als klinischer Psychologe würde ich zusätzlich zur Lebensstil-Diagnostik wahrscheinlich einige psychologische Tests durchführen wollen. Die Messung der Intelligenz, ein neuropsychologisches Screening, objektive und projektive Persönlichkeitstests (insbesondere der Rorschach-Test) würden sich als recht hilfreich erweisen. (Da ich die Daten aus der bereits stattgefundenen Testung mit dem Rorschach-Test und dem MMPI nach individualpsychologischen Kriterien neu interpretieren würde, könnte ich einfach die Rohdaten aus der ursprünglichen Diagnostik verwenden.)

Eine hypothetische Zusammenfassung von Franks psychosozialer Geschichte, die bei Individualpsychologen als «Zusammenfassung der Familienkonstellation» bezeichnet wird (Powers und Griffith, 1987; Shulman und Mosak, 1988), könnte wie folgt lauten:

> Frank ist der ältere von zwei Jungen und aus psychologischer Sicht ein Erstgeborener, der in einer von Misshandlung und Unterdrückung geprägten Atmosphäre aufwuchs. Die vorherrschenden Werte in der Familie waren Macht, Kontrolle und das Durchsetzen des eigenen Willens, ohne Rücksicht auf den Preis. Der Vater war ein Tyrann, der das Haus gnadenlos beherrschte und der misshandeln und demütigen konnte, um die Disziplin herzustellen. Frank wusste nie viel über seine Mutter, und in seiner frühen Kindheit gab es eine Reihe von Frauen, die nur vorübergehend auftraten und keinen Einfluss hatten. Frank begann zu glauben, dass das Leben unfair, Macht wichtig und die Gefühle anderer Menschen bedeutungslos seien. Allzu häufig sah er den Schmerz, den sein Bruder erlebte. Er entschied, dass Gefühle ein Hindernis seien, und übte sich daher darin, sie zu vermeiden. Er tat das einzige, das er aus seiner Sicht tun konnte, um zu überleben: Er wechselte auf die Seite des Feindes. Wenn er seinen Vater nicht besiegen konnte, so konnte er ihn doch imitieren, und das tat er mit kalter Präzision. Für Frank bedeutete das Leben, Herausforderungen zu bestehen und zu beweisen, dass er überleben konnte, was auch immer ihm zustoßen sollte. Als sein Vater ihm nicht mehr genug Herausforderungen bieten konnte, zog Frank aus und suchte sich neue. Dabei versuchte er ständig, seine Willenskraft und Nervenstärke angesichts des Lebens und seiner Gefahren zu erproben und so zu beweisen, dass ihn das, was ihn nicht umbrachte, stärker machte.

Diese Zusammenfassung würde ich Frank vorstellen und ihn darum bitten, sie zu überarbeiten und mich dabei einzubeziehen. Die Ergebnisse aus der psychologischen Testung würde ich ihm im Großen und Ganzen mitteilen. Wir würden gemeinsam an der Lebensstil-Diagnostik arbeiten und versuchen herauszufinden, wie und warum er zu seinen Schlussfolgerungen über das Leben gelangte.

3. Wie beurteilen Sie die Persönlichkeit dieses Patienten, sein Verhalten, seinen affektiven Zustand und seine Art zu denken?

Obwohl die Lebensstil-Diagnostik es ermöglichen würde, Franks Persönlichkeit, sein Verhalten, seinen affektiven Zustand und sein Denken zu erfassen, könnte eine detailliertere Analyse vorgestellt werden. Zunächst ist es so, dass die in diesem Abschnitt genannten Einteilungen für einen Anhänger Adlers wenig bedeutungsvoll wären, weil eine unserer Grundannahmen die Ganzheitlichkeit ist. Franks Persönlichkeit lässt sich nicht von seinem Verhalten, seinem affektiven Zustand und seinem Denken trennen. Wir würden sie als eine Ganzheit behandeln. Als (beinahe) rein akademische Übung könnten wir die oben genannte Diagnostik folgendermaßen herunterbrechen:

- Langfristige Ziele der Persönlichkeit: Frei sein, dominant sein und kontrollieren.
- Häufige kurzfristige (unmittelbare) Ziele: Andere einschüchtern. Macht und Rache wären häufige unmittelbare Ziele, nach denen Frank streben würde. Vertrautheit und Verpflichtung würde er vermeiden, da sie ihn binden und ihn verwundbar machen würden; denn wenn er sich verpflichten würde, könnte er verletzt werden.
- Häufige Gefühle: Frank könnte zwar in jedem beliebigen Augenblick jede Art von Gefühl empfinden, doch er konzentriert sich auf Vergnügen, Vermeidung von Schmerz und Apathie (solange er sich nicht aktiv um etwas Sorgen macht, kann ihn niemand beeinflussen; auch der Sinn der Apathie besteht darin, nicht von anderen kontrolliert werden zu können).

Franks Kognitionen könnte man wohl am besten beschreiben, nachdem man seine frühen Erinnerungen gehört und interpretiert hat. Im Allgemeinen wären sie wahrscheinlich denen ähnlich, die Dreikurs (1977) als Teil des Systems von Überzeugungen bei Personen mit antisozialer Persönlichkeitsstörung identifiziert hat.

4. Welche potenziellen Probleme oder Fallstricke würden Sie bei der Therapie erwarten? Welcher Art wären die Schwierigkeiten und worin könnten die Ursachen dafür liegen?

Bei dieser Therapie gibt es zahlreiche mögliche Fallstricke. Zum Beispiel hat Frank kein Vertrauen, und zu Psychotherapie gehört Vertrauen. Ich müsste sehr aufpassen, ihm in seiner Sprache nicht zu ähnlich zu werden, denn er würde wahrscheinlich glauben, ich wolle ihn kontrollieren oder seine Freiheit einschränken. Wir müssten auch sehr eindeutig mit Themen wie Vertraulichkeit, seinem Einverständnis in die Therapie, der Anzeigepflicht und anderen Richtlinien umgehen. Aus organisatorischer Sicht könnte dieser Fall zum Alptraum werden, weil so viele

Personen damit zu tun haben könnten. Es wäre eine Herausforderungen, die Kommunikationswege klar und eindeutig zu halten.

Frank glaubt, dass das Leben eine Qual ist, wenn er nicht das Sagen hat. Es würde ihm vermutlich sehr schwer fallen, mir die Führung zu überlassen, aber es könnte sich als frustrierend erweisen, wenn man ihn in dieser Rolle ließe.

Ehrlichkeit und Offenheit sind bei diesen Patienten nicht sehr häufig anzutreffen. Wenn man mit Personen mit antisozialer Persönlichkeitsstörung arbeitet, kommt es leicht vor, dass man Zusammenarbeit mit Manipulation verwechselt, und zwar sowohl vonseiten des Patienten als auch des Therapeuten. Ich stelle immer wieder fest, dass ich bei diesen Personen «clever» erscheinen möchte und am Ende manchmal wie ein Narr wirke. Es ist schwierig, sie mit ihren eigenen Waffen zu schlagen, und wenn man es versucht, endet dies gewöhnlich in einem Durcheinander.

Schließlich sind die sozialen Auswirkungen von Franks Verhalten weitreichend und möglicherweise gefährlich. Diese Arbeit bringt Therapeuten häufig in heikle Situationen; etwa wenn man entscheiden muss, ob der Verlauf einer Diskussion dazu führen wird, dass der Patient die Kontrolle verliert, aus der Sitzung stürmt und seinen Ärger an anderen oder sogar am Therapeuten selbst auslässt. Individualpsychologen sind sich wie jeder andere völlig über die sozialen Folgen von symptomatischem Verhalten im Klaren.

5. Welchen Grad an Bewältigung oder Anpassung oder welches Funktionsniveau könnte der Patient aus Ihrer Sicht als unmittelbare Folge der Therapie erreichen? Welches Resultat würde sich langfristig nach der Beendigung der Therapie ergeben (Prognose für adaptive Veränderungen)?

Individualpsychologen erstellen normalerweise keine Prognosen. Klinische Prognosen führen meist zu einer Art selbsterfüllenden Prophezeiung, weil Therapeuten dann genau das zu finden versuchen, was sie erwarten. Diesen Gebrauch von Prognosen finde ich wenig hilfreich.

Wenn Prognosen verwendet werden, um mögliche Probleme und Fallstricke zu antizipieren, die vermieden werden müssen, und um konstruktive Strategien zur Abhilfe zu entwickeln, falls sie dennoch auftreten, dann sind sie hilfreich. Manche Psychologen würden zum Beispiel sagen, dass Frank eine schlechte Prognose habe. Indem man es so ausdrückt, stellt man eine geistige Einstellung her, die den Misserfolg bereits vorwegnimmt. Die meisten Individualpsychologen würden eher sagen, dass Franks Fall eine Herausforderung sei. Die in Nr. 4 aufgeführten Themen (mögliche Fallstricke) könnten in der Vorstellung antizipiert und mit Frank diskutiert werden. Mit dem Ziel, gemeinsam zu überlegen, wie man mit solchen Herausforderungen umgehen könnte, wenn sie auftreten, könnte man vielleicht seine Kooperation erreichen.

6. Wie lange sollte die Therapie dauern? Mit welcher Häufigkeit sollten Sitzungen stattfinden und wie lange sollten diese dauern?

Für die Anfangsphase der Therapie würde ich wöchentliche Einzelsitzungen bevorzugen. Nachdem etwas Zeit vergangen und etwas Stabilität eingekehrt ist, würde ich ihn wahrscheinlich der wöchentlichen Gruppentherapie zuweisen, mit Einzelsitzungen alle zwei Wochen. Paar- und Familientherapie würde ich nach Bedarf einsetzen (vgl. weiter unten, Nr. 13). Die Literatur zeigt, dass Psychotherapie mit Menschen mit Persönlichkeitsstörungen in vielen Fällen einige Zeit dauert, und ich würde zwei Jahre dafür veranschlagen (z.B. Beck, Freeman et al., 1999, 2004; Benjamin, 1996).

Da die Stufe 1 der Therapie nach Adler den Aufbau und die Aufrechterhaltung einer therapeutischen Beziehung beinhaltet, wäre Franks Meinung zu allen Fragen der Häufigkeit und Dauer von Belang. Eine Komplikation besteht darin, dass weder Frank noch ich unser Schicksal vollkommen beherrschen: Es könnte juristische Folgen geben, und diverse Angehörige der Strafverfolgung könnten Einfluss nehmen wollen. Dies könnte jedoch zu unserem beiderseitigem Vorteil genutzt werden, da sich uns ein «gemeinsamen Gegner» bieten würde, gegen den wir mit unserer Arbeit gemeinsam vorgehen könnten (s. weiter unten, Nr. 12).

7. Gibt es spezielle Techniken, die Sie in der Therapie einsetzen würden? Wie würden diese aussehen?

Darüber könnte ich ein ganzes Buch schreiben, und viele Therapeuten haben das auch schon getan. Es gibt zahlreiche Techniken, die ich verwenden würde (Mosak und Maniacci, 1998). Die Techniken würden insbesondere zwei wichtige Bereiche repräsentieren: Konfrontation/Reedukation und Unterstützung.

Frank ist zurückhaltend. Angesichts seiner Geschichte ist das verständlich. Ohne ein gewisses Maß an Konfrontation würde sich die Behandlung jedoch höchstwahrscheinlich zu einer Art gegenseitiger «Bewunderungsgesellschaft» entwickeln, bei der Frank Plattitüden von sich geben und dem Therapeuten schmeicheln würde, während der Therapeut ähnlich abgedroschene Phrasen nachplappern würde. Frank ist ein gefährlicher Mann; er hat zahlreiche Personen verletzt, auch diejenigen, die ihm helfen wollten, und es scheint so, als würde er Jahr für Jahr geschickter mit seiner Pathologie umgehen. Das Gruppensetting würde sich als äußerst wertvoll erweisen, ihn dazu zu bewegen, seine private Logik zu hinterfragen. Ich müsste eine Gruppe mit starken Mitgliedern haben, von denen einige in ihrer Behandlung schon weiter fortgeschritten sind als Frank. Je mehr sie ihn auf seine Spielchen ansprechen würden, desto größer wäre die Chance, dass er etwas lernt. Je mehr sie ihn konfrontieren und darauf vorbereiten würden zu lernen, umso unterstützender, ermutigender und empathischer könnte ich sein: «Ja, ich weiß, dass Frank ein Hai ist, aber kannst du ihm das vorwerfen? Sieh doch, was er tun musste, um zu überleben.»

Diese Dialektik von Konfrontation/Belehrung und Unterstützung wäre für jeden Therapeuten in der Einzeltherapie schwierig durchzuführen. Glücklicherweise haben sich Individualpsychologen immer für die multiple Psychotherapie ausgesprochen, das heißt den Einsatz von zwei Therapeuten bei einem Patienten (Dreikurs, Shulman und Mosak, 1984). In diesem Fall wäre dieses Vorgehen aus meiner Sicht essentiell. Ein Therapeut, typischerweise ein älterer, erfahrener Kollege, könnte konfrontieren und belehren, während ein jüngerer, eher dem Patienten ebenbürtiger Therapeut Frank unterstützen und Empathie zeigen könnte.

Außerdem erscheint mir Frank als jemand, bei dem imaginative Verfahren eine Schlüsselrolle spielen könnten. Bei vielen Menschen mit antisozialer Persönlichkeitsstörung ist die Einübung von neuen Verhaltensweisen durch Wiederholung notwendig, und die Verwendung imaginativer Verfahren und von Rollenspielen würde diesen Prozess erleichtern. Eine imaginative Technik bestünde darin, seine frühen Erinnerungen umzustrukturieren (Kopp, 1995; Maniacci, 1996). Ich würde ihn darum bitten, sich eine seiner belastenden Erinnerungen vorzustellen, entweder in einer Einzelsitzung oder in der Gruppe, und wir würden die Szene nachspielen. Ich würde dann versuchen, ihn dazu zu bringen, dass er diese Erinnerung umstrukturiert, bis die Szene so ausgeht, wie er es gerne hätte. Wie es bei vielen Menschen mit antisozialer Persönlichkeitsstörung typisch ist, handelt es sich dabei um einen schwierigen Prozess, weil die Betroffenen immer wieder dasselbe Grundthema mit nur leichten Variationen hervorbringen (Maniacci, 1996). Mit Hilfe von Anleitung und Geduld würde Frank seine Erinnerung möglicherweise in Richtung einer prosozialeren, konstruktiveren Version verändern. Dann könnte eine Verbindung zu einer aktuellen Situation hergestellt werden, in der Frank in ganz ähnlicher Weise reagieren würde. Seine neuen Fertigkeiten, die er bei der Umstrukturierung der Erinnerung aus der Kindheit gewonnen hätte, könnten dann auf das aktuelle Problem angewendet werden.

Eine andere Technik, die ich benutze, besteht in der Ton- oder Videoaufzeichnung von Sitzungen und der anschließenden Besprechung mit dem Patienten. Sowohl im Rahmen von Einzel- als auch von Gruppensitzungen kann diese Technik das Lernen erleichtern, und sie könnte Frank dabei helfen, aus seinem persönlichen Stil «herauszutreten» und diesen aus der Perspektive anderer zu betrachten.

8. Gibt es spezielle Vorsichtsmaßnahmen, die bei der Arbeit mit diesem Patienten beachtet werden sollten? Erwarten Sie spezielle Widerstände oder Hindernisse, und wie würden Sie damit umgehen?

Wie bereits erwähnt, gibt es zahlreiche Vorsichtsmaßregeln, die ich bei diesem Fall beachten würde. Offensichtlich existiert in Bezug auf Franks potenziell kriminelles Verhalten eine Art von Anzeigepflicht, der sich der Therapeut vorrangig bewusst sein müsste. Schon im Voraus müssten daher Themen wie Vertraulichkeit diskutiert und abgeklärt werden, denn Frank müsste wissen, welche Folgen es hätte, wenn er mir von bestimmten «Tatsachen» oder Vorhaben erzählen würde. Ich würde mir einen erfahrenen Kollegen zum Zweck der Supervision und zum «Realitäts-Check» suchen, denn dieser Fall könnte ziemlich kompliziert werden. Und wie schon erwähnt wurde, müsste meine Rolle im Verhältnis zu Außenstehenden (z. B. Angehörigen des Strafvollzugs) im Vorhinein klar definiert und von allen, insbesondere von Frank, akzeptiert werden.

Was das Thema der Übertragung angeht: Individualpsychologen sehen keinen Grund, im Umgang mit Patienten zwangsläufig Übertragungsneurosen zu entwickeln (außerdem sind derartige Fragen bei Patienten wie Frank akademisch, sogar aus einer traditionellen psychoanalytischen Perspektive). Wir betrachten Übertragung als Ausdruck der Konsistenz des Lebensstils. Kurz gesagt, wir glauben, dass sich das System von Franks Überzeugungen sowohl innerhalb wie außerhalb der Therapie manifestieren würde. Warum sollten wir erwarten, dass er sich in der Behandlung uns gegenüber anders verhält als gegenüber irgendjemand anderem außerhalb der Therapie? Ich müsste darauf reagieren, wenn er seine Themen in den Sitzungen ausagiert, und ihm etwas anbieten, das andere Analytiker als «korrektive emotionale Erfahrung» bezeichnet haben. Das bedeutet, dass ich mich in einer Weise verhalten müsste, die seinen Erwartungen über andere Menschen widerspricht (Alexander, 1963, S. 286). Mein persönliches Wachstum, didaktische Trainingsanalysen und Supervision müssten mir dabei helfen, meinen eigenen Frustrationslevel und mein Bedürfnis nach Hilfe zu kontrollieren. Ich würde nicht versuchen wollen, Frank mehr zu ändern, als er selbst es will; denn wenn ich das täte, gäbe ich ihm Macht über mich, und das sollte man bei Personen mit antisozialer Persönlichkeitsstörung tunlichst vermeiden.

9. Gibt es Themenbereiche, die Sie in der Therapie mit diesem Patienten nicht ansprechen oder bearbeiten würden? Aus welchem Grund?

Auf der Basis des Eindrucks, den ich zurzeit habe, gibt es keine Bereiche, die ich mit Frank per se vermeiden würde. So wie ich es auffasse, geht es eigentlich nicht so sehr um Inhalte, sondern mehr um das richtige Timing. Bei jedem Patienten, aber ganz besonders bei Frank, müsste ich sensibel dafür sein, dass er möglicherweise noch nicht bereit ist, zu einem bestimmten Zeitpunkt bestimmte Dinge zu hören. Frank sucht Streit, und ich würde nicht mit ihm kämpfen wollen, außer in speziellen Fällen, in denen er mich möglicherweise testen würde, um zu sehen, ob ich «hart genug bin, um etwas einzustecken». Bei diesen Gelegenheiten könnten wir uns im Rahmen spezifischer, sehr eng gesetzter Grenzen streiten, aber nur solange, bis er erkennen würde, dass ich mich ihm gegenüber behaupten kann, ohne eingeschüchtert zu sein. Es wäre niemals mein Ziel, ihn zu besiegen oder ihn sich unterlegen fühlen zu lassen. Wenn ich zu irgendeinem Zeitpunkt das Gefühl hätte, dass meine Arbeit genau das bewirkt, dann würde ich das jeweilige Thema vermeiden, jedenfalls solange wie möglich.

10. Wäre eine Medikation bei diesem Patienten empfehlenswert? Welchen Effekt würden Sie von einer Medikation erwarten bzw. erhoffen?

Der Vorgeschichte und der Testdiagnostik zufolge liegen keine Hinweise auf eine Manie oder formale Denkstörungen vor. Dennoch könnte eine psychiatrische und/oder neurologische Konsultation hilfreich sein. Einige der neueren Antidepressiva können sich deutlich auf die Impulsivität auswirken; krampflösende Mittel könnten helfen, Franks Aggressivität in den Griff zu bekommen, und Disulfiram (Antabus) könnte dazu beitragen, sein Trinkverhalten unter Kontrolle zu halten. Dieses Gebiet liegt jedoch außerhalb meiner Fachkenntnis, und darum würde ich mich um eine Konsultation bemühen. Es könnte allerdings sehr schwierig werden, Frank dazu zu bewegen, «seinen Kopf untersuchen» zu lassen.

11. Welche Ressourcen des Patienten könnten in der Therapie genutzt werden?

Frank hat eine Menge Stärken. Er hat nie aufgegeben. Ja, Franks Psychopathie ist schwierig für ihn gewesen. Sie hat ihm sehr viel Kummer eingebracht. Dieser war jedoch weniger schlimm als der Kummer, den er zu erwarten gehabt hätte, hätte er nicht bestimmte Dinge getan, um zu überleben. Es liegt etwas Bewunderungswürdiges in seiner Beharrlichkeit, seiner Ausdauer und seiner Stärke. Er hat bei der Armee gedient und es sogar in schweren Zeiten geschafft, für sich und die Seinen zu sorgen.

Frank ist hier, und er lebt. Trotz seines Hintergrunds, der Misshandlungen in der Vorgeschichte, des Militärdienstes und der Zeit im Gefängnis hat er es geschafft zu überleben. Das ist eine Leistung.

Er ist in Therapie. Das muss gewürdigt werden. Frank tut nichts, was er nicht tun will. Ich würde mit Nachdruck daran arbeiten, dass Frank sein Erscheinen in der Therapie als einen gesunden, positiven Schritt wahrnimmt und nicht als etwas, zu dem er gezwungen wird.

Schließlich gibt es wahrscheinlich Vieles, das andere Menschen (ich selbst eingeschlossen) von ihm lernen könnten. Aufgrund von Franks Vorgeschichte habe ich den Eindruck, dass kaum jemand ihm jemals Bewunderung entgegengebracht oder ihn aufgefordert hat, über längere Zeit in einem nichtaggressiven Kontext Führungsfunktionen zu übernehmen. Es gibt sicher viele Dinge, die Frank mir (und anderen Personen) über Führungsverhalten, Überlebenstechniken und Ausdauer beibringen könnte, und vielleicht würde ihm dies sogar Vergnügen bereiten. Ich würde hoffen, dass sich die Gelegenheit ergibt, ihn das tun zu lassen.

12. Wie würden Sie die Themen «Grenzen», «Beschränkungen» und «Grenzen setzen» bei diesem Patienten angehen?

Das Setzen von Grenzen wäre bei Frank ein kritisches Thema. Mit einer bestimmten Dynamik müsste man in solchen Fällen vorsichtig umgehen: Man dürfte bei Frank die Grenzen nicht so setzen, dass sie zu Waffen in seiner Hand werden. Wenn ich beispielsweise seinem Trinkverhalten ein zu großes Gewicht beimessen würde, dann würde er vielleicht erst recht trinken, um zu beweisen, dass er mich besiegen kann. Aber wenn ich dieses Thema überhaupt nicht aufgreifen würde, finge er möglicherweise an, unter Alkoholeinfluss zu den Sitzungen zu erscheinen. Das würde niemandem nützen. Eine Möglichkeit, mit diesen Aspekten umzugehen, könnte darin bestehen, Frank andere Personen als «Gegner» sehen zu lassen und mich möglicherweise als seinen «Verbündeten» in seinem Kampf gegen «die anderen».

Aus meiner Sicht gibt es drei mögliche «Gegner», die wir «angreifen» könnten. Als Erstes könnten wir uns sein Trinken vornehmen. Ich würde versuchen, Frank erkennen zu lassen, dass das Trinken Macht über ihn besitzt und er ihm ausgeliefert ist, und nicht umgekehrt. Während er sich selbst als «knallharten Trinker» sieht, würde ich versuchen, ihm zu zeigen, dass er dem Trinken gegenüber schwach und nachgiebig ist. Stärke würde dagegen bedeuten, exzessives Trinken zu vermeiden.

Als Nächstes würde ich probieren, ob wir das Rechtssystem als «Gegner» benutzen können, von dem wir *uns* nicht «schlagen» lassen dürfen. (Das Wort «uns» hebe ich absichtlich hervor.) In Zusammenarbeit mit den Angehörigen des Strafvollzugs würde ich versuchen, Frank glauben zu lassen, dass diese Personen ihm nicht vertrauen, dass sie ihn ständig beobachten, um zu sehen, ob er einen Fehler begeht, und gespannt darauf warten, ihn öffentlich lächerlich machen zu können (mit einer nur leichten Bezugnahme auf die Misshandlung durch Franks Vater). Frank und ich würden dann gemeinsam tun, was wir könnten, um sicherzustellen, dass ihn nie wieder jemand in eine solche Lage bringt.

Schließlich würde ich schauen, ob ich von ihm so etwas wie eine negative Reaktion auf seinen Vater bekommen könnte. Wenn ich richtig liege, ist Frank noch immer ziemlich wütend auf ihn. Ich würde versuchen, Frank zu zeigen, dass die Art seines Vaters, mit anderen Menschen in Beziehung zu treten, genau der Art und Weise entspricht, wie Frank mit anderen Menschen umgeht. Indem sich Frank genau wie sein Vater verhält, bestätigt er, dass der «nichtsnutzige Bastard» recht hat. «Frank, du bist genau wie er geworden. Du zollst ihm Tribut und zeigst ihm, dass du genauso sein möchtest, wie er war. Warum machst du diesem Menschen ein solches Kompliment?»

Frank wäre möglicherweise ein Patient, mit dem ich nicht nur in meinem Büro sitzen und «reden» wollen würde. Möglicherweise wäre es notwendig, gemeinsame Spaziergänge zu machen. Gespräche von Angesicht zu Angesicht könnten auf ihn zu «gefühlsduselig» wirken. Außerhalb des Büros durch die Straßen zu gehen und «von Mann zu Mann» miteinander zu sprechen, würde ihm möglicherweise akzeptabler erscheinen und ihn darin ermutigen, in mir etwas anderes als einen «Doktor» oder eine Autoritätsperson zu sehen. Vielleicht würde das nicht funktionieren; es könnte auch lediglich eine Grenze aufweichen, die eigentlich nicht angetastet werden sollte. Trotzdem würde ich es versuchen und schauen, ob es Ergebnisse bewirkt. Wenn nicht, würde ich aufhören.

13. Würden Sie wichtige andere Personen in die Behandlung einbinden? Würden Sie bei diesem Patienten Hausaufgaben einsetzen? Welche Art von Hausaufgaben würden Sie wählen?

Abgesehen von der individuellen und der Gruppentherapie würde ich die Familientherapie nutzen (Sherman und Dinkmeyer, 1987). Frank hat eine Frau, die ihm wichtig ist. Sie ist für ihn da gewesen und hat einiges mit ihm durchgestanden. Vielleicht stünden auch seine Verwandten oder wenigstens sein Bruder zur Verfügung. Es würde eine Menge Verhandlungen kosten, bis er mir erlauben würde, sie in die Therapie einzubringen. Ich würde es sicherlich auf einen Versuch ankommen lassen. Seine Frau könnte gerade den notwendigen Einfluss liefern, den ich bräuchte, um Frank dazu zu bewegen, sich zu öffnen.

Im Idealfall, wenn ich viele Verwandte mit einbringen könnte, würde ich die Netzwerk-Therapie probieren. Nicht nur seine engere Familie, sondern auch seine Tanten, Onkel, Schwager und andere Verwandte wären hilfreich. Individualpsychologen betonen den sozialen Kontext von Problemen. Statt bloß Hypothesen darüber aufzustellen, welche Folgen sein Lebensstil für seine soziale Umwelt hat, würde ich versuchen, ihm anhand der Realität zu zeigen, was sein Lebensstil ihn und die Menschen um ihn herum kostet. Zwischen Gruppen- und Familientherapie könnte Frank an einen Punkt gebracht werden, an dem er einen Sinn für soziale Belange entwickelt.

Viele Individualpsychologen sehen Hausaufgaben als außerordentlich wertvoll an. Das tue ich auch. Bei Frank würde ich einer grundlegenden Struktur folgen, die ich bei den meisten meiner Patienten einhalte. Wir würden jede Sitzung mit einem Ziel beginnen, das heißt mit einem Aspekt, der in dieser Sitzung gelernt werden soll. Wir würden diesen Aspekt erkunden und in der Sitzung etwas ausprobieren, um das jeweilige Problem zu lösen. Wenn eine der Lösungsmöglichkeiten, die wir in der Sitzung ausprobieren, zu einem günstigen Ergebnis führen würde, würde ich diese Übung als Hausaufgabe zur nächsten Sitzung aufgeben. Was Frank in der Sitzung lernen würde, würde er also zwischen den Sitzungen praktisch anwenden. Dabei müsste ich wieder darauf achten, mich über eine Enttäuschung nicht aufzuregen. Frank hätte möglicherweise keine Lust, zwischen den Sitzungen viele Hausaufgaben zu erledigen.

14. Welche Aspekte müssten bei der Beendigung der Therapie beachtet und angesprochen werden? Wie würden Sie die Beendigung der Therapie organisieren und Rückfällen vorbeugen?

Ich bin mir nicht sicher, wie eine Beendigung der Therapie bei diesem Patienten aussehen würde. Klar definierte Ziele würden die Compliance bei Frank in einem gewissen Grad erleichtern. Personen mit antisozialer Persönlichkeitsstörung lehnen zu viel Struktur jedoch typischerweise ab; sie gibt ihnen das Gefühl, «eingesperrt» zu sein, und das versuchen sie zu vermeiden. Wir müssten eine Balance finden zwischen dem, was das Gesetz von ihm verlangt, dem, was seine Familie fordert, dem, was ich als Psychotherapeut wünschen würde und dem, was er selbst will. Mit anderen Worten: Wir müssten ganz an den Anfang zurückgehen, der von Individualpsychologen als erste Stufe der Therapie angesehen wird; zur Zuweisung von Zielen während der Phase des Beziehungsaufbaus. Ich würde wünschen, dass er sein Trinken einstellt oder beherrscht, empathischer wird, sich mehr für soziale Belange interessiert und in seinem gesamten Stil flexibler wird, wobei alle diese Ziele gleichwertig sind. Zwar blieben die Grundlagen seines Persönlichkeits- und Lebensstils wahrscheinlich unverändert, doch er würde sie in viel konstruktiverer Weise nutzen (Kopp, 1986).

Maßnahmen zur Rückfallprävention würden beinhalten, Frank über seinen Handlungsstil aufzuklären und ihm seine Fähigkeit aufzuzeigen, aus diesem Stil «herauszutreten» und sich damit selbst davon abzuhalten, einen nichtkonstruktiven oder destruktiven Weg einzuschlagen. Personen vom «dominanten Typus» reagieren beispielsweise überempfindlich, wenn ihre Machtstellung herausgefordert wird. Wir müssten sehr konkret abklären, wie empfindlich Frank gegenüber solchen «Angriffen» ist, und müssten mit ihm daran arbeiten, diesen Themen gegenüber toleranter zu werden.

Im Hinblick auf sein Trinkverhalten würden wir versuchen, ihm den Zusammenhang zwischen seinem Lebensstil und seiner Wahl des Alkohols als Bewältigungsmechanismus aufzuzeigen. Auch wenn es Dutzende von sozialen, ökonomischen, organischen und umweltbezogenen Gründen geben mag, aus denen Menschen Alkohol missbrauchen, interessieren sich Individualpsychologen mehr für den Zweck des Missbrauchs (Laskowitz, 1971; Lombardi, 1996). Wir neigen dazu anzunehmen, dass die Substanz auf chemischem Weg einen Effekt produziert, von dem Menschen glauben, dass sie ihn auf dem psychosozialen Weg nicht erreichen können. Frank hat etwas von jenem Persönlichkeitstyp, der immer den Nervenkitzel sucht. Dies gibt ihm ein Gefühl von Stärke und Unsterblichkeit, was wiederum seine Vorstellung verstärkt, immer das Sagen zu haben und nicht von den Einschränkungen betroffen zu sein, die für normale Menschen gelten. Alkohol kann bei ihm eine Euphorie erzeugen, die ihm das Gefühl der Freiheit vermittelt. Da Alkohol seine Hemmungen reduziert, gestattet er Frank, die (manchmal) gefährlichen Dinge zu tun, die er im Sinn hat. Es ist sozusagen «flüssiger Mut». Auf ähnliche Weise dämpft Alkohol seine emotionale Responsivität, sobald er es übertreibt. Diese Dämpfung seiner Gefühle nach der anfänglichen Euphorie hilft ihm möglicherweise, seine Apathie aufrechtzuerhalten und damit auch seine Einstellung, dass ihm alles egal sei und er deshalb auch von niemandem beherrscht werden könne. Diese Dynamiken müssten exploriert werden, und Frank müsste konstruktivere Möglichkeiten erlernen, um mit Herausforderungen umzugehen.

Frank kann auf keinen Fall ein fades Leben führen. Wenn seine Bedürfnisse nach Freiheit und Macht nicht auf konstruktive Weise erfüllt werden, wird er einen «Rückfall» erleiden. Wir müssten soziale Aktivitäten und einen Beruf für ihn finden, die es ihm erlauben, seinen Lebensstil fortzuführen, jedoch auf eine adaptivere Weise.

15. Welches wären aus Ihrer Sicht die erhofften Veränderungsmechanismen bei diesem Patienten (in der Reihenfolge ihrer relativen Wichtigkeit)?

Bei diesem Patienten würden seine Fähigkeiten zu führen, zu kämpfen und zu überleben die erhofften Veränderungsmechanismen darstellen. Frank fühlt sich unterlegen, was angesichts seiner Vorgeschichte nur zu verständlich ist. Wir würden seine Stärken anvisieren und sie unterstützen. Statt ihn aufzufordern, sich selbst «neu zu erfinden», würden wir ihn auffordern, sich selbst nur «neu anzuordnen». Während er sich in der Vergangenheit auf destruktive Weise auf seine Ziele zu bewegt hat, würden wir ihn darum bitten, (grundsätzlich) denselben Stil beizubehalten, aber ihn konstruktiver zu nutzen (Kopp, 1986).

Literatur

Adler, A. (1995). Alfred Adlers Individualpsychologie: Eine systematische Darstellung seiner Lehre in Auszügen aus seinen Schriften (4., ergänzte Auflage). München: Reinhardt.

Adler, A. (1976). Individual psychology and crime. *Journal of Individual Psychology, 32*, 131–144 (Original 1930).

Alexander, F. (1963). *Fundamentals of Psychoanalysis* (rev. ed.). New York: Norton.

Beck, A. T., Freeman, A. et al. (1999). *Kognitive Therapie der Persönlichkeitsstörungen* (4. Aufl.). Weinheim: Beltz PVU.

Beck, A.T., Freeman, A. et al. (2004). *Cognitive Therapy of Personality Disorders* (2nd edition). New York: Guilford Press.

Benjamin, L.S. (1996). *Interpersonal Diagnosis and Treatment of Personality Disorders* 2nd ed.). New York: Guilford Press.

Dreikurs, R. (1977). *Psychodynamics, Psychotherapy and Counseling* (rev. ed.). Chicago: Alfred Adler Institute.

Hoffman, E. (1994). *The Drive for Self: Alfred Adler and the Founding of Individual Psychology.* New York: Addison-Wesley.

Kopp, R.R. (1986). Styles of striving for significance with and without social interest: an Adlerian typology. *Individual Psychology: The Journal of Adlerian Theory, Research and Practice, 42,* 17–25.

Kopp, R.R. (1995). *Metaphor Therapy: Using Client-Generated Metaphors in Psychotherapy.* New York: Brunner/Mazel.

Laskowitz, D. (1971). Drug addiction. In A.G. Nikelly (Ed.), *Techniques for Behavior Change: Applications of Adlerian theory* (pp. 165–175). Springfield, IL: Charles C. Thomas.

Lombardi, D.N. (1996). Antisocial personality disorder and addictions. In L. Sperry, J. Carlson (Eds.), *Psychopathology and Psychotherapy: From DSM-IV Diagnosis to Treatment* (2nd ed., pp. 371–390). Washington, DC: Accelerated Development/Taylor & Francis.

Maniacci, M.P. (1996). An introduction to brief therapy of the personality disorders. *Individual Psychology: The Journal of Adlerian Theory, Research and Practice, 52,* 158–168.

Maniacci, M.P. (1999). Clinical therapy. In R.E. Watts, J. Carlson (Eds.), *Strategies and Interventions in Counseling and Psychotherapy.* Washington, DC: Accelerated Development/ Taylor & Francis.

Mosak, H.H. (1995). Adlerian psychotherapy. In R.J. Corsini, D.Wedding (Eds.), *Current Psychotherapies* (5th ed., pp. 51–94). Itasca, IL: Peacock.

Mosak, H.H., Maniacci, M.P. (1998). *Tactics in Counseling and Psychotherapy.* Itasca, IL: F.E. Peacock.

Mosak, H.H., Shulman, B.H. (1967). *Introductory Individual Psychology: A Syllabus* (rev. ed.). Chicago: Alfred Alder Institute.

Powers, R.L., Griffith, J. (1987). *Understanding Life-Style: The Psycho-Clarity Process.* Chicago: America's Institute of Adlerian Studies.

Sherman, R., Dinkmeyer, D. (1987). *Systems of Family Therapy: An Adlerian Integration.* New York: Brunner/Mazel.

Shulman, B.H., Mosak, H.H. (1988). *Manual for Life Style Assessment.* Washington, DC: Accelerated Development/Taylor & Francis.

Sperry, L., Mosak, H.H. (1996). Personality disorders. In L. Sperry, J. Carlson (Eds.), *Psychopathology and Psychotherapy: From DSM-IV Diagnosis to Treatment* (2nd ed., pp. 279–335). Washington, DC: Accelerated Development/Taylor & Francis.

5

Darwin Dorr

Die biosoziale Lerntheorie nach Millon («Personologische Psychotherapie»)

Das Behandlungsmodell

Bei der biosozialen Lerntheorie handelt es sich um eine Theorie zur Erklärung und Behandlung von Psychopathologie. Sie wurde vor über 30 Jahren von Theodore Millon (1969) in dem Bestreben entwickelt, aktuelles Wissen über Persönlichkeitskategorien auf logische, deduktive Art und Weise mit anerkannten psychischen Störungen zu verbinden. Die biosoziale Lerntheorie ist umfassend und hat den aktuellen integrativen Ansatz zur Erklärung der Persönlichkeit und zur Psychotherapie vorweggenommen (Hubble, Duncan und Miller, 1999; Norcross, 2002; Norcross und Goldfried, 1992). Die Verschmelzung mehrerer Bereiche, die durch den Begriff «biosoziale Lerntheorie» symbolisiert wird, betont die Sichtweise, dass Persönlichkeit und Psychopathologie sich als Ergebnis der Interaktion zwischen Kräften des Organismus und der Umwelt entwickeln. Diese Interaktion wurde zu der Zeit, als Millon seine Theorie erstmals vorstellte, noch nicht ausreichend erkannt. Aus seiner Sicht ist diese Interaktion kontinuierlich, beginnt bei der Befruchtung und setzt sich während des gesamten Lebens fort. Dadurch können Personen mit ähnlichen biologischen oder konstitutionellen Prädispositionen aufgrund unterschiedlicher Erfahrungen auch unterschiedliche Persönlichkeitszüge und klinische Syndrome entwickeln. Biologische/konstitutionelle Faktoren können die Lernprozesse und Erfahrungen eines Individuums in vielfältiger Weise formen, erleichtern oder begrenzen. Betrachten wir beispielsweise die Rolle der Wahrnehmung. Als Folge unterschiedlicher konstitutioneller Merkmale können Personen eine objektiv gleiche Umwelt auf unterschiedliche Weise wahrnehmen, was wiederum zu deutlich unterschiedlichen Reaktionen auf ihre

Umgebung beitragen kann. Durch diesen Mechanismus werden aus der «gleichen» Umwelt in der psychologischen Realität multiple Umwelten.

Millon legt seinem Modell keinen einfachen, eindimensionalen biologischen Determinismus zugrunde. Er betont, dass biologische Reifung von günstigen Umwelterfahrungen abhängt. Das biosoziale Lernmodell postuliert zirkuläre Interaktionen. Dabei rufen die Dispositionen eines Individuums in der frühen Kindheit bestimmte Reaktionen bei anderen Menschen hervor, die diese Dispositionen wiederum verstärken. Kinder interagieren aktiv mit ihrer Umgebung und tragen damit zu den Bedingungen ihrer Umwelt bei, die wiederum eine Vorlage für die Bekräftigung der biologischen Neigungen liefert.

Im Jahre 1981 veröffentlichte Millon sein Werk *Disorders of Personality: DSM-III, Axis II*, in dem er die Elemente der Persönlichkeitsstörungen weiter beschrieb und ausführte. In seinem Buch *Toward a New Personology* (1990), das er zu Ehren der Arbeit von Henry Murray und Gardner Murphy so benannte, erweiterte er seine Theorie, indem er Prinzipien der Evolutionstheorie in die Persönlichkeitstheorie und -forschung integrierte. In dieser Publikation bemerkte Millon, dass die Vielfalt an Konzepten zur Persönlichkeitstheorie und Theorie der Psychopathologie groß ist und noch zu wachsen scheint. Die verschiedenen theoretischen Ansätze überlappen sich jedoch ausreichend, um gemeinsame Themen oder Trends bestimmen zu können, die auf der Grundlage der Evolutionstheorie erklärt werden können. Millon stellte fest, dass Psychologen seit Anfang des 20. Jahrhunderts wiederholt eine dreidimensionale Struktur vorgeschlagen haben, um die Persönlichkeit zu beschreiben. So beschrieb beispielsweise Freud drei Polaritäten, die das gesamte Seelenleben beherrschen. Dieses dreigeteilte Modell ließ sich jedoch sowohl vor als auch nach Freud in vielen Nationen finden. Millon übernahm Freuds Modell mit den Polaritäten Lust-Schmerz, aktiv-passiv, Subjekt-Objekt. Indem er dieses dreidimensionale Modell als Grundlage verwendete, beschrieb Millon Persönlichkeitsmuster, die den Achse-II-Persönlichkeitsstörungen in der Nosologie des DSM-IV sehr nahe kommen (American Psychiatric Association, 1994; Saß, Wittchen, Zaudig und Houben, 2003). In seinem Manuskript von 1990 ließ sich Millon von Gödels Unvollständigkeitstheorem (Gödel, 1931) leiten, welches besagt, dass kein Erkenntnissystem seine eigenen Axiome beweisen kann. Millon wandte sich daher von den Parametern der Psychologie ab, um universelle Prinzipien zu untersuchen, die in den älteren, besser etablierten Wissenschaften wie Physik, Chemie und Biologie gefunden werden können. Aus seinen Beobachtungen, die er auf der Grundlage dieser breiten wissenschaftlich-historischen Sichtweise gesammelt hatte, schloss Millon, dass die Prinzipien der Evolution im Grunde genommen universell seien und dass die Lehren, die aus evolutionären Prinzipien gezogen werden können, eine enge Entsprechung in seiner früheren (1969) biosozialen Lerntheorie finden. Millon aktualisierte und revi-

Tabelle 5-1: Personologische Polaritäten nach Millon (1969)

Theorie der personologischen Polaritäten		
Überlebensziele	Erzeugung von Lust (Steigerung der Lebensqualität)	Vermeidung von Schmerz (Erhaltung des Lebens)
Anpassungsmodi	Passivität (Anpassung an die Umwelt)	Aktivität (Veränderung der Umwelt)
Fortpflanzungsstrategien	Orientierung an eigenen Bedürfnissen (Betonung der eigenen Bedürfnisse, Selbstverwirklichung)	Orientierung an den Bedürfnissen anderer (Interesse an den Belangen und Bedürfnisse anderer Menschen, Fürsorglichkeit)

dierte die Theorie der Polarität und stellte das folgende umfassende Modell vor (vgl. **Tab. 5-1**).

Vergleichbar mit der Polyphonie in der Musik können diese Polaritäten – wie einfache Themen Mozarts – leicht in ein komplexes Muster verwoben werden, das die übergreifenden Stile verschiedener Persönlichkeitsstörungen akkurat erfasst. Im Fall der antisozialen Persönlichkeitsstörung zum Beispiel sind die Polaritäten aus dem Gleichgewicht geraten, und zwar in der Weise, dass die Pole «Vermeidung von Schmerz» (Lebenserhaltung), «Passivität» (Anpassung) und «Orientierung an den Bedürfnissen anderer» (Fürsorglichkeit) bei den Betroffenen schwach ausgeprägt sind. Der Pol «Erzeugung von Lust» (Steigerung der Lebensqualität) ist durchschnittlich ausgeprägt, aber die Pole «Orientierung an eigenen Bedürfnissen» (Selbstverwirklichung) und «Aktivität» (Veränderung) sind stark. Mit anderen Worten: Als Folge des ausgeprägten Ungleichgewichts in den wichtigen Polaritäten des Lebens bleibt die antisoziale Persönlichkeit selbst bei schmerzhaften Konsequenzen unberührt; sie lehnt es ab, sich anzupassen, und ist nicht bereit, andere Menschen zu unterstützen oder für sie Sorge zu tragen. Im Gegensatz dazu orientiert sich die antisoziale Persönlichkeit übermäßig an sich selbst und benutzt folgerichtig andere Personen als Mittel, um sich eigene Vorteile zu sichern.

1996 veröffentlichte Millon die zweite Auflage der *Disorders of Personality* gemeinsam mit Roger Davis. Unser Verständnis der Achse-II-Pathologie wurde dadurch stark erweitert und differenziert. Millons Werk von 1999, *Personality-Guided Therapy*, erweiterte seine Theorie um die Praxis der integrativen Psychotherapie, die die Komplexität der gesamten Persönlichkeit berücksichtigt.

Millon (1990, 1999) und Millon und Davis (1996) haben erkannt, dass eine integrative Theorie mehrere Bereiche oder Domänen der Persönlichkeit berücksichtigen muss. Aus einer Zusammenschau von Forschungsergebnissen schloss Millon, dass es aus klinischer Sicht nützlich wäre, den Schwerpunkt auf acht bedeutsame Domänen der Persönlichkeit zu legen. Vier dieser Domänen sind *funktional*, vier sind *strukturell*. Die vier funktionalen Domänen sind:

1. expressive Handlungen
2. interpersonelles Verhalten
3. kognitiver Stil
4. Regulationsmechanismen.

Die vier strukturellen Domänen sind:

1. Selbstbild
2. Objektrepräsentationen
3. morphologische Organisation
4. Stimmung/Temperament.

Wenn ein Therapeut Millons System anwenden wollte, würde er jeweils eine oder mehrere diese Domänen herausgreifen, um sie mithilfe spezieller Techniken in einzelnen Sitzungen zu bearbeiten. Mit anderen Worten: In einer oder mehreren Domäne können größere Defizite oder Pathologien vorliegen. Der Therapeut würde sich in den Sitzungen mit speziellen Vorgehensweisen gezielt dem/den defizitären Persönlichkeitsbereich/en zuwenden. Im Fall der antisozialen Persönlichkeitsstörung finden sich die stärksten Defizite gewöhnlich in den Domänen expressive Handlungen, interpersonelles Verhalten und Regulationsmechanismen.

Dieser Behandlungsansatz ist seinem Wesen nach sowohl strategisch wie auch taktisch. Der personologische Therapeut setzt umfassende strategische Interventionen ein, um die Unausgewogenheiten in den Polaritäten auszugleichen; im Rahmen einzelner Sitzungen führt er gleichzeitig auch taktische Interventionen durch, die auf Defizite in spezifischen Domänen abzielen.

Millon entdeckte auch so genannte «aufrechterhaltende Tendenzen». Darunter versteht man Charakteristika der Persönlichkeitsstörung, die zur Aufrechterhaltung der Störung selbst beitragen. So besteht beispielsweise eine allgemeine Strategie von Personen mit antisozialer Persönlichkeitsstörung darin, «andere dranzukriegen, bevor sie mich drankriegen». Diese defensive Strategie ruft bei anderen Menschen natürlich ebenfalls feindselige Reaktionen hervor, aber die aggressiv-dissoziale Person ist sich nicht bewusst, dass sie selbst in erster Linie zur Aggression der anderen beigetragen hat. Sie fühlt sich daher in der Vorstellung bestätigt, dass sie sich gegen zukünftige Angriffe wappnen muss. Die personologische Therapie versucht, dysfunktionale aufrechterhaltende Tendenzen zu erkennen und ihnen, wenn möglich, entgegenzuwirken.

In der fortgeschrittenen Therapie verwendet das personologische System auch die Methoden der so genannten «wirksamen Paarungen» und «katalytischen Sequenzen». Das Konzept der wirksamen Paarung beinhaltet, dass der Therapeut zwei oder mehr therapeutische Prozeduren gleichzeitig kombiniert, um problematische Persönlichkeitszüge oder Hindernisse zu überwinden, die bei einem einzelnen Ansatz vorliegen könnten. Wirksame Paarungen werden so ausgewählt, dass sie mit der theoretischen Auffassung eines Falls logisch übereinstimmen. Im Fall des aggressiv-dissozialen Patienten mit impulsiv-expressivem Verhalten könnte die personologische Therapie gleichzeitig die Macht der Bewährungsauflagen und den Einfluss der Familientherapie nutzen. Durch sie könnten Familienmitglieder dazu bewegt werden, aggressiv-dissoziales Verhalten nicht länger zuzulassen.

Katalytische Sequenzen nutzen multiple Behandlungsmodalitäten. Dabei handelt es sich um Prozeduren, bei denen aufeinander folgende Behandlungsschritte in eine bestimmte Reihenfolge gebracht werden, die die größtmögliche Wirksamkeit entfalten soll. Bei der antisozialen Persönlichkeit könnte zuerst das impulsiv-expressive Verhalten mithilfe rechtlicher oder anderer Zwangsmaßnahmen kontrolliert werden. Anschließend könnten kognitive Methoden eingesetzt werden, um Fehler im Denken zu entlarven. Wenn auf diesem Gebiet Fortschritte gemacht worden sind, könnten interpersonelle Ansätze genutzt werden, um Schwierigkeiten in diesem Bereich zu überwinden.

Zwischen wirksamen Paarungen und katalytischen Sequenzen existiert keine eindeutige Trennung. Die Grundidee lautet, dass Interventionen «im Doppelpack» oder in einer Sequenz die therapeutische Synergie erhöhen können und damit zur Größe der Therapiewirkung insgesamt beitragen. Die Kombination von Interventionen ist gerade bei Personen mit antisozialer Persönlichkeitsstörung besonders wichtig, weil sie die Behandlung notorisch verweigern.

An dieser Stelle muss betont werden, dass *Millons personologische Psychotherapie keine weitere «Schule» der Psychotherapie* darstellt. Es handelt sich vielmehr um ein psychologisch-philosophisches Modell. Dem integrativ denkenden Therapeuten erlaubt dieses Modell, Konzepte der Diagnostik und Behandlung von Personen zu entwickeln und während der Therapie eine große Vielfalt therapeutischer Modalitäten einzubeziehen. Das Modell ist eher ein- als ausschließend. Im Gegensatz zum eklektizistischen Vorgehen, das planlos und willkürlich sein kann, liefert Millons Modell jedoch eine Theorie der Psychopathologie sowie eine Methode, um die Interventionen, die logisch aus dem Modell abgeleitet werden, auch gezielt einzusetzen. Es bietet dem Therapeuten eine Matrix, um auf der Basis einer logischen und wohldurchdachten Diagnostik der Bedürfnisse, Defizite und Neigungen des Patienten einen Behandlungsplan zu entwickeln. Therapeutische

Interventionen werden auf der Grundlage einer sorgfältigen Konzeptualisierung des individuellen Falls ausgewählt und nicht nur auf der Basis von Wissen, das man im Studium erworben hat.

Folgt man dieser Auffassung, ist es unwahrscheinlich, dass irgendein legitimer therapeutischer Ansatz aus einem personologischen Therapieplan ausgeschlossen würde. Der Therapeut müsste jedoch begründen können, warum er eine spezielle Intervention für einen speziellen Patienten auswählt, warum eine Intervention zu diesem speziellen Zeitpunkt in der Therapie durchgeführt wird und welche strategischen oder taktischen Ziele mit jeder Maßnahme verbunden sind.

Aufgrund der Natur des zugrunde liegenden Modells enthält dieses Kapitel keine exakte Beschreibung eines spezifischen, konventionellen Behandlungsansatzes für Patienten mit antisozialer Persönlichkeitsstörung. Es stellt vielmehr einen Versuch dar, therapeutische Themen zu besprechen, die sich logisch aus der Konzeptualisierung der antisozialen Persönlichkeit nach dem Modell der personologischen Therapie ergeben.

Abschließend muss dem Leser noch eine Warnung übermittelt werden. Dieses Kapitel wurde von einem überzeugten Anhänger der Theorie Millons geschrieben. Die Art der Interpretation des Systems und die Anmerkungen zu den Behandlungsmöglichkeiten für den hier betrachteten Patienten müssen jedoch nicht notwendigerweise von Dr. Millon oder, wenn wir schon dabei sind, von anderen Anhängern der Theorie geteilt werden. Jede Missdeutung oder Fehlanwendung von Millons Arbeit muss dem Autor dieses Kapitels angelastet werden.

Wesentliche therapeutische Fertigkeiten

Die personologische Therapie liefert einige kurze Aussagen über die klinischen Fertigkeiten und Eigenschaften des erfolgreichen Therapeuten, der sich dafür entscheidet, mit dem aggressiv-dissozialen Patienten zu arbeiten. Millon und Davis (1996) haben sich in diesem Zusammenhang auf die Arbeit von Beck, Freeman et al. (1999, 2004) bezogen. Diese Autoren nennen die Merkmale der Selbstsicherheit, eine zuverlässige, aber nicht unfehlbare Objektivität, einen entspannten, nichtdefensiven interpersonellen Stil, ein gutes Gespür für persönliche Grenzen und einen ausgeprägten Sinn für Humor.

Ferner anerkennt die personologische Psychotherapie die Bedeutung allgemeiner Faktoren in der Psychotherapie (Dorr, 2005). Unter allgemeinen Faktoren versteht man die Dimensionen des therapeutischen Settings (Therapeut, Therapie, Patient), die nicht spezifisch für eine bestimmte Technik sind. Es wurde eine beträchtliche Menge an Forschungsarbeit in die Klärung der Rolle allgemeiner Faktoren bei wirksamen Formen von Psychotherapie investiert. In ihrer umfassenden Übersichtsarbeit über Literatur zur Psychotherapieforschung kamen Lambert und Ogles (2003) zu dem Schluss, dass den allgemeinen Faktoren als Vermittler der Therapiewirkung große Bedeutung zukommt. Für die vorliegende Diskussion sind folgende festgelegte allgemeine Faktoren relevant:

- der Therapeut als Individuum
- die Erwartung des Therapeuten, dass eine Besserung möglich ist
- die Fähigkeit des Therapeuten, den Patienten zu überzeugen
- die Überzeugungskraft des Therapeuten
- die Wärme und Aufmerksamkeit des Therapeuten
- das Verständnis des Therapeuten
- die Ermutigung durch den Therapeuten.

Bei der Arbeit mit einer aggressiv-dissozialen Person würden Anhänger der personologischen Therapie zur Vorsicht und zu nicht zu hohen Erwartungen raten (wie es der Anhänger jedes anderen Therapieansatzes auch tun würde). Diese Therapie zeichnet sich jedoch durch besonderen Respekt gegenüber der Macht der allgemeinen Faktoren aus, zum Wohle des Patienten zu wirken.

Vor allem anderen muss der personologische Psychotherapeut über eine umfassende Sichtweise der Persönlichkeit und eigentlich auch der Psychologie selbst verfügen. Für dogmatische Sichtweisen bleibt in Millons System wenig Raum. Da Persönlichkeiten so komplex sind, müssen konzeptuelle Vorstellungen diese Komplexität respektieren. Interventionen müssen sich von der umfassenden und reichhaltigen Konzeptualisierung der Persönlichkeit her logisch ableiten lassen. Ein rigides Festhalten an einer bestimmten Vorstellung von Psychopathologie oder an einer bestimmten Technik würde es dem Therapeuten nicht gestatten, die volle Bandbreite der Veränderungsmöglichkeiten zu erschließen, die bei einem bestimmten Patienten genutzt werden könnten. Kurz gesagt, bei einem personologischen Psychotherapeuten wäre das Merkmal «Offenheit» wahrscheinlich sehr stark ausgeprägt, das Merkmal «Autoritarismus» dagegen gering ausgeprägt.

Abschließend soll an dieser Stelle bemerkt werden, dass man aus der Sicht des Autors Empathie für die häufig plumpen und durchschaubaren Methoden aggressiv-dissozialer Personen aufbringen muss, um mit ihnen erfolgreich umgehen zu können. In vieler Hinsicht ergeht es der aggressiv-dissozialen Person wie einem Wanderer, der in der Kälte dahintreibt und durch ein Fenster einen Blick auf das Miteinander einer warmherzigen, liebevollen Familie erhascht. Diese genießt etwas, um das die aggressiv-dissoziale Person sie schrecklich beneidet, das sie aber nicht versteht. Und das wiederum muss der Therapeut verstehen.

Spezifische Fragen

1. Welche therapeutischen Ziele würden Sie für diesen Patienten formulieren? Welches wäre das vorrangige Ziel? Welches wäre das zweitwichtigste Ziel? Bitte antworten Sie so spezifisch wie möglich.

3. Wie würden Sie die Persönlichkeit dieses Patienten beurteilen, sein Verhalten, seinen affektiven Zustand und seine Art zu denken?

Da Millons System verlangt, dass die Wahl der therapeutischen Interventionen direkt aus der umfassenden Konzeptualisierung der Persönlichkeit des Patienten abgeleitet wird, sollen die Fragen 1 und 3 in einem gemeinsamen Abschnitt abgehandelt werden.

Bei der antisozialen Persönlichkeit wird die Auswahl primärer und sekundärer therapeutischer Ziele stark davon abhängen, wie der Therapeut den Schweregrad der Psychopathologie beim Patienten einschätzt. Auch wenn dies offensichtlich für jede Therapie zutrifft, ist die Frage der Psychopathologie gerade im Fall der antisozialen Persönlichkeitsstörung besonders relevant, und zwar aufgrund der weit verbreiteten Überzeugung oder Beobachtung, dass viele Personen mit antisozialer Persönlichkeitsstörung unbehandelbar seien. Selbst Hervey Cleckley (1941, 1977), der Autor von *The Mask of Sanity*, vertrat die Auffassung, dass Psychopathen unbehandelbar seien. Von den fast 500 Seiten in Meloys *The Psychopathic Mind* (1988) sind dem Thema der Behandlung nur 31 Seiten gewidmet, und ein großer Teil des Buchs befasst sich mit der Frage der Entscheidung, in welchen Fällen man nicht behandeln sollte.

Sollte sich der personologische Therapeut jedoch dafür entscheiden, den aggressiv-dissozialen Patienten zu behandeln, so ist die Frage der Therapieziele eindeutig zu beantworten. Wie die meisten anderen Perspektiven auch berücksichtigt die personologische Therapie die Tatsache, dass die meisten aggressiv-dissozialen Personen nicht freiwillig zur Behandlung kommen. In den meisten Fällen wurde ihnen ein Ultimatum gestellt. Angesichts der Tatsache, dass die aggressiv-dissoziale Person selbst normalerweise nicht einsieht, dass sie ein Problem hat, wird der Therapeut wahrscheinlich versuchen, den Patienten davon zu überzeugen, in welcher Hinsicht sich sein Verhalten für ihn langfristig nachteilig auswirken wird. Es ist anzunehmen, dass wir bei einem aggressiv-dissozialen Patienten eine größere Chance auf Erfolg haben, wenn dieser davon überzeugt werden kann, dass die Veränderung in seinem unmittelbaren Interesse ist.

Bei der Erstellung eines Behandlungsplans für Frank sollte der Therapeut eine Balance zwischen der übergreifenden Konzeptualisierung der Persönlichkeit (Strategien) und spezifischeren, auf einzelnen Sitzungen basierenden Zielen (Taktiken) aufrechterhalten. Da die antisoziale Persönlichkeit als eine Persönlichkeitsstruktur angesehen wird, bei der ein schwerwiegendes Ungleichgewicht zwischen den zentralen Polen des Lebens herrscht, wird sich der Therapeut darum bemühen, ein vernünftiges Gleichgewicht herzustellen. Die personologische Konzeptualisierung von Frank besagt, dass bei ihm die Pole *Erhaltung des Lebens, Anpassung* und *Interesse an den Bedürfnissen anderer* schwach ausgeprägt sind; dass die *Steigerung der Lebensqualität* durchschnittlich ausgeprägt ist, und die Pole *Orientierung an eigenen Bedürfnissen* und *Veränderung* stark ausgeprägt sind. Dementsprechend würde der Therapeut eine Strategie wählen, um Franks fast exklusive Hervorhebung seiner eigenen Person zu reduzieren. Frank müsste dazu ermutigt werden, ein stärkeres Bewusstsein für andere zu entwickeln und zu erkennen, dass sie ebenfalls eigenständige Menschen sind, die Werte haben und Rechte besitzen. Nach einiger Zeit würde Frank möglicherweise eine größere Sensitivität für die Bedürfnisse und Gefühle anderer Menschen bei sich selbst feststellen. Franks übermäßig aktiven Stil, sich Belohnungen zu verschaffen, indem andere ausgebeutet werden, müsste man konfrontieren und ihm den Wert der flexiblen Anpassung an andere Menschen vermitteln. Falls notwendig, könnte der Therapeut an Franks übermäßiges Interesse an seiner eigenen Person appellieren, indem er ihm auseinandersetzt, dass seine (Franks) eigenen Bedürfnisse viel schneller und leichter erfüllt werden könnten, wenn er diese prosozialeren Einstellungen erwirbt.

Außerdem ist der lebenserhaltende Pol der Überlebensziele bei Frank schwach ausgeprägt. Diese Schwäche hat schon zu körperlichen Verletzungen, aber auch zu finanziellen und sozialen Verlusten geführt. Vor dem Hintergrund dieser Charakteristik würde der Therapeut Frank vermitteln, welchen Wert es für sein Leben hätte, sein Verhalten zu mäßigen, um unnötige Verluste zu vermeiden.

Ein weiteres strategisches Ziel, das sich aus der Konzeptualisierung der Persönlichkeit des Patienten ableiten ließe, bestünde darin, aufrechterhaltenden Tendenzen entgegenzuwirken. Bei aggressiv-dissozialen Personen ist das Potenzial der aufrechterhaltenden Tendenzen, Schwierigkeiten zu verursachen, enorm groß. Die pathologischen Elemente der antisozialen Persönlichkeitsstörung selbst tragen zu ihrem Fortbestehen bei. Frank nimmt andere als gefährlich und nicht vertrauenswürdig wahr und behandelt sie auch so. Dieses Verhalten ruft bei anderen die gleiche Gesinnung hervor und löst bei ihnen aggressives Verhalten aus. Das Ergebnis ist, dass Franks Wahrnehmung anderer Menschen als «gefährlich» ständig bekräftigt wird, was seine Störung aufrechterhält.

Franks Schutzschild aus Ärger und Unmut bildet eine weitere aufrechterhaltende Tendenz, die damit eng zusammenhängt. Der Therapeut sollte darauf hinweisen, dass gerade diese Einstellung die Reaktionen anderer provoziert, gegen die Frank sich immer so schnell verteidigt. Gleichermaßen sollte die Kehrseite aufgezeigt werden, dass nämlich nichtdefensives, prosoziales Verhalten bei anderen wahrscheinlich auch ein nichtdefensives, prosoziales Verhalten auslösen wird.

Auf der umittelbareren taktischen Ebene würde die Arbeit in den Sitzungen auf spezifische Defizite in ausgewählten Bereichen der Persönlichkeit abzielen. In Franks Profil bestehen die wichtigsten bereichsspezifischen Defizite in expressiven Handlungen, dem interpersonellen Verhalten und den Regulationsmechanismen. Im Bereich der expressiven Handlungen wird der aggressiv-dissoziale Patient beispielsweise so beschrieben, dass er impulsiv und unverantwortlich, übereilt und spontan handelt; er verhält sich regelmäßig kurzsichtig, unvorsichtig und unbedacht. Er versagt häufig dabei, im Voraus zu planen, Alternativen zu betrachten oder die Konsequenzen zu beachten. Es wäre für den personologischen Therapeuten nicht unakzeptabel, den Einfluss von Außenstehenden zu nutzen, um Franks Impulsivität, Ungestüm, Unverantwortlichkeit und Rastlosigkeit zu kontrollieren. Rechtliche oder häusliche Beschränkungen könnten externale Kontrolle ausüben, die dabei helfen würde, diese expressiven Tendenzen zu kompensieren und zu beschränken. Verschiedene Taktiken des Grenzensetzens könnten ebenso eingesetzt werden wie kognitive Ansätze. Diese könnten Frank dabei helfen, jene kurzsichtigen, unvorsichtigen Verhaltensweisen, die ihm solche Schwierigkeiten bereiten, anders wahrzunehmen (Reframing). Es könnte Frank nützen, die seinem Verhalten zugrunde liegenden Gedankengänge sowie die Art und Weise, in der sie zu negativen Konsequenzen führen, zu beurteilen.

Franks zwischenmenschliches Verhalten bildet einen weiteren defizitären Bereich. Aus interpersoneller Sicht wird der aggressiv-dissoziale Patient als nicht vertrauenswürdig und unzuverlässig beschrieben; er scheint unfähig zu sein, persönliche Verpflichtungen ehelicher, elterlicher, beruflicher oder finanzieller Natur einzuhalten, oder er leugnet diese Verpflichtungen. Diese Personen übertreten oder verletzen die Rechte anderer aktiv. Sie übertreten soziale Regeln durch betrügerisches oder gesetzwidriges Verhalten. Die personologische Therapie empfiehlt den Einsatz der interpersonellen Therapie, um Defizite im zwischenmenschlichen Bereich zu mildern. Benjamin (1993) nimmt an, dass in der Vorgeschichte aggressiv-dissozialer Personen kein soziales Lernen stattgefunden hat, das durch warmherzige und fürsorgliche Bezugspersonen geprägt war und zur Entwicklung von gegenseitiger Zuneigung und Bindung hätte führen können. Der interpersonelle Therapeut wirkt diesen Tendenzen mit angemessener Zuwendung entgegen und versucht so, die Defizite der Sozialisation zu überwinden. Es müsste jedoch mit aller Sorgfalt verhindert werden, dass der aggressiv-dissoziale Patient Wärme mit Schwäche gleichsetzt. Er würde sonst schnell versuchen, die vermeintliche Schwäche auszunutzen und die Therapie zu sabotieren.

Es ist unwahrscheinlich, dass Frank im Alter von 48 Jahren durch irgendeine Art von Therapie in eine warmherzige, liebevolle Person verwandelt werden könnte. So gewieft die aggressiv-dissoziale Person auf den ersten Blick auch erscheinen mag, im Hinblick auf langfristige Folgen verhält sie sich ziemlich ungeschickt.

Franks Episode in der Bar illustriert dies. Sein Wunsch nach Vergeltung hat zu einer Verletzung der Bewährungsauflagen und weiteren negativen Konsequenzen geführt. Dies könnte Frank erklärt werden, um ihm zu zeigen, dass er seine interpersonellen Fertigkeiten verbessern muss; wenn schon aus keinem anderen Grund, so doch in seinem eigenen Interesse. Denn es wäre in seinem eigenen Interesse gewesen, wenn er den Mann in der Bar anders behandelt hätte. Er wäre nicht in seine derzeitige missliche Lage geraten, wenn er sich angepasster verhalten hätte. Man müsste Frank also die Frage stellen: «Wie hätten Sie damit anders umgehen können, und zwar so, dass Sie die Bewährungsauflagen nicht verletzt hätten?» Der Wert größerer interpersoneller Anpassung würde so betont.

Defizite finden sich auch im Bereich der Regulationsmechanismen. Der vorrangige Regulationsmechanismus bei aggressiv-dissozialen Personen besteht in ausagierendem Verhalten. Der aggressiv-dissoziale Patient besitzt kaum Hemmungen; sozial unerwünschte Impulse werden nicht in sublimierte Formen gebracht. Stattdessen werden sie direkt und eilig entladen, gewöhnlich ohne Gefühle der Schuld oder Reue. Psychodynamisch gesprochen sind die Regulationsmechanismen von aggressiv-dissozialen Personen mit primitiven Abwehrmechanismen wie Ausagieren, Projektion, Splitting und primitiver Verleugnung vergleichbar. Um diese Defizite zu behandeln, könnte der Therapeut kognitive Interventionen einsetzen (vgl. Beck, Freeman et al., 1999, 2004). Der Therapeut könnte versuchen, Frank verstehen zu helfen, dass «Vergeltung» nicht dasselbe ist wie «im Leben vorankommen». Die Flüchtigkeit der «Talon-Philosophie» könnte diskutiert werden. Man könnte Frank also fragen, ob er lieber Rache oder lieber besser gestellt sein möchte. Man könnte ihm vermitteln, dass er langfristig gewinnen kann, indem Frustrationen gebunden und als Energiequellen genutzt werden. Ein taktisches Ziel bestünde darin, Frank zu vermitteln, dass ausagierendes Verhalten zwar kurzfristige Vorteile verschaffen kann (z. B. «Den Typen, der dich beleidigt, loszuwerden!»), dass dieser Stil ihm jedoch langfristig gesehen regelmäßig unsägliche Schwierigkeiten eingebracht hat. Als Ziele für Frank könnte man also nennen:

- Förderung von prosozialem Denken und Verhalten
- Reduzierung kriminellen Denkens bei gleichzeitiger Förderung prosozialen Denkens
- Steigerung des Einfühlungsvermögens
- Schaffen von Kontrolle über Triebe und Affekte
- Förderung der Fähigkeit zum Belohnungsaufschub.

Die therapeutischen Strategien und Taktiken für die Arbeit mit aggressiv-dissozialen Patienten nach Millons System lassen sich wie folgt zusammenfassen (**Tab. 5-2**):

Tabelle 5-2: Strategien und Taktiken nach Millon

Strategische Ziele
Ausbalancieren der Polaritäten
• Fokus des Patienten in die Richtung anderer verschieben
• impulsives, ausagierendes Verhalten reduzieren
Beeinflussung aufrechterhaltender Tendenzen
• Tendenz, zu provozieren, reduzieren
• Zuneigung und Kooperation positiv betrachten
• Erwartung von Bedrohung/Gefahr reduzieren
Taktische Modalitäten
• kopfloses, kurzsichtiges Verhalten ausgleichen
• zu zwischenmenschlich verantwortungsvollem Verhalten motivieren
• abweichende Kognitionen verändern

2. Welche weiteren Informationen würden Sie sich wünschen, um die Behandlung des Patienten strukturieren zu können? Gibt es spezielle diagnostische Verfahren, die Sie verwenden würden bzw. Daten, die Sie erheben würden? Wie würden Sie die Auswahl dieser Verfahren begründen?

Die vorliegende soziale Anamnese ist gründlich und liefert ein klares Bild von Franks langer Geschichte antisozialer Charakterzüge. Das Wichtigste, das der Autor dieses Kapitels zusätzlich gerne sehen würde, wäre irgendein Nachweis prosozialer Tendenzen. Wie alle Persönlichkeitsstörungen stellt auch die antisoziale Persönlichkeitsstörung eine Störung mit einem breiten Spektrum dar. Jedes inselhafte Vorkommen prosozialer Tendenzen könnte den Kern darstellen, der zu einem umfassenderen sozialen Wohlwollen weiterentwickelt werden könnte.

Es ist zu erwarten, dass ein Anhänger der personologischen Therapie an den Ergebnissen des Millon Clinical Multiaxial Inventory – Third Edition (MCMI-III; Millon, Davis und Millon, 1997) interessiert wäre, da dieses Instrument mit Millons Theorie und weitgehend mit dem DSM-IV isomorph ist. Natürlich würde man eine Bewertung auf der Antisocial Scale erwarten, aber angesichts von Franks Geschichte ist die Frage, ob eine antisoziale Persönlichkeitsstörung vorliegt, rein akademischer Natur. Von größerem Interesse wären Hinweise auf moderierende Faktoren aus dem MCMI-III. Insbesondere wäre es interessant zu erfahren, ob sich auf den Skalen zu internalisierenden Störungen irgendwelche Auffälligkeiten zeigen würden. Anzeichen von Angst, Depression, Zwängen und sogar somatoforme Tendenzen können Moderatoren bilden, die ausagierendes Verhalten hemmen können. Die Kenntnis solcher Tendenzen könnte dem Therapeuten dabei helfen, hinter Franks harte Fassade zu blicken. Eine Disposition zum Internalisieren könnte der Therapeut nutzen, um Franks ausagierendes Verhalten zu kontrollieren und so einen adaptiveren und nutzbringenderen Lebensstil zu erreichen.

Ferner wäre der Rorschach-Test in Kombination mit dem MCMI-III ein sehr nützliches Instrument (Exner, 2003). Der Rorschach-Test ergänzt den MCMI-III auf vielfältige Weise (Dorr, 1997). Der Rorschach-Test ist ein ausgesprochen feines Instrument, wenn es darum geht, Defekte bei der Fähigkeit zur Realitätstestung nachzuweisen. Dorr und Woodhall (1986) stellten fest, dass die Testwerte für die Realitätstestung bei Patienten mit antisozialer Persönlichkeitsstörung denen von schizophrenen Patienten entsprachen. Personen mit antisozialer Persönlichkeitsstörung verfügten jedoch über gute Fähigkeiten, die innere und äußere Realität zu unterscheiden, und der oberflächliche Beobachter kann bei ihnen daher nicht so leicht auf den tatsächlichen Schweregrad der Denkstörung schließen. Die Fähigkeit aggressiv-dissozialer Personen, äußere wie auch innere Ereignisse akkurat wahrzunehmen, ist jedoch eingeschränkt. Personen mit einer antisozialen Persönlichkeitsstörung weisen selten eine Psychose auf, häufig jedoch subtile Störungen des Denkens. Dies hilft uns, ihre gewundene Logik zu verstehen. Man erinnere sich daran, dass Cleckley sein Buch absichtlich *The Mask of Sanity* betitelte, um darauf hinzuweisen, dass die «geistige Gesundheit» nur eine Maske oder Fassade der Normalität darstellt. In manchen Fällen kann der Rorschach-Test sehr hilfreich sein, um eine Schizophrenie auszuschließen; häufiger hilft er jedoch, indem er subtile kognitive Eigenheiten identifiziert, die uns dabei helfen, die sonderbare Logik der antisozialen Persönlichkeit zu erfassen.

Zahlreiche Variablen aus dem Rorschach-Test wären in diesem Fall von beträchtlichem Interesse. Auch wenn Exner (1991, 2003) dringend empfiehlt, das umfassende Auswertungssystem als Ganzes zu nutzen, sollen an dieser Stelle aus Platzgründen nur zwei Variablen behandelt werden: so genannte Lambda- und X-%-Werte. Diese Maße liefern Informationen über kognitive Stile, die für den Therapeuten sehr nützlich und wichtig sind. Patienten mit einer antisozialen Persönlichkeitsstörung neigen zu hohen Lambda-Werten (Meloy, 1988). Lambda liefert einen Index für den Grad, in dem ein Subjekt seine Welt übermäßig vereinfacht, um sie weniger schwierig oder bedrohlich erscheinen zu lassen. Ein hohes Lambda weist auf einen psychologischen Tunnelblick hin. Es zeigt eine Tendenz, die Komplexität von Reizen soweit wie möglich zu vermeiden, zu ignorieren oder zurückzuweisen. Aufgrund dieser Voraussetzungen wird es dem Subjekt nicht gelingen, die Anforderungen einer Reizsituation zu erfüllen. Exner (1991) zufolge besitzt ein ausgeprägter Lambda-Stil beträchtliche Bedeutung für die Interpretation. Er ist wesentlich für den gesamten kognitiven Stil und damit auch für den Lebensstil. Wenn Franks Ergebnisse einen hohen Lambda-Wert beinhalten würden (was sicherlich der Fall wäre), so würde dies auf ein Interventionsziel hinweisen. Im Speziellen würde darin eine bedeutsame Tendenz zur kognitiven Einengung sichtbar, die für viele seiner Schwierigkeiten verantwortlich sein dürfte. Der Therapeut könnte Frank auf die langfristigen Kosten dieses kognitiven Stils hinweisen. Er könnte ihm dabei helfen, seine Toleranz gegenüber Komplexität zu erhöhen und seine Fähigkeiten zu steigern, um sich den Anforderungen jeder Situation gewachsen zu zeigen.

Eine zweite Rorschach-Variable, die wichtige Informationen vermittelt, ist das X-%. Dabei handelt es sich um einen Index über den Anteil der Antworten, die von «schlechter Form» sind. Es beinhaltet daher ein Maß dafür, wie akkurat die Wahrnehmung einer Person ist. Um die Bedeutung dieser Variable zu veranschaulichen, soll angeführt werden, dass bei den Profilen von schizophrenen Patienten in Exners Stichprobe das durchschnittliche X-% bei 36 bis 38 lag. Das bedeutet, dass etwa 37 % der Antworten der schizophrenen Patienten von schlechter Form waren. Erwachsene aus einer nichtklinischen Stichprobe wiesen im Schnitt nur 7 bis 10 % Antworten mit schlechter Form auf. Exner zufolge sollte der Untersucher die Möglichkeit einer Wahrnehmungsungenauigkeit oder einer -verzerrung in Betracht ziehen, wenn der X-%-Wert im Bereich von 0,15 bis 0,20 liegt. Wenn der X-%-Wert 0,20 überschreitet, ist es wahrscheinlich, dass der Patient bedeutsame Schwierigkeiten hat, die eine Wahrnehmungsungenauigkeit oder -verzerrung begünstigen. Daraus lässt sich ableiten, dass ein substanzieller Teil der aggressiv-dissozialen Personen eine Wahrnehmungsungenauigkeit oder -verzerrung aufweist. Defizite bei der Entzifferung von Informationen aus der Umwelt tragen zu großen Problemen bei der Realitätstestung bei, was wiederum zu einem Verhalten führt, welches der Situation nicht angemessen ist. Wenn Frank einen hohen X-%-Wert hätte, würde der Therapeut ihm dabei helfen, die Genauigkeit zu verbessern, mit der er Informationen aus der Umwelt dechiffriert. Wenn er auf dieser Variable keine Auffälligkeiten aufweisen würde, so wäre dies ein besseres prognostisches Zeichen, und wir könnten seine relativ gute Fähigkeit zur Realitätstestung als Vorzug in seiner Behandlung nutzen.

Die revidierte Hare-Psychopathie-Checkliste (PCL-R; Hare, 2003; Hartmann, Hollweg und Nedopil, 2001) könnte ebenfalls von beträchtlichem Nutzen sein. Die PCL-R, die von Cleckleys ursprünglichen 16 Kriterien angeregt wurde, beruht auf einem soliden psychometrischen Vorgehen und besteht aus 20 Items, die auf einer dreistufigen Skala bewertet werden. Zwei miteinander korrelierte Faktoren gehen aus diesem Verfahren hervor, eine narzisstische Variante der Psychopathie und eine «reinere» Form der Psychopathie. Dieses Instrument liefert ein klares Bild vom Grad der Psychopathie, der von mild bis schwerwiegend reichen kann, und ist sehr nützlich, um den Grad der Psychopathie zu bestimmen und um spezielle Bereiche psychopathischer Aktivität zu identifizieren. Es könnte genutzt werden, um den Grad von Franks psychopathischen Tendenzen schnell zu erfassen.

4. Welche potenziellen Probleme oder Fallstricke würden Sie bei der Therapie erwarten? Welcher Art wären die Schwierigkeiten und worin könnten die Ursachen dafür liegen?

8. Gibt es spezielle Vorsichtsmaßnahmen, die bei der Arbeit mit diesem Patienten beachtet werden sollten (z. B. Gefahr für die eigene Person oder andere Personen, Übertragung, Gegenübertragung)? Erwarten Sie spezielle Widerstände oder Hindernisse und wie würden Sie damit umgehen?

Vom Standpunkt der personologischen Therapie her betrachtet sind die Fragen 4 und 8 eng miteinander verbunden; sie werden daher in einem gemeinsamen Abschnitt behandelt.

Die offensichtlichste Schwierigkeit bestünde im Wesen der Störung selbst. Gerade aufgrund ihrer Komplexität ist die antisoziale Persönlichkeitsstörung gegenüber Veränderungen resistent. Die verschiedenen pathologischen Merkmale des Psychopathen sind ich-synton. Gewöhnlich sind sie stolz auf ihre Kaltherzigkeit und ihren Status als Einzelgänger. In der Therapie wird vom aggressiv-dissozialen Patienten verlangt, bis zu einem gewissen Grad die Kontrolle abzugeben, was zu Angst oder sogar Panikattacken führen kann. Da sie zum Externalisieren neigen, empfinden aggressiv-dissoziale Personen gewöhnlich nur ein geringes Maß an seelischem Unbehagen. Wenn wir von ihnen verlangen, Unbehagen über ihr Verhalten zu internalisieren, werden sie natürlich Widerstand zeigen. Sie werden diese Veränderung wahrscheinlich nicht als positiv erleben.

Ein weiteres Hindernis der Behandlung besteht in der von Cleckley (1941) so bezeichneten «semantischen Aphasie». Der Psychopath mag im Hinblick auf den oberflächlichen Sprachgebrauch verbal sehr geschickt erscheinen, aber die tiefere Bedeutung der Sprache ist verloren gegangen. Betroffene können daher aufgrund der Worte, die sie äußern, sehr kooperativ erscheinen, aber diese Worte müssen nicht bedeuten, was sie zu bedeuten scheinen. Der Therapeut kann getäuscht werden und fälschlich glauben, dass ein echter, bedeutungsvoller Wandel stattfinde, wenn nur die Sprache als Maß für die Wirksamkeit der Therapie verwendet wird.

Ein wesentliches Problem bei der Arbeit mit einem antisozialen Patienten besteht in der Gegenübertragung. Lion (1978) warnt vor dem therapeutischen Nihilismus, einem zentralen Thema der Gegenübertragung. Therapeutischer Nihilismus bezieht sich auf den Glauben, dass aggressiv-dissoziale Personen nicht behandelbar seien. Diese Sichtweise behindert mit Sicherheit jeden Versuch, echte kognitive, emotionale und verhaltensbezogene Veränderungen hervorzubringen. Außerdem kann sie zu einer weniger objektiven Einstellung führen und sogar die Tendenz fördern, es dem Psychopathen «heimzahlen» zu wollen.

Furcht bildet ein weiteres wichtiges Problem der Gegenübertragung, das auf mindestens zwei Weisen zu Schwierigkeiten führen kann. Da Therapeuten dazu neigen, sich selbst als wohlwollende Helfer zu sehen, kann ihnen erstens das Gespür für die Gefährlichkeit der Situation fehlen, und so können sie sich selbst in Gefahr bringen. Aggressiv-dissoziale Patienten können ihren Therapeuten durchaus angreifen und verletzen. Zweitens hat Meloy (1988) die reale Furcht beschrieben, die ein Therapeut angesichts eines gefährlichen Psychopathen empfinden kann. Wenn der Therapeut diese Gefahr spürt, reagiert er auf die mehr oder weniger verschleierte Bedrohung durch den Psychopathen unter Umständen in einer Art und Weise, die ihn unbeweglich und ineffektiv macht.

Meloy beobachtete auch, dass die Angst des Therapeuten, entwertet zu werden, ein Thema der Gegenübertragung darstellt. Er bemerkte, dass Therapeuten sich ihren Patienten gegenüber feinfühlig verhalten und gewöhnlich viel in den Patienten investieren, der während der Therapie Fortschritte macht. Der aggressiv-dissoziale Patient tendiert dazu, die Therapie und den Therapeuten zu entwerten, und dies kann wiederum auf der Seite des Therapeuten zu Entmutigung und Entwertung führen. Therapeuten, die mit aggressiv-dissozialen Patienten arbeiten, sollten sich daher am besten nicht darum kümmern, ob sie mit ihrer Leistung den Durchschnitt übertreffen.

Zu den Quellen der oben erwähnten Schwierigkeiten ist zu sagen, dass sie alle in der Natur der antisozialen Psychodynamik liegen. Aber auch die Kombination aus Psychopath und traditionellem Therapeuten kann eine solche Quelle darstellen. Dies soll ein wenig näher erläutert werden. Die meisten Therapeuten entscheiden sich für die klinische Arbeit, um Menschen zu helfen, die verletzt worden sind. Sie wählen diese Arbeit nicht, um Menschen zu helfen, die andere Menschen verletzen. Wenn der Therapeut kein realistisches Verständnis vom Wesen der Psychopathie besitzt und nicht weiß, was alles notwendig ist, um verhaltensbezogene, emotionale und kognitive Veränderungen hervorzubringen, wird er wenig erreichen, und das Risiko eines Schadens wird steigen. Die Haltung gegenüber einem aggressiv-dissozialen Patienten muss sich beträchtlich von dem Standpunkt unterscheiden, den man gegenüber Personen einnehmen kann, die Leiden und Konflikte internalisieren.

An dieser Stelle wollen wir uns speziellen Vorsichtsmaßregeln zuwenden, die der Therapeut beachten sollte, wenn er mit diesem Patienten arbeitet. Offensichtlich ist Frank sein ganzes Leben lang ein Schwindler gewesen, und es bestehen kaum Zweifel, dass er auch versuchen würde, den Therapeuten zu beschwindeln. Es erscheint besonders besorgniserregend, dass Frank seine Wut bisher sehr geschickt eingesetzt hat, um andere Menschen einzuschüchtern, und dies als einen akzeptablen, normalen Weg ansieht, um andere zu kontrollieren. Er würde daher schnell Wut zeigen, sobald er den Eindruck hätte, dass er sich beim Therapeuten nicht durchsetzen kann. Noch ernster wird dies durch die Tatsache, dass er auch Gewalt eingesetzt hat, um andere zu kontrollieren, und zwar sowohl bekannte als auch fremde Personen. Man kann die Möglichkeit nicht ausschließen, dass er dem Therapeuten körperliche Gewalt antun könnte. Selbst wenn Frank nicht gewalttätig wäre, würde der Therapeut möglicherweise feststellen, dass er sich zurückhält, aus Angst, Frank gegen sich aufzubringen. Dies würde natürlich die Behandlung beeinträchtigen. Wenn der Therapeut gute Arbeit macht, würde Frank wahrscheinlich das Gefühl bekommen, die Kontrolle zu verlieren und «festgenagelt» zu werden. Das würde ihn ärgern, und wenn er dies dem Therapeuten nicht zeigen könnte, würde er es wahrscheinlich an seiner Frau auslassen. Darauf sollte man bereits zu Beginn der Therapie achten, und es sollten Maßnahmen getroffen werden, um Jennifers Sicherheit zu gewährleisten.

Das Thema Wut und Gewalttätigkeit sollte gleich zu Beginn der Therapie behandelt werden. Frank müsste ganz deutlich gemacht werden, dass unangemessene Ausdrucksweisen von Wut oder Gewalttätigkeit in keiner Weise geduldet würden; dass er von der Therapie ausgeschlossen würde, falls dies passieren sollte, und dass sein Bewährungshelfer über sein Verhalten informiert würde. Der Therapeut müsste Frank darlegen, dass er schon sein ganzes Leben lang seine Wut eingesetzt und mit Gewalttätigkeit gedroht hat, um sich durchzusetzen, und dass gerade dies zu vielen Problemen geführt hat. Es sollte hervorgehoben werden, dass gerade diese Neigung zu Wut und Gewalt in seinem Leben enorme Schwierigkeiten verursacht hat, darunter die Entlassung aus einem guten Job und einen Gefängnisaufenthalt. Der Therapeut könnte auch darauf hinweisen, dass Frank diese Dinge unter Kontrolle bringen muss, wenn er irgendeine Hoffnung haben möchte, sein Leben zu verbessern. Wut und Gewalttätigkeit sollten niemals toleriert werden. Der Therapeut sollte auf nichtdefensive Weise betonen, dass er sich nicht vor Frank fürchtet und dass Franks einschüchterndes Verhalten hauptsächlich ihn selbst daran gehindert hat, ein lohnendes Leben zu führen.

Frank ist intelligent, was wiederum zur Vorsicht mahnen lässt. Obwohl er dem Schulunterricht keine Aufmerksamkeit geschenkt hat, wurde er stets versetzt, und er war intelligent genug, um Hubschrauberpilot zu werden. An dieser Stelle soll betont werden, dass Frank den Therapeuten wahrscheinlich genauer studieren würde als umgekehrt. Er würde seine intellektuelle Energie anders nutzen als der Therapeut. Der Therapeut würde über die beste Behandlung nachdenken; Frank würde darüber nachdenken, wie er die Behandlung am besten sabotieren könnte. Er würde seine intellektuelle Energie nutzen, um sich zu überlegen, wie er die Therapie vermeiden könnte. Dieses Problem könnte man am besten kontrollieren, indem man es in den Sitzungen offen anspricht. Der Therapeut könnte einfach sagen, dass Frank seinen Intellekt hauptsächlich dazu nutzt, um ihn zu täuschen, statt seine Fähigkeiten für die Ziele der Behandlung einzusetzen.

5. Welchen Grad an Bewältigung und Anpassung oder welches Funktionsniveau könnte der Patient aus Ihrer Sicht als unmittelbare Folge der Therapie erreichen? Welches Resultat würde sich langfristig nach der Beendigung der Therapie ergeben (Prognose für adaptive Veränderungen)?

Das personologische System hält Informationen über die Prognose eines aggressiv-dissozialen Patienten bereit. Wie bei allen anderen theoretischen Perspektiven besteht Einigkeit darüber, dass eine Prognose vorsichtig gestellt werden muss. Millon und Davis (1996) zitieren Benjamins interpersonelle Therapie mit aggressiv-dissozialen Personen. Benjamin (1993) gibt zu bedenken, dass der aggressiv-dissoziale Patient mit dem Therapeuten kein echtes therapeutisches Bündnis eingehen kann. Sie schlägt daher ein milieutherapeutisches Programm vor, bei dem der aggressiv-dissoziale Patient eigentlich ignoriert wird, bis er bei dem Programm mitarbeitet. An diesem Punkt gewinnt die Person mehr Freiheiten und erhält positives Feedback vom Team.

In diesem Zusammenhang zitieren Millon und Davis (1996) auch die Arbeit von Beck, Freeman et al. (1999, 2004). Die Autoren betonen, dass das Modell nicht versucht, moralisches oder soziales Verhalten durch die Auslösung von Scham oder Angst zu verbessern. Vielmehr wird eine Strategie des kognitiven Wachstums verwendet, die dem Patienten dabei hilft, sich von konkreten Operationen zu abstrakten Denkprozessen und zwischenmenschlicher Rücksichtnahme (d. h. zu formalen Operationen) hin zu bewegen.

Bei meiner eigenen Arbeit mit aggressiv-dissozialen Personen neige ich dazu, das Konzept der Anpassung im Gegensatz zu großen inneren Veränderungen hervorzuheben. Ich verwende eine Strategie nach dem Motto: «Was springt für Sie dabei heraus?» und weise häufig auf den Nutzen hin, den die Einhaltung sozialer Konventionen mit sich bringt. Ich helfe dem aggressiv-dissozialen Patienten dabei, Erfüllung auf eine Weise zu erleben, die für ihn selbst und andere nicht gefährlich ist.

6. Wie lange sollte die Therapie dauern? Mit welcher Häufigkeit sollten Sitzungen stattfinden und wie lange sollten diese dauern?

Es ist allgemein bekannt, dass die antisoziale Persönlichkeitsstörung Veränderungen generell widersteht und sowohl dem Therapeuten als auch dem Patienten eine beträchtliche Menge Zeit und Energie abverlangt. Nach meinen Erfahrungen mit der Behandlung von Personen, die in irgendeinem messbaren Grad antisozial waren, wurden Erfolge immer erst nach langfristiger Arbeit erzielt. Die Arbeit setzt voraus, dass dem Therapeuten einige Mittel zur externen Kontrolle zur Verfügung stehen, wie ein Gefängnis, Bewährungsauflagen oder eine Klinik, in der auf unverantwortliches, ausagierendes Verhalten mit Entlassung reagiert werden kann. Der Autor hat niemals beobachtet, dass eine aggressiv-dissoziale Person in sechs bis acht Sitzungen erfolgreich behandelt werden konnte, außer wenn die psychopathischen Tendenzen nur sehr leicht ausgeprägt waren und der Patient sehr motiviert war.

Auf der anderen Seite respektiert Millons System auch den Bedarf an schnelleren und wirksameren Behandlungsmöglichkeiten. Millon und Davis (1996) versichern, dass die Behandlung wirksamer sein kann als andere Ansätze, wenn die Schwierigkeiten jeder einzelnen Persönlichkeitsstörung, darunter auch der antisozialen Persönlichkeitsstörung, effizient konzeptualisiert werden. Defizite werden schnell erkannt, und die Therapie wird spezifisch so strukturiert, dass sie genau auf diese Defizite abzielt, was die Therapiedauer verkürzen kann. Der Einsatz wirksamer Paarungen und/oder katalytischer Sequenzen kann zusammen mit der Fokussierung auf spezielle Bereiche den Therapieverlauf beschleunigen.

Obwohl die Tendenz auf dem Psychotherapiemarkt dahin geht, schnellere Therapieformen zu bevorzugen, sollte betont werden, dass aggressiv-dissoziale Personen der Gesellschaft einen enormen Schaden zufügen. Investitionen in intensive, langfristige Therapien könnten der Gesellschaft beträchtlichen Nutzen bringen. Yochelson und Samenow beispielsweise (Samenow, 1984) haben in Follow-up-Messungen 30 schwere Fälle von aggressiv-dissozialen Patienten untersucht, die in ihrem Programm eine langfristige Behandlung erhalten hatten. Sie nutzten dabei strenge Kriterien zur Prüfung der Wirksamkeit der Therapie (nicht nur das Fehlen von Haftstrafen) und stellten fest, dass 13 von 30 kaum den Wunsch hatten, kriminelle Handlungen zu begehen. Sie konnten nachweisen, wie sie ihr Geld ausgaben und ihre Zeit verbrachten. Sie hatten nicht nur Jobs, sondern stabile Arbeitsmuster entwickelt und kamen im Beruf voran. Diese 13 Menschen bedeuten eine Verbesserungsrate von mehr als 33 %, wenn man strenge Kriterien anlegt. Noch bedeutsamer ist dies vor dem Hintergrund, dass jede dieser Personen eine «Ein-Mann-Kriminalitätswelle» repräsentiert hatte. Die Einsparungen, die der Gesellschaft durch ein so langfristiges und anspruchsvolles Programm ermöglicht werden, sind von beträchtlicher Bedeutung.

7. Gibt es spezielle Techniken, die Sie in der Therapie einsetzen würden? Wie würden diese aussehen?

Wie bereits angemerkt wurde, stellt der personologischen Ansatz keine eigene Technik oder Therapieschule dar. Es handelt sich vielmehr um eine Methode, mit der man eine Vorstellung oder eine Konzeptualisierung von den Schwierigkeiten eines Patienten entwickeln kann. Diese Konzeptualisierung kann man benutzen, um ein Therapieprogramm zu erstellen und zu verfolgen. Das System würde die einzigartigen Schwierigkeiten des aggressiv-dissozialen Patienten und die Herausforderungen, die er an den Therapeuten stellt, eindeutig identifizieren, und es wäre für Beiträge einer großen Bandbreite therapeutischer Schulen und Techniken offen.

In diesem Abschnitt soll ein technischer Ansatz beschrieben werden, der mit Millons System kompatibel ist. Ich nutze dieses System seit vielen Jahren mit einigem Erfolg bei Patienten mit ausgeprägter antisozialer Persönlichkeitsstörung. Als vorrangige therapeutische Technik wird dabei die Konfrontation eingesetzt (Masterson, 1976). Es muss betont werden, dass Konfrontation nicht gleichzusetzen ist mit einem wütenden Angriff. Solche Versuche sind nutzlos. Aus technischer Sicht handelt es sich bei der Konfrontation um eine therapeutische Intervention, die darauf abzielt, primitiven Abwehrmechanismen wie Splitting, Vermeidung und primitiver Verleugnung zu begegnen. Dies geschieht, indem der Patient auf empathische, aber intensive Weise dazu gedrängt wird, die verleugnete ungünstige Wirkung dieser Abwehrmechanismen anzuerkennen. Die Konfrontation richtet sich gewöhnlich gegen die selbstschädigenden Aspekte im Leben des Patienten. Sie «streut Sand ins Getriebe» seiner primitiven Abwehrmechanismen. Primitive Abwehrmechanismen ermöglichen es dem Patienten, sich gut zu fühlen, aber sie lassen maladaptive Verhaltensweisen zu, die für die Person selbst und andere Menschen schädlich sein können. Konfrontation bedeutet, dass der Therapeut dem Patienten deutlich macht, welchen Schaden er sich selbst zufügt. Wenn der Patient derart konfrontiert wird, wird es für ihn schwieriger, sich ausagierend zu verhalten, ohne sich zugleich des resultierenden Schadens bewusst zu sein. Es wird also ein innerer Konflikt erzeugt, wo vorher keiner war. An diesem Punkt kann der Therapeut die Regel «Ohne Fleiß kein Preis!» einführen, die wiederum weitere Fortschritte in der Therapie fördern kann.

Konfrontation ist ein machtvolles Mittel, das jedoch mit Vorsicht angewendet werden muss. Der Therapeut muss wirklich präsent sein und sich empathisch auf den Gefühlszustand des Patienten einstimmen. Die Konfrontation muss im Zusammenhang mit den in der Therapie diskutierten Inhalten und im Hinblick auf die Denkmuster des Patienten relevant sein. Im Interesse des Patienten muss die Konfrontation offen und eindeutig sein. Der Therapeut muss die Konfrontation ruhig, fest und konsistent durchführen, ohne ärgerlich oder streitlustig zu erscheinen. Man muss fähig sein zu widersprechen, ohne dabei unliebenswürdig zu wirken.

Millon beschreibt den kognitiven Stil der aggressiv-dissozialen Person als «abweichend». Dies bezieht sich auf die Art und Weise, in der sie Ereignisse konstruieren und menschliche Beziehungen in Übereinstimmung mit ihren unorthodoxen Überzeugungen interpretieren. Eine kognitive Technik, die Konfrontationen wie oben beschrieben einsetzt, um die Aufmerksamkeit der Patienten auf bestimmte Denkfehler zu lenken, ist daher mit dem Modell konsistent. Das spezifische Modell zur Behandlung von Denkfehlern wurde von Yochelson und Samenow (1976) im Rahmen ihrer Arbeit mit ausgeprägt aggressiv-dissozialen Personen entwickelt. Dieses Modell identifiziert eine große Zahl von Denkfehlern, die das Denken aggressiv-dissozialer Personen durchdringen.

Das technische Vorgehen bei diesem therapeutischen Ansatz mit Psychopathen ist stärker edukativ ausgerichtet, als dies in der traditionellen Psychotherapie sonst der Fall ist. Spezifische Verhaltenstendenzen und Denkgewohnheiten werden identifiziert und konfrontiert. Der Patient muss eine Art Lernprogramm absolvieren und dabei unter anderem ein Tagebuch führen. Dies steigert die Selbsterkenntnis und bringt Denken und Verhalten in Einklang mit den therapeutischen Prinzipien. Samenow (persönliche Mitteilung, 1988) nennt 16 Taktiken der aggressiv-dissozialen Person, die ein effektives Funktionieren behindern. Beispiele sind:

- sich selbst erhöhen, indem man andere erniedrigt
- anderen sagen, was sie hören wollen, und nicht das, was sie wissen sollten
- lügen
- vage bleiben.

Jedes dieser Muster muss identifiziert werden, sobald es im Denken und Verhalten der aggressiv-dissozialen Person auftritt. Diese Beobachtungen werden dann genutzt, um dem Patienten deutlich zu machen, wie diese Taktiken zu fehlerhaftem Denken beitragen, welches zu antisozialem und manchmal kriminellem Verhalten führt.

Samenow (persönliche Mitteilung, 1988) listet ferner 17 häufige Denkfehler aggressiv-dissozialer Personen auf und benennt mögliche Reaktionen des Therapeuten auf diese Fehler. Vier davon sind in der **Tabelle 5-3** auf S. 114 zur Veranschaulichung aufgelistet. Die Denkfehler werden in der linken Spalte aufgeführt, die empfohlene Haltung des Therapeuten in der rechten Spalte.

Tabelle 5-3: Denkfehler bei aggressiv-dissozialen Personen und empfehlenswerte therapeutische Haltung oder Reaktion

Denkfehler	Haltung oder Reaktion des Therapeuten
1. *Opferhaltung.* «Er hat angefangen.» «Ich konnte es nicht vermeiden.» «Er hat mir keine Chance gegeben.» Allgemein: Versuch, anderen die Verantwortung zuzuschieben.	1. Keine Entschuldigungen akzeptieren; den Fokus auf den Patienten selbst zurückbringen.
2. *«Ich kann nicht!»-Einstellung.* Behauptung eigener Unfähigkeit, in der sich eigentlich Verweigerung ausdrückt.	2. Sich vergegenwärtigen, dass «Ich kann nicht!» eigentlich «Ich will nicht!» bedeutet und sich gewöhnlich auf Dinge bezieht, die zu tun die Person keine Lust hat.
3. *Mangelndes Verständnis dafür, was es bedeutet, andere zu verletzen.* Denkt nicht darüber nach, ob und wie seine Handlungen anderen schaden können (abgesehen von physischer Verletzung); hat keine Vorstellung davon, was es bedeutet, die Gefühle anderer zu verletzen oder Seelenqual zu verursachen.	3. Dem Patienten aufzeigen, in welcher Weise er andere verletzt, und ihn fragen, ob er so behandelt werden möchte. Deutlich machen, dass Verletzungen nicht einfach nur eine Blutlache bedeuten, sondern dass man andere auch verletzen kann, indem man sein Wort nicht hält, lügt und andere hintergeht.
4. *Unfähigkeit, sich selbst in die Lage anderer zu versetzen.* Wenig oder keine Empathie, außer es geht darum, jemandem zu täuschen. Bedenkt nicht, dass sein Verhalten andere beeinträchtigt.	4. Ihm Beispiele dafür geben, wie der Therapeut sich in den Patienten hineinversetzt.

Bei dieser Technik besteht der Therapeut darauf, dass der Patient ein Tagebuch führt, so dass er sein Denken selbst verfolgen kann. Am Beispiel der Arbeit mit einem jungen, hospitalisierten Patienten mit antisozialer Persönlichkeitsstörung soll die Verwendung dieser Technik verdeutlicht werden. Der Patient befand sich in einer Klinik, die auf die Therapie behandlungsresistenter Psychotherapie-Patienten aller Art spezialisiert war. Er nahm an einer Beschäftigungstherapiegruppe teil, bei der der Therapeut einen kognitiven Ansatz nach der Art von Yochelson und Samenow (1976) verfolgte. Die Gruppe traf sich gleich nach dem Mittagessen. Während die Gruppe in die Klinikcafeteria hinüberging, um das Mittagessen vor der Sitzung einzunehmen, fragte der Therapeut jeden Teilnehmer, woran er gerade dachte. Die meisten gaben an, dass sie darüber nachdachten, welche der angebotenen Speisen wohl die schmackhaftesten wären, welche dick machen würden, was andere Menschen über sie denken könnten oder neben wem sie sitzen würden. Der aggressiv-dissoziale Patient, der mit dieser Prozedur vertraut war, antwortete, dass er über die Kasse der Cafeteria nachdachte. Insbesondere dachte er daran, dass in der Kasse das Geld aufbewahrt wurde. Er überlegte auch, dass der Flur hinter der Kasse zu einer Tür in der Rückwand der Küche der Cafeteria führte. Draußen befand sich ein schmaler Rasenstreifen, und wenn er schnell rennen würde, könnte er im Wald hinter der Klinik verschwinden. Hinter dem Wald lag die Schnellstraße. Er dachte daher, wie einfach es wäre, das Geld aus der Kasse zu nehmen, aus der Hintertür zu schlüpfen, den Rasen zu überqueren und durch den Wald zur Schnellstraße zu laufen, so dass er per Anhalter in den nächsten Bundesstaat gelangen und mit dem Geld entwischen könnte.

Dies illustriert das Denkmuster einer aggressiv-dissozialen Person. Diese Neigung ist fast konstant. Sie denken fast ununterbrochen darüber nach, wie sie Menschen betrügen, bestehlen oder vergewaltigen könnten, wie sie ungestraft davonkommen und den «Seelenklempner reinlegen» könnten. Die Technik von Yochelson und Samenow (1976) legt den Schwerpunkt auf diese Denkweise und konfrontiert sie, um einen Wandel herbeizuführen.

Um zu dem oben erwähnten Patienten zurückzukehren: Sein Denkmuster wurde in der Gruppe diskutiert, und die negativen Konsequenzen wurden hervorgehoben, wie in die Psychiatrie eingewiesen zu werden, ins Gefängnis zu kommen und/oder von seinen Eltern verstoßen zu werden. Es wurde besonders betont, wie sich seine Art zu denken von jener der meisten anderen Gruppenmitglieder unterschied. Dem Patienten wurden Möglichkeiten aufgezeigt, solche Denkfehler zu erkennen, und ihm wurde vermittelt, dass «saubereres» Denken zu adaptiverem Verhalten und daher zu günstigeren Ergebnissen führt. Der Patient leistete sehr viel Widerstand, doch in der Nachfolgeuntersuchung zeigte sich, dass er sich ziemlich gut aufführte.

9. Gibt es Themenbereiche, die Sie in der Therapie mit diesem Patienten nicht ansprechen oder bearbeiten würden? Aus welchem Grund?

Im Allgemeinen ist es nicht sinnvoll, Zeit für die Besprechung von Problemen aus der Kindheit aufzuwenden. Bei diesen Personen stellen Diskussionen über die Vergangenheit gewöhnlich eine Zeitverschwendung dar, und der Patient würde die Gelegenheit wahrscheinlich nutzen, um seine aktuellen Handlungen zu entschuldigen oder zu rechtfertigen. Sinnvoller ist es, die Position zu vertreten, dass viele Menschen eine unglückliche Kindheit hatten, ohne deshalb kriminelles oder psychopathisches Verhalten zu entwickeln. Kindheits- und Entwicklungsfaktoren sollten nur einbezogen werden, um den Patienten über seine antisoziale Denkweise aufzuklären. Die Vergangenheit sollte also nur dazu benutzt werden, um die lange Liste krimineller und sadistischer Verhaltensweisen zu veranschaulichen, mit denen der Patient anderen geschadet hat.

Sobald der Patient beginnt, Betroffenheit oder Reue zu zeigen, kann man frühe Erfahrungen besprechen, um ihm dabei zu helfen, mit Gefühlen wie Verlust und Depression zurechtzukommen. Das geschieht jedoch nur selten, und diese Regung ist normalerweise nur flüchtig. Wenn der Therapeut nun beginnt, in einer empathischeren und dynamischeren Weise mit den Schwierigkeiten des Patienten mitzuschwingen, wird der Patient dies wahrscheinlich als Chance wahrnehmen, wieder einen Angriff gegen den Therapeuten zu wagen.

Es ist besonders wichtig, die Neigung der Patienten zu unterbinden, Geschichten zu erzählen. Es ist sehr typisch für aggressiv-dissoziale Personen, die Therapiestunde mit Geschichten über ihre gewagten Unternehmungen und Abenteuer zu füllen. Der Patient tut dies, um anzugeben und seine Lebensweise zu glorifizieren. Das Verhalten dient auch dazu, den Therapeuten einzuschüchtern, der wahrscheinlich ein viel arbeitsameres und konventionelleres Leben führt; ein Leben, das jemand wie Frank verachtet.

10. Wäre eine Medikation bei diesem Patienten empfehlenswert? Welchen Effekt würden Sie von einer Medikation erwarten bzw. erhoffen?

Sadock und Sadock (2003) zufolge hat 5-Hydroxtryptamin (Serotonin) als möglicher vermittelnder Faktor bei aggressivem Verhalten Aufmerksamkeit erregt. Schnelle Abnahmen des Serotoninspiegels oder der Serotoninfunktion sind mit erhöhter Reizbarkeit und bei Primaten mit stärkerer Aggression verbunden. Manche Studien an Menschen haben gezeigt, dass die Menge an 5-Hydroxyidolessigsäure (5-HIAA, ein Abbauprodukt des Serotonins) in der Cerebrospinalflüssigkeit negativ mit der Aggressionshäufigkeit korreliert, insbesondere bei Personen, die sich das Leben genommen haben. Aus diesem Grund verschreiben Psychiater Personen, die Schwierigkeiten mit ihrer Aggressivität haben, manchmal einen Serotonin-Wiederaufnahmehemmer (SSRI). Es wird angenommen, dass der SSRI die Wiederaufnahme von Serotonin in die Nervenbahnen hemmt und daher die Menge des verfügbaren Serotonins erhöht, was die Aggression mildert.

Obwohl die Diagnose einer zyklothymen oder bipolaren Störung in diesem Fall nicht gegeben ist, wird deutlich, dass Frank starke Stimmungsschwankungen aufweist und manchmal extrem hochgestimmt sein kann. Dies wird unterbrochen durch Phasen der Reizbarkeit, Wut und Anhedonie. Manchmal wird eine dauerhafte Persönlichkeitsstörung von einem bipolaren oder zyklothymen Muster begleitet, und in manchen Fällen halten Psychiater es für angebracht, stimmungsstabilisierende Medikamente einzusetzen.

In Franks Fall scheint es jedoch zweifelhaft, ob ein Psychiater den Einsatz psychopharmakologischer Mittel erwägen würde. Der Einsatz von Medikamenten könnte Frank zu der Behauptung verleiten, er sei von einer Art chemischem

Ungleichgewicht betroffen, und dies könnte er benutzen, um sein Verhalten in der Vergangenheit zu rationalisieren. Wahrscheinlicher ist, dass seine Wutanfälle das Resultat seiner Denkweise und seiner schwachen morphologischen Struktur darstellen. Das bedeutet, dass er sich selbst als Nummer eins ansieht, als den, der das Sagen hat, und wenn die Welt ihn nicht entsprechend behandelt, reagiert er frustriert und ärgerlich. Aufgrund dieser Struktur verfügt er nur über wenig Kapazitäten, um Frustrationen zu binden oder einzudämmen, und so bekommt er einen Wutanfall.

11. Welche Ressourcen des Patienten könnten in der Therapie genutzt werden?

Frank besitzt viele Stärken, die dazu genutzt werden könnten, eine soziale Anpassung zu erreichen, falls er diese Richtung wählen sollte. Er scheint intelligent zu sein, doch hat er diese Intelligenz bisher genutzt, um andere Menschen arglistig zu täuschen. Er verfügt über ein gutes soziales Urteilsvermögen, wenn er es benötigt, aber er nutzt es, um zu täuschen und zu betrügen und nicht dazu, soziale Beziehungen zu verbessern. Seine verbalen Fertigkeiten scheinen hoch ausgeprägt zu sein, aber er hat sie bislang vorwiegend eingesetzt, um einer ehrlichen Kommunikation auszuweichen. Sein niedriger Angstlevel ermöglicht es ihm, mutig zu sein, aber diesen Mut hat er überwiegend bei waghalsigen Aktivitäten verschwendet. Der Therapeut müsste Frank klarmachen, dass er seine Talente bislang vergeudet hat. Aus evolutionspsychologischer Perspektive könnte man sagen, dass Frank seine Begabungen bisher in wenig adaptiver Weise genutzt hat. Der Therapeut könnte den Standpunkt vertreten, dass sich Franks Lebensstil bis jetzt, im Alter von 48 Jahren, nicht besonders bezahlt gemacht hat. Man müsste Frank deutlich machen, dass er schon viel weiter gekommen wäre, wenn er seine Intelligenz, sein soziales Urteilsvermögen, seine verbalen Fertigkeiten und seinen Mut vernünftiger eingesetzt hätte. Der Therapeut müsste Frank ausmalen, wie sein Leben aussehen könnte, wenn er sich für den richtigen Weg entscheiden würde.

12. Wie würden Sie die Themen «Grenzen», «Beschränkungen» und «Grenzen setzen» bei diesem Patienten angehen?

Wie bereits erwähnt, wäre es notwendig, das Erzählen von Geschichten und nicht aufgabenbezogenes Verhalten in den Sitzungen einzuschränken. Zweitens liegen die persönlichen Angelegenheiten des Therapeuten, darunter auch Familienaktivitäten, grundsätzlich außerhalb der Grenzen. Wenn Frank davon anfangen sollte, müsste man ihn dazu bringen, sich wieder auf seine eigenen Schwierigkeiten zu konzentrieren. Grenzen sollten sorgfältig aufgebaut und verstärkt werden. Dies bezieht sich auch auf Änderungen bei den Terminen, die Anzahl der Sitzungen und den pünktlichen Beginn und Abschluss der Sitzungen. Bereits von Anfang an sollte Frank deutlich gemacht werden, dass sein Bewährungshelfer sofort davon erfahren würde, wenn er sich nicht an diese Regeln halten sollte.

In solchen Fällen könnte auch der Einsatz eines Therapievertrags erwogen werden. Mit einem Therapievertrag sind Schwierigkeiten verbunden, denn er lenkt die Aufmerksamkeit auf Grenzen, die der Patient dann in Frage stellen könnte. Auf der anderen Seite sind feste Verträge nützlich. Wenn der Therapeut beispielsweise im öffentlichen Sektor arbeitet, hat der Patient das Recht auf eine Behandlung, aber der Therapeut hat das Recht, die Bedingungen der Behandlung festzusetzen. Wenn der Patient die Dienste des Therapeuten im privaten Sektor in Anspruch nimmt, sollten Aspekte wie die Bezahlung der Gebühren, der Zeitpunkt von Beginn und Ende der Therapie und die Beziehungen außerhalb des therapeutischen Rahmens geklärt werden. Im Rahmen des Therapievertrags sollte auch geklärt werden, nach wie vielen versäumten Sitzungen die Entlassung aus der Therapie die Folge wäre. Wenn man mit einer aggressiv-dissozialen Person arbeitet, ist es wahrscheinlich am besten, die erlaubte Anzahl versäumter Sitzungen sehr gering zu halten.

Wenn der Therapeut mit aggressiv-dissozialen Patienten in einer Gruppe arbeitet, wird normalerweise nicht das typische Gruppentherapieformat genutzt. Es ist meistens besser, mit einem einzelnen Gruppenmitglied zu arbeiten, während die anderen zusehen, zuhören und versuchen, das Beobachtete mit ihren eigenen Schwierigkeiten in Beziehung zu setzen. Würde der Therapeut den anderen erlauben, sich zu beteiligen, würden diese wahrscheinlich in ihre «Raubtierhaltung» fallen und versuchen, das Mitglied auf dem «heißen Stuhl» anzugreifen. Eine Ausnahme liegt dann vor, wenn die Selbsterkenntnis eines Patienten gefördert werden soll und die anderen aggressiv-dissozialen Patienten in der Gruppe die Konfrontation erleichtern könnten. Im Allgemeinen sollte der Therapeut die Beteiligung der anderen Gruppenmitglieder jedoch sorgfältig kontrollieren.

13. Würden Sie wichtige andere Personen in die Behandlung einbinden? Würden Sie bei diesem Patienten Hausaufgaben einsetzen? Welche Art von Hausaufgaben würden Sie wählen?

Anhänger der personologischen Therapie wären von der Möglichkeit, wichtige andere Personen einzubinden, genauso angetan wie von Hausaufgaben, und zwar aufgrund des Glaubens an die Effektivität wirksamer Paarungen. Dabei werden Behandlungsmethoden gleichzeitig kombiniert, um Widerstände zu überwinden, die durch eine einzelne Interventionsstrategie nicht bewältigt werden können. Die Kombination von Maßnahmen oder ihre Anordnung in einer sinnvollen Abfolge (katalytische Sequenzen) erhöht die Erfolgschancen.

Was die wichtigen anderen Personen betrifft, so scheint Franks Ehefrau Jennifer die wichtigste Rolle zu spielen. Es ist unklar, ob sie gerne an Franks Therapie teilnehmen würde. Der Bruder, Jimmy, wäre wahrscheinlich dazu bereit, sich zu beteiligen, aber auch hier bleibt es unklar. Die Hinzuziehung der Familie kann extrem hilfreich dabei sein, einen aggressiv-dissozialen Patienten mit seinem Verhalten zu konfrontieren und dieses Verhalten einzuschränken. Es ist typisch, dass wichtige andere Personen und die Familie gelernt haben, das aggressiv-dissoziale Verhalten als normal anzusehen. Sie nehmen es hin, dass sie ausgenutzt, missbraucht, erniedrigt, bestohlen, belogen, betrogen und körperlich oder verbal misshandelt worden sind. Familienmitglieder nehmen häufig nicht wahr, dass sie ein Recht auf eine bessere Behandlung haben. Die Therapie kann erweitert werden, indem sie Familienmitgliedern zu einem emotionalen Standpunkt verhilft, von dem aus sie Unterdrückung, Lügen und Betrug nicht länger dulden. Es ist bemerkenswert, dass es Personen, die von aggressiv-dissozialen Patienten misshandelt wurden, häufig nicht gelingt, auf einer Wiedergutmachung zu bestehen. Es ist wichtig, dass das aggressiv-dissoziale Verhalten nicht entschuldigt wird und die betroffenen Parteien erkennen, dass sie die Konsequenzen beschließen können. Dies ist oft ein sehr wesentlicher Teil der Therapie.

In solchen Fällen ist es normalerweise sehr hilfreich, wichtige andere Personen über das Verhalten des Patienten und die Hintergründe zu informieren. Sie sind durch das Verhalten des Patienten sehr oft verwirrt und verstehen die Psychopathologie nicht, geschweige denn die Pathologie der antisozialen Persönlichkeitsstörung. Es ist sinnvoll, die Familie zu lehren, dass das aggressiv-dissoziale Familienmitglied kaum Chancen hat, sich zu bessern, wenn sie sein Verhalten dauernd entschuldigen. Ein Licht geht ihnen sozusagen auf, und während ihr Verständnis für diese Vorgänge wächst, können sie sich von dem fragwürdigen Verhalten abgrenzen und sich selbst schützen. Viele Familien glauben, der Patient verhalte sich so, wie er sich verhält, weil sie etwas falsch gemacht haben. Oft fühlen sie sich schuldig und haben große Geldbeträge ausgegeben, um scheinbare Fehler wiedergutzumachen. In einigen Fällen haben die Familien natürlich tatsächlich direkt zum psychopathischen Verhalten beigetragen; dann muss dies konfrontiert werden. Im Allgemeinen ist dies jedoch nicht der Fall, und die Familie muss darüber unterrichtet werden, was sie erwartet und wie sie sich selbst schützen kann.

Hausaufgaben sind ebenfalls nützlich, um Behandlungen zu kombinieren und effektiver zu machen. Im Fall aggressiv-dissozialer Patienten sind Hausaufgaben besonders wichtig. So genannte neurotische Patienten setzen den Wiederholungszwang ein und machen ihre Hausaufgaben von sich aus zwischen den Sitzungen. Sie denken beispielsweise über das nach, was geschehen ist, und versuchen Möglichkeiten zu finden, wie sie eine Situation anders anpacken können. Nicht so der psychopathische Patient. Anstatt zu internalisieren, agiert er aus, und die Wahrscheinlichkeit, dass er Hausaufgaben von sich aus macht, ist sehr klein.

Die Hausaufgaben bestehen vor allem darin, Tagebuch über das antisoziale Denken zu führen. Im Franks Fall sollte dem Patienten klargemacht werden, dass die Hausaufgaben Bestandteil der Behandlung sind und dass dem Bewährungshelfer Bericht erstattet wird, sollte er seine Hausaufgaben nicht machen. Wenn Frank seine Hausaufgaben nicht abgibt, sollte der Therapeut diese Tatsache zum Gegenstand der Sitzung machen. Der Therapeut sollte die Angelegenheit auf nichtaggressive, aber konfrontierende Art und Weise während der gesamten Dauer der Sitzung ansprechen und Frank nicht zulassen, dass er damit davonkommt.

14. Welche Aspekte müssten bei der Beendigung der Therapie beachtet und angesprochen werden? Wie würden Sie die Beendigung der Therapie organisieren und Rückfällen vorbeugen?

Da Millons System auf der Evolutionstheorie basiert, misst es dem Anpassungserfolg eines Patienten besondere Bedeutung bei. Sind die Ungleichgewichte in den Polaritäten ausbalanciert worden? Konnten die Störung aufrechterhaltende Tendenzen kontrolliert werden? Konnten Defizite innerhalb bestimmter Persönlichkeitsbereiche kompensiert werden? Und wie stehen die Chancen, dass diese Veränderungen beibehalten werden?

Eines der Hauptziele beim Abschluss der Therapie bestünde in dem Versuch, Frank erkennen zu lassen, wie positiv sein Leben verlaufen könnte, wenn er seine grundsätzliche Herangehensweise ändern würde. Die positive Sicht der Zukunft muss immer wieder vergegenwärtigt werden, denn sie stellt vor dem geistigen Auge des Patienten die Belohnung für prosoziales Denken und Handeln dar. Zusätzlich könnte es helfen, ihn daran zu erinnern, wie schlecht das vergangene Leben eigentlich war. Samenow (1984) beschreibt zum Beispiel den Fall von «Leroy», einem hochgradig kriminellen Patienten, der von der Therapie profitierte. Leroy versicherte, dass er nicht länger ein Leben führen wollte, bei dem er ständig vor der Polizei auf der Hut sein musste.

Beim Abschluss sollten die positiven Aspekte des neuen Lebensstils hervorgehoben werden: die Tatsache, dass der Patient einen Job finden oder ein rechtmäßiges Unternehmen führen, mit anderen aufrichtig und ehrlich umgehen, seine Rechnungen in verantwortlicher Weise bezahlen und vielleicht sogar ein Bankkonto einrichten könnte und dass er sich nicht mehr vor der Polizei in Acht nehmen müsste, weil er das Spiel der aggressiv-dissozialen Person spielt. All das sollte hin und wieder als positiver Lebensstil, auf den der aggressiv-dissoziale Patient stolz sein könnte, herausgestellt werden.

Ein Rückfall ist immer möglich. Rückfällen kann vorgebeugt werden, indem der Patient davon abgehalten wird, Kontakt zu früheren, kriminellen Kameraden aufzunehmen, die ihn in die Kriminalität zurückziehen könnten. Es kann durchaus ratsam sein, die Bewährung zeitlich bis zum Höchstmaß auszudehnen, damit sie dem aggressiv-dissozialen Patienten dabei hilft, sein Verhalten zu kontrollieren. Tatsächlich kann dem Patienten vermittelt werden, dass die Bewährung eine ihm wohlgesonnene Macht darstellt, die ihm dabei hilft, seine Störung zu kontrollieren. Auf diese Weise kann er neue Gewohnheiten entwickeln ohne die Sorge, zukünftig im Gefängnis zu landen. Der bereits erwähnte Leroy stellte sich selbst «unter Bewährung»: Nachdem die offizielle Behandlung vorüber war, suchte er weiterhin einmal pro Woche seinen Therapeuten auf, um nicht zu selbstgefällig zu werden und keinen Rückfall zu erleiden. Er schätzte die Sitzungen als Möglichkeit, eine Aufsicht und Korrektur für seine Denkweisen zu erhalten.

15. Welches wären aus Ihrer Sicht die erhofften Veränderungsmechanismen bei diesem Patienten (in der Reihenfolge ihrer relativen Wichtigkeit)?

Die theoretisch angenommenen Veränderungsmechanismen im personologischen Ansatz unterscheiden sich nicht wesentlich von denen anderer psychotherapeutischer Ansätze. Millon (1999) anerkennt die Bedeutung allgemeiner Faktoren; er ist sich bewusst, dass Techniken im Veränderungsprozess eine geringere Rolle spielen; er betont die einzigartige Persönlichkeit des Patienten, die das Zentrum des therapeutischen Bemühens darstellt; und er würdigt die Macht der therapeutischen Beziehung bei der Herbeiführung von Veränderungen. Die Besonderheit des personologischen Systems besteht in der Anleitung für den Therapeuten, die psychologische Komplexität des individuellen Patienten zu konzeptualisieren. In seinem Buch *Personality-Guided Therapy* schrieb Millon (1999, S. 93):

> [...] Die Probleme, mit denen unsere Patienten zu uns kommen, bilden häufig ein unauflöslich verbundenes Netzwerk interpersoneller Verhaltensweisen, kognitiver Stile, Regulationsprozesse und so weiter. Sie treiben durch ein Gewirr von Feedbackschleifen und aufeinander folgenden Verknüpfungen, die zu unterschiedlichen Zeitpunkten in dynamischen und ständig wechselnden Konfigurationen erscheinen. Die Rolle und Bedeutung jedes Gliedes dieser Konfigurationen werden durch seine Platzierung in diesen sich ständig weiter entwickelnden Konstellationen immer wieder verändert. Analog dazu sollte die persönlichkeitsorientierte, synergistische Therapie als integrierte Konfiguration von Strategien und Taktiken aufgefasst werden, in der jede einzelne Interventionstechnik nicht nur aufgrund ihrer Wirksamkeit bei der Behandlung spezifischer pathologischer Eigenschaften ausgewählt wird, sondern auch aufgrund ihres Beitrags zur gesamten Konstellation der Behandlungsprozeduren, von denen sie lediglich eine darstellt.

Es ist daher nicht möglich, Veränderungsfaktoren nach ihrer potenziellen Wichtigkeit zu ordnen, da jedes Element der Intervention mit jedem anderen interagiert.

Das Modell bildet eher eine Anleitung im Hinblick darauf, wie die Interventionen sowohl auf der strategischen als auch auf der taktischen Ebene organisiert und nach ihrer Priorität geordnet werden können. Zur Erinnerung: Bei der strategischen Ebene handelt es sich um die Herstellung eines Gleichgewichts zwischen den Polaritäten, bei der taktischen Ebene handelt es sich um die Behandlung von Defiziten in bestimmten Persönlichkeitsbereichen. Wie in Abschnitt III erörtert wurde, bedeutet die strategischen Ebene bei der aggressiv-dissozialen Person den Versuch, die Polaritäten ins Gleichgewicht zu bringen und aufrechterhaltenden Tendenzen entgegenzuwirken. Auf der taktischen Ebene wird versucht, kurzsichtiges Verhalten zu eliminieren, den Patienten zu einem zwischenmenschlich verantwortungsvollen Verhalten zu motivieren und abweichende Kognitionen zu verändern.

Millons personologisches Modell hilft dem Therapeuten sehr dabei, multiple Ursachen und multiple Behandlungsmöglichkeiten in Betracht zu ziehen. Innerhalb dieses Ansatzes ist die Therapieplanung gleichzeitig umfassend (strategisch) und spezifisch (taktisch). Natürlich werden die meisten Therapeuten, die einen integrativen Behandlungsansatz verfolgen, danach streben, die Komplexität der Persönlichkeiten ihrer Patienten in der Therapie zu berücksichtigen. Der Unterschied besteht darin, dass der personologische Ansatz ein Modell dafür liefert, wie man dies auf eine logische und konsistente Art und Weise tun kann. Reiner Eklektizismus kann dies nicht leisten. Die personologische Therapie hilft uns dabei, umfassend und systematisch zu denken, und sie ermutigt uns dazu, vielfältige Dimensionen der komplexen Persönlichkeiten, denen wir helfen möchten, in Betracht zu ziehen.

In der personologischen Psychotherapie wird der Veränderungsprozess in einer ausgewogenen Form vollzogen. Auf der einen Seite vermeidet Millon eine mechanistische Auffassung des therapeutischen Wandels. Er schreibt (1996, S. 173):

> Menschen sind kein Lehm, der darauf wartet, passiv in eine neue Form gebracht zu werden. Das System der Persönlichkeit, das als das Immunsystem der Psyche wirkt, leistet gegenüber Einflüssen von außen aktiv Widerstand. Um eine Persönlichkeitsstörung mit der Wurzel zu tilgen, muss der Therapeut mit dem Ballast eines ganzen Lebens kämpfen, einer Entwicklungsstörung, die das gesamte Grundmuster der Persönlichkeit durchzieht und die über Jahre produziert und aufrechterhalten worden ist.

Auf der anderen Seite stimmt der Ansatz auch nicht mit klassischen psychoanalytischen Modellen überein, bei denen das Ende völlig offen ist, die Therapie geradezu ins Unendliche laufen kann und niemals einen Abschluss erreicht. Millon (1996, S. 186) versichert:

Wenn eine Therapie effektiv sein soll, dann sollte sie so strukturiert und spezifisch sein, dass etwas auf planvolle Weise erreicht werden kann. Sie sollte jedoch nicht so strukturiert und spezifisch sein, dass die Bedürfnisse und Charakteristika des Patienten dabei nicht mehr berücksichtigt werden können.

Zusammengefasst besteht die Antwort auf diese wichtige Frage darin, dass der personologische Ansatz ganzheitlich ist und wesentlich Veränderungsmechanismen als interaktiv und synergistisch betrachtet werden.

Danksagung

Ich möchte Stephanie Tilden Dorr für ihre Unterstützung bei der Vorbereitung dieses Kapitels meinen Dank aussprechen. Ebenfalls möchte ich mich bei Dr. Theodore Millon und Dr. Roger Davis für ihre hilfreichen Anmerkungen und Vorschläge zu diesem Manuskript bedanken.

Literatur

American Psychiatric Association (1994). *Diagnostic and Statistical Manual of Mental Disorders* (4th ed.) Washington, DC: Author.

Beck, A. T., Freeman, A. et al. (1999). *Kognitive Therapie der Persönlichkeitsstörungen* (4. Aufl.). Weinheim: Beltz PVU.

Beck, A. T., Freeman, A. et al. (2004). *Cognitive Therapy of Personality Disorders* (2nd ed.). New York: Guilford Press.

Benjamin, L. S. (1993). *Interpersonal Treatment of Personality Disorders.* New York: Guilford Press.

Cleckley, H. (1941). *The Mask of Sanity.* St. Louis: C. V. Mosby.

Dorr, D. (1997). Clinical integration of the MCM-III and the Comprehensive System Rorschach. In T. Millon (Ed.), *The Millon Inventories.* New York: Guilford Press.

Dorr, D. (2005). The role of common factors in domain-focused psychotherapy for the personality disorders. In S. Strack (Ed.), *Personality and Psychopathology.* Hoboken, NJ: John Wiley & Sons.

Dorr, D., Woodhall, P. K. (1986). Ego dysfunction in psychopathic psychiatric inpatients. In W. H. Reid, D. Dorr, J. I. Walker, J. W. Bonner (Eds.), *Unmasking the Psychopath.* New York: W. W. Norton.

Exner, J. E. Jr. (1991). *The Rorschach: A Comprehensive System: Vol. 2. Interpretation* (2nd ed.). New York: Wiley.

Exner, J. E. Jr. (2003). *The Rorschach: A Comprehensive System: Vol. 1. Basic Foundations* (4th ed.). New York: Wiley.

Gödel, K. (1931). Über formal unentscheidbare Sätze der Principa Mathematica und verwandter Systeme, I. *Monatshefte für Mathematik und Physik, 38,* 173–198.

Hare, R. D. (2003). *Hare PCL-R Technical Manual* (2nd ed.). N. Tonawonda, NY: MHS.

Hartmann, J., Hollweg, M., Nedopil, N. (2001). Quantitative Erfassung dissozialer und psychopathischer Persönlichkeiten bei der strafrechtlichen Begutachtung: Retrospektive Untersuchung zur Anwendbarkeit der deutschen Version der Hare-Psychopathie-Checkliste. *Nervenarzt, 72*, 365–370.

Hubble, M. A., Duncan, B. L., Miller, S. D. (Eds.) (1999). *The Heart and the Soul of Change: What Works in Therapy.* Washington, DC: American Psychological Association.

Lambert, M. J., Ogles, B. M. (2003). The efficacy and effectiveness of psychotherapy. In M. J. Lambert (Ed.), *Handbook of Psychotherapy and Behavior Change* (5th ed.). New York: John Wiley & Sons.

Lion, J. (1978). Outpatient treatment of psychopaths. In W. Reid (Ed.), *The Psychopath: A Comprehensive Study of Antisocial Disorders and Behaviors.* New York: Brunner/Mazel.

Masterson, J. F. (1976). *Psychotherapy of the Borderline Adult.* New York: Brunner/Mazel.

Meloy, J. R. (1988). *The Psychopathic Mind.* Northvale, NJ: Jason Aronson.

Millon, T. (1969). *Modern Psychopathology: A Biosocial Approach to Maladaptive Learning and Functioning.* Philadelphia: Saunders.

Millon, T. (1981). *Disorders of Personality: DSM-III, Axis II.* New York: Wiley.

Millon, T. (1990). *Toward a New Personology: An Evolutionary Model.* New York: Wiley.

Millon, T. (1999). *Personality-Guided Therapy.* New York: John Wiley & Sons.

Millon, T., Davis, R. (1996). *Disorders of Personality: DSM-IV and Beyond* (2nd ed.). New York: Wiley Interscience.

Millon, T., Davis, R., Millon, C. (1997). *Millon Clinical Multiaxial Inventory-III Manual* (2nd ed.). Minneapolis, MN: National Computer Systems.

Norross, J. C. (Ed.). (2002). *Psychotherapy Relationships that Work: Therapist Contributions and Responsiveness to Patients.* Oxford, England: Oxford University Press.

Norcross, J. C., Goldfried, M. R. (Eds.) (1992). *Handbook of Psychotherapy Integration.* New York: Basic Books.

Samenow, S. E. (1984). *Inside the Criminal Mind.* New York: Times Books.

Sadock, B. J., Sadock, V. A. (2003). *Kaplan and Sadock's synopsis of psychiatry: Behavioral sciences/clinical psychiatry* (9th ed.). Baltimore: Williams & Wilkins.

Saß, H., Wittchen, H.-U., Zaudig, M., Houben, I. (Hrsg.) (2003). *Diagnostisches und Statistisches Manual Psychischer Störungen -Textrevision - DSM-IV-TR.* Göttingen: Hogrefe.

Yochelson, S., Samenow, S. E. (1976). *The Criminal Personality: Volume I. A Profile for Change.* New York: Jason Aronson.

6 Der Lebensstil-Ansatz zur Behandlung von Substanzmissbrauch und Kriminalität

Glenn D. Walters[4]

Frank J., dessen Fall in Kapitel 2 vorgestellt wurde, hat die Diagnosen «Alkoholmissbrauch» und «antisoziale Persönlichkeitsstörung» erhalten und scheint nur wenig zur Veränderung motiviert zu sein. Manche Therapeuten könnten dazu neigen, sich nur auf einen der drei Bereiche (Drogen, Kriminalität oder Motivation) zu beschränken, in der Hoffnung, dass eine Änderung in einem der Bereiche automatisch auch zu Verbesserungen in den anderen Bereichen führen würde. Ein solcher Ansatz unterstellt jedoch die Existenz einfacher kausaler Beziehungen zwischen den relevanten Variablen. Was soll man aber tun, wenn der Zusammenhang zwischen Franks Substanzmissbrauch, seinem aggressiv-dissozialen Verhalten und seiner Ambivalenz gegenüber Veränderungen weder einfach noch kausal ist? Ein übergreifendes theoretisches Modell, das alle drei Aspekte umfasst, könnte daher erfolgreicher sein als Ansätze, die jeweils nur eine Variable berücksichtigen. Aus diesem Grund soll im Folgenden der Lebensstil-Ansatz zur Behandlung von Substanzmissbrauch und Kriminalität vorgestellt werden.

4 **Anmerkung der Autorin:** Die in diesem Kapitel enthaltenen Aussagen beruhen auf der persönlichen Meinung der Autorin. Daher sollte nicht angenommen werden, dass es sich um «offizielle» Angaben handelt oder die Sichtweise des Federal Bureau of Prisons oder des United States Department of Justice wiedergegeben wird. Korrespondenz zu diesem Kapitel sollte sich daher an Glenn D. Walters, Psychology Services, FCI-Schuylkill, P. O. Box 700, Minersville, PA 17954-0700, US, richten.

Das Lebensstil-Modell der Veränderung

Das Lebensstil-Modell der Veränderung beruht auf der übergreifenden, integrativ-interaktiven Theorie menschlichen Verhaltens und menschlicher Entwicklung nach Walters (2000 b, 2000 c). Ein Grundsatz der übergreifenden Theorie lautet, dass die Evolution alle Lebewesen mit einem Überlebensinstinkt ausgestattet hat, der mit einer sich wandelnden Umwelt interagiert. Veränderungen der Umwelt verursachen Spannung, Unausgeglichenheit und Furcht, weil sie das Überleben bedrohen. Die Furchtreaktion führt beim Menschen zu einem Streben nach höchstmöglicher Anpassung, sobald er das Bewusstsein entwickelt hat, eine eigenständige, von der Umgebung losgelöste Person zu sein. Die Fähigkeit dazu kann bei Kindern erstmals im Alter zwischen 18 und 24 Monaten beobachtet werden (Lewis und Brooks-Gunn, 1979). Diese Reaktion wird als existenzielle Angst bezeichnet. Alle Lebewesen entwickeln Verhaltensstrategien zur Bewältigung von Konflikten, die unvermeidlich immer dann auftreten, wenn der Überlebensinstinkt eines Organismus durch die sich ständig ändernde Umwelt herausgefordert wird. Die Bewältigungsstrategien des Menschen sind überwiegend kognitiver und vorbeugender Natur und dienen dazu, soziale Zugehörigkeit, Kontrolle und Status zu erreichen (Walters, 2000b). Menschen streben daher nach sozialer Unterstützung (Zugehörigkeit), Vorhersagbarkeit (Kontrolle) und Identität (Status) als Mittel, um auch während schwieriger Zeiten in einer sich verändernden Umwelt zu überleben.

Die Bausteine der kognitiven Strategien, die man nutzen kann, um den Überlebensinstinkt einer Person weiterzuentwickeln, werden als Schemata bezeichnet (Piaget, 1952). Um es mit einer Analogie auszudrücken: Schemata sind für Überzeugungssysteme das, was Neurone für das Zentralnervensystem sind. Die übergreifende Theorie definiert ein Schema als grundlegende Bedeutungseinheit, die aus der Erfahrung stammt und im Gedächtnis gespeichert wird. Durch die Kombination von Schemata entstehen untergeordnete Netzwerke wie Attributionen, Ergebniserwartungen, Wirksamkeitserwartungen, Ziele, Werte und Denkstile. Untergeordnete Schemanetzwerke verbinden sich wiederum zu umfassenderen kognitiven Strukturen wie Überzeugungssystemen und globalen Überzeugungen hinsichtlich zentraler Aspekte der Existenz, die von einer künstlichen Aufhebung des Raum-Zeit-Kontinuums abgeleitet werden. Die Selbstsicht und die Weltsicht entstammen einer Dichotomisierung des Raumkontinuums in Ereignisse innerhalb der eigenen Person (Selbstsicht) und Ereignisse außerhalb (Weltsicht). Die Perspektiven der Vergangenheit, Gegenwart und Zukunft beruhen wiederum auf einer willkürlichen, konzeptuell jedoch bedeutungsvollen Dreiteilung des Zeitkontinuums in Vergangenheit, Gegenwart und Zukunft. Das kognitive System des Menschen kann als eine Verschmelzung von Symbolen konzipiert werden, die von einfachen und spezifischen Formen (einzelne Schemata) bis zu komplexen und globalen Erscheinungen (Überzeugungssysteme) reichen. **Tabelle 6-1** auf S. 128 liefert eine kurze Beschreibung jedes wesentlichen untergeordneten Schemanetzwerks und der zentralen Überzeugungssysteme.

Man nimmt an, dass Menschen in existenzieller Angst auf eine von drei Arten reagieren: mit Verzweiflung, Beharren auf Vertrautem («*Patterning*») oder Anpassung. Bei Verzweiflung handelt es sich um einen übermäßig «einschließenden» Interaktionsstil. Dieser wird durch zwei Aspekte geprägt:

- hohes Ausmaß von Akkomodation (Akkomodation = Anpassung eines kognitiven Schemas, um neue Informationen integrieren zu können; vgl. Piaget, 1951) und
- das Gefühl, von den Veränderungen überwältigt zu werden.

Da Verzweiflung unangenehme Gefühle hervorruft, wird sie normalerweise schnell durch so genanntes *Patterning* oder durch Anpassung abgelöst. *Patterning* bedeutet, dass ein bestimmtes Verhalten weiterhin in gleicher Form wiederholt wird, wobei die Realität der Veränderungen in der Umwelt ignoriert wird. Patterning erzeugt die Illusion der Unveränderbarkeit und bildet damit einen «ausschließenden» Interaktionsstil, der durch einen niedrigen Grad an Akkomodation und einen hohen Grad an Assimilation gekennzeichnet ist (Assimilation = Einpassung neuer Informationen in ein vorhandenes Schema; vgl. Piaget, 1952). Während Verzweiflung und Patterning eine Über- bzw. Untersensibilität gegenüber Umweltänderungen beinhalten und mit einer Über- bzw. Unterflexibilität des Verhaltens gegenüber äußeren Veränderungen einhergehen, sind die Ausprägungen von Sensibilität und Flexibilität bei der *Anpassung* gemäßigt. Die Reaktion besteht hier sowohl aus Komponenten der Assimilation als auch der Akkomodation. Folglich dient diese Strategie dem Überlebensziel besser als Verzweiflung und Patterning.

Bei Verhaltensmustern oder Gewohnheiten handelt es sich um universelle menschliche Phänomene, aber wenn sie für eine Person zu wesentlichen Quellen von sozialem Anschluss, Vorhersagbarkeit und Status werden, ist es angemessener, sie als *Lebensstile* zu bezeichnen. In der übergreifenden Theorie werden vier Gruppen von Lebensstilen beschrieben, die auf der Kombination von zwei anthropologisch relevanten Dimensionen basieren: Dominanz versus Unterwerfung und hohe versus geringe Kontrolle. Eine dieser vier Gruppen, der «rebellische» Stil (Dominanz und geringe Kontrolle) umfasst zwei Lebensstile, die Frank beide vertraut sind: Die Lebensstile «Drogenmissbrauch» und «kriminelles Verhalten» fallen beide in die Klasse des rebellischen Lebensstils. Beide Stile äußern sich in ähnlichen Interaktionsmustern und werden durch ein gemeinsames Set von

Tabelle 6-1: Definition wichtiger untergeordneter Schemanetzwerke und zentraler Überzeugungssysteme

	Untergeordnete Schemanetzwerke
Schemakategorie	**Definition**
Attributionen	Schemata, die die Gründe für das eigene Handeln oder das Handeln anderer Personen erklären
Ergebniserwartungen	Schemata, die die zukünftigen Konsequenzen eines Verhaltens vorwegnehmen
Wirksamkeitserwartungen	Schemata, die das Vertrauen darin ausdrücken, ein erwünschtes Ziel erreichen zu können
Zielsetzungen	schematische Ziele, die die Handlungen und Entscheidungen einer Person leiten
Werte	schematische Prioritäten, die die Art der Verpflichtungen einer Person in ihrem Leben bestimmen
Denkstile	verzerrte Denkmuster, die dazu dienen, ein negatives oder destruktives Verhaltensmuster zu rationalisieren und zu unterstützen
	Zentrale Überzeugungssysteme
Schemakategorie	**Definition**
Selbstsicht	die Auffassung einer Person von sich selbst, die fünf Anteile umfasst: reflektierte Bewertungen, soziale Vergleiche, Selbstrepräsentationen, Rollenidentität und mögliche Varianten des Selbst
Weltsicht	die Auffassung einer Person von der Welt auf vier Dimensionen: organistisch-mechanistisch; fatalistisch-handlungsorientiert; gerecht-ungerecht; feindselig-wohlwollend
Sicht der Gegenwart	die Wahrnehmung innerer und äußerer Stimuli bei einer Person und die Art und Weise, wie sie auf diese Reize reagiert; so genannte wahrnehmungsbezogene und exekutive Funktionen
Sicht der Vergangenheit	die Erinnerungen einer Person an die persönliche und historische Vergangenheit
Sicht der Zukunft	die Antizipation der Zukunft und ihrer Möglichkeiten durch eine Person

Überzeugungen oder Denkstilen aufrechterhalten. Die acht Denkstile, die dem Drogen- und dem kriminellen Lebensstil gemeinsam sind, werden in **Tabelle 6-2** auf S. 130 aufgeführt.

Mehrere dieser Denkstile (Beendigung, Sentimentalität, unangemessener Optimismus) stammen aus Yochelsons und Samenows (1976) Arbeit über die kriminelle Persönlichkeit. Diese Denkstile werden nicht als Persönlichkeitszüge aufgefasst, sondern als Merkmale der Interaktion einer Person mit ihrer Umgebung. Wie die Umwelt ändern sich auch Denkstile ständig in Reaktion auf neue Situationen und Erfahrungen, und jeder einzelne Lebens- und Denkstil ist mit einem speziellen Interaktionsmuster mit der Umwelt verbunden.

Außerhalb der existenziellen Bedingungen, in die Menschen hineingeboren werden, nämlich in einen biologischen Organismus, dessen Überleben davon abhängt, wie er oder sie sich in einer sich ständig wandelnden Umwelt verhält, konstruieren sich Menschen ihre eigenen Realitäten und verteidigen sie ständig. Wandel bedeutet daher in erster Linie, bei einer Person die Wahrnehmung der Realität als Manifestation des Überzeugungssystems, dem sie anhängt, zu verändern. Die übergreifende Theorie nimmt zur Kenntnis, dass es viel mehr Menschen gibt, die den Drogen (Walters, 2000 d) oder einem kriminellen Lebensstil (Shover, 1996) spontan, also ohne therapeutische Unterstützung entsagen, als Menschen, die nach einer formalen Behandlung Verbesserungen aufweisen. Tatsächlich lehnt der Lebensstil-Ansatz das medizinische Behandlungsmodell ab zugunsten eines Vorgehens, bei dem der Berater oder Therapeut («Helfer») die Aufgabe hat, den natürlichen Veränderungsprozess zu unterstützen, von dem angenommen wird, dass er allen Menschen innewohnt. Um diesen universellen Prozess anzuregen, ist ein Helfer erforderlich, der die Aufmerksamkeit des Patienten auf die vier so genannten *Schlüsselelemente der Veränderung* richtet: Verantwortlichkeit, Selbstvertrauen, Sinnfindung und Orientierung an der Gemeinschaft. In der Lebensstil-Theorie der Veränderung wird diesen Aspekten eine zentrale Position zugeschrieben. Im Einzelnen geht es darum,

- die Verantwortung für die Konsequenzen der eigenen Handlungen zu übernehmen (Verantwortlichkeit)
- Fertigkeiten zu besitzen, die die eigenen Chancen auf Erfolg erhöhen, und dies zu wissen (Selbstvertrauen)
- einen neuen Sinn bzw. neue Bedeutung im Leben zu finden (Sinnfindung) und
- den Einfluss des eigenen Handelns auf die Gesellschaft, in der man lebt, einzuschätzen (Orientierung an der Gemeinschaft).

Tabelle 6-2: Acht gemeinsame Denkstile des Drogen- und des kriminellen Lebensstils

Beschwichtigung	negative Konsequenzen eigener Handlungen werden entschuldigt, die Schuld wird anderen zugeschoben. Verantwortung wird externalisiert. Beispiel: «Ich würde nicht so viel trinken, wenn meine Frau nicht so viel meckern würde.»
Beendigung	schnelle Beseitigung der üblichen Argumente gegen Verbrechen, Drogengebrauch und andere unverantwortliche Verhaltensweisen. Die Strategie des Abbrechens äußert sich am häufigsten in der Zwei-Wort-Phrase: «Scheiß drauf.» Beispiel: «Ich kann diesen Scheiß hier nicht mehr ertragen; ich gehe jetzt zum Chef und sage ihm, dass ich kündige!»
Anspruchshaltung/ Anmaßung	ein Gefühl von Überlegenheit oder des Privilegiertseins, das es einem gestattet, Drogen zu nehmen oder kriminell zu sein. Eine solche Anspruchshaltung äußert sich häufig darin, dass Wünsche als Bedürfnisse fehlgedeutet werden. Beispiel: «Ich muss stehlen, um an Drogen zu kommen, ich bin schließlich süchtig.»
Machtorientierung	das Verlangen danach, Kontrolle über andere auszuüben. Beispiel: «Leg dich nicht mit mir an, ich zeige dir, was Respekt heißt!» Innerhalb des Drogen-Lebensstils besteht eine einzigartige Ausdrucksform dieses Denkstils darin, seinen eigenen emotionalen Zustand mithilfe von Chemikalien kontrollieren zu wollen.
Sentimentalität	anderen etwas Gutes tun in der Absicht, sich selbst besser zu fühlen. Beispiel: «Ich verkaufe Drogen – na und? Schließlich verschenke ich zum Thanksgiving immer Truthähne in der ganzen Nachbarschaft.»
unangemessener Optimismus	glauben, dass man ein negatives Verhaltensmuster aufrechterhalten kann, ohne jemals die Konsequenzen tragen zu müssen. Beispiel: «Ich bin nicht drogenabhängig; ich kann jederzeit aufhören, wenn ich will.»
geistige Trägheit	statt sich konstruktiv mit einem Problem auseinanderzusetzen, wird eine «Abkürzung» gewählt, die langfristig zum Misserfolg führen wird. Beispiel: «Wenn ich trinke, scheinen meine Probleme sofort zu verschwinden.»
Diskontinuität	Fehlen von Konsistenz oder Folgerichtigkeit der eigenen Gedanken und Handlungen. Die Person lässt sich leicht von Ablenkungen und Versuchungen der Umwelt zu ungünstigen Handlungen verleiten. Beispiel: «Immer wenn ich das Gefängnis verlasse, bin ich zunächst voller guter Absichten, aber es ist nur eine Frage der Zeit, bis ich wieder Drogen nehme und Verbrechen begehe, um sie zu finanzieren.»

Wesentliche therapeutische Fertigkeiten

Als integratives Paradigma beruft sich das Lebensstil-Modell weitgehend auf traditionelle psychotherapeutische Schulen. Die Betonung der therapeutischen Beziehung im Lebensstil-Ansatz stammt aus der psychodynamischen Tradition. Mithilfe des so genannten «Schamanen-Effekts» (das psychologische Äquivalent des Placebo-Effekts) wird ein therapeutisches Bündnis mit den Patienten geschlossen, die an einem Programm zur Veränderung des Lebensstils teilnehmen (Walters, 2001). Fünf Faktoren tragen zum «Schamanen-Effekt» bei: Verständnis, Rituale, Metaphern, Dialektik und die Attributionstriade. Verständnis bedeutet, dass der Patient wahrnimmt, dass der Helfer seine innere Welt versteht und ihm dabei helfen kann, diese Welt umzustellen. Wachstumsfördernde Rituale müssen drogen- und kriminalitätsbezogene Zwänge ersetzen, und Metaphern müssen erfunden werden, um zwischen Helfer und Patient eine gemeinsame private Bedeutung aufzubauen. Die Anpassung eines Patienten kann dadurch gefördert werden, dass den subjektiven Mythen des Patienten Gegenentwürfe gegenübergestellt werden, die dann mithilfe dialektischer Methoden integriert werden können. Die drei Komponenten der Attributionstriade (Glaube an die Notwendigkeit von Veränderung, Glaube an die Möglichkeit von Veränderung, Glaube an die eigene Fähigkeit, Veränderung zu bewirken) übermitteln durch die sich entwickelnde therapeutische Beziehung Verantwortlichkeit, Hoffnung und Vertrauen.

Wie traditionelle behaviorale Ansätze legt der Lebensstil-Ansatz Wert auf die Entwicklung von Fertigkeiten. Wenn Veränderungen stattfinden sollen, muss eine Person in der Lage sein, die inneren und äußeren Bedingungen zu bewältigen, die wieder zu einem Drogen- oder kriminellen Lebensstil verführen könnten. Patienten können Entspannungstechniken und Stressmanagement-Verfahren erlernen, um starke Gefühle existenzieller Angst zu bewältigen. Sie können auch darin trainiert werden, sich selbst den Zugang zu drogen- und kriminalitätsbezogenen Aktivitäten zu erschweren, um die Gelegenheiten für diese Handlungen zu reduzieren. Patienten können auch lernen, besser zwischen Alternativen auszuwählen bzw. Entscheidungen zu treffen. Der Helfer muss über geeignete Techniken verfügen, um das Vertrauen des Patienten zu fördern und die Urteils- und Entscheidungsfähigkeit des Patienten zu erhöhen. Eine dritte relevante Gruppe von Techniken bei dieser Patientengruppe bilden die kognitiven und rationalen Restrukturierungsstrategien, die während der letzten Jahrzehnte in der Psychologie sehr beliebt geworden sind. Wenn Helfer dazu befähigt sind, Patienten in der Nutzung der kognitiven Modelle von Albert Ellis (Ellis und Dryden, 1997) und Aaron Beck (Beck, Wright, Newman und Liese, 1993) zu unterweisen, um irrationale und unlogische Gedanken zu erkennen und zu korrigieren, so stellt dies einen Gewinn für jedes Programm dar, das auf eine Änderung des Lebensstils abzielt.

Ferner macht der Lebensstil-Ansatz Anleihen bei existenziellen und humanistischen Ansätzen in dem Sinn, dass Werte wie Freiheit, Verantwortlichkeit und Sinnfindung während des gesamten Interventionsprozesses betont werden. Verbesserungen, die anfänglich durch die therapeutische Beziehung (Schamanen-Effekt) und durch das Training verschiedener (kognitiver) Fertigkeiten erzielt worden sind, können im weiteren Verlauf gefestigt werden, indem der Patient lernt, seine Interessen, die Art seiner Selbstverpflichtungen und seine Identifikationen zu ändern. Die Interessen ändern sich, wenn der Patient beginnt, Tätigkeiten auszuüben, die mit einem Drogen- und kriminellen Lebensstil unvereinbar sind, und wenn er Beziehungen zu Menschen aufnimmt, die mit seinem früheren Umfeld nichts zu tun haben. Ein Wandel der Selbstverpflichtungen bedeutet, dass neue Werte, Prioritäten und Erwartungen die alten Werte, Prioritäten und Erwartungen, die mit Drogen und Kriminalität verbunden waren, ersetzen. Identifikationen ändern sich, wenn ein Patient eine neue Identität ausbildet, die nicht durch frühere Bindungen an Drogen und Kriminalität beeinflusst ist. Eine Voraussetzung ist, dass vermieden wird, dem Patienten Etiketten wie «Krimineller», «Alkoholiker» oder «Süchtiger» aufzudrücken, die die Sicht auf die wahre Vielfalt seiner Optionen und Veränderungsmöglichkeiten verstellen und beschränken. Helfer, die nach einem Lebensstil-Ansatz arbeiten, werden dazu angehalten, diese Strategien bei ihrer Arbeit mit Patienten zu betonen.

Spezifische Fragen

1. Therapeutische Ziele

Der Lebensstil-Ansatz verwendet statt der Begriffe «primäre» und «sekundäre Therapieziele» das Konzept kurzfristiger und langfristiger Interventionsziele. Bei der Arbeit mit jemandem wie Frank würden zwei kurzfristige Ziele darin bestehen, ihn bei der Erkenntnis zu unterstützen, dass er ein Problem hat, und ihn dazu zu ermutigen, mehr persönliche Verantwortung für die Lösung dieses Problems zu übernehmen.

Frank droht die Aussicht, ins Gefängnis zurückzukehren, falls seine Bewährung aufgrund von Trunkenheit oder ordnungswidrigem Verhalten aufgehoben wird. Wenn man ihn mit den negativen Konsequenzen seines Alkoholmissbrauchs und seines kriminellen Verhaltens konfrontieren würde, gäbe ihm das die Gelegenheit, aus seinen Fehlern der Vergangenheit zu lernen. Manche Psychologen würden Frank als Psychopathen bezeichnen und auf der Grundlage dieser Diagnose annehmen, dass er aufgrund eines abweichenden autonomen Erregungslevels nicht in der Lage sei, aus den Konsequenzen seines Verhaltens zu lernen (Hare, 1993). In manchen Fällen haben die Betroffenen jedoch lediglich nie gelernt, wie sie aus solchen natürlich vorkommenden «Lehrstunden» Vorteile ziehen können. Franks schwierige rechtliche Lage könnte die Macht besitzen, sein Denken und Verhalten zu verändern, falls er diese Situation als Krise wahrnimmt. Krise bedeutet hier die Erkenntnis, dass der eigene Lebensstil (hier eine Kombination aus Drogen- und kriminellem Lebensstil) mehr Leid als Vergnügen verursacht. Indem man natürliche Ereignisse im Leben einer Person mit einbezieht – wie Franks rechtliche Auflagen oder die Belastungen seiner Ehe durch sein Verhalten – kann es gelingen, eine Krise von so großer Bedeutung auszulösen und weiterzuentwickeln, dass die mit dem Lebensstil verbundenen Aktivitäten zumindest vorübergehend eingestellt werden.

Die zeitweilige Unterbrechung dieser Aktivitäten ermöglicht es den Betroffenen, ihre Überzeugungssysteme zu verändern, die den Lebensstil verstärken und aufrechterhalten können. An diesem Punkt überschneiden sich kurzfristige und langfristige Therapieziele, wobei die letzteren nach den vier Schlüsselelementen der Veränderung geordnet werden können: Verantwortlichkeit, Selbstvertrauen, Sinnfindung und Orientierung an der Gemeinschaft. Im Hinblick auf das Element Verantwortung würde ein langfristiges Ziel darin bestehen, Frank dabei zu helfen, allmählich die Verantwortung für seine Handlungen zu übernehmen und nicht länger anderen die Schuld für die negativen Konsequenzen seiner Handlungen zuzuschieben. Selbstvertrauen wird durch die Förderung wichtiger Fertigkeiten aufgebaut. In Franks Fall könnte dies Strategien beinhalten, wie er den Schaden reduzieren könnte, der durch seinen Alkoholmissbrauch entsteht, wie er Stress anders bewältigen könnte als durch Trinken, und wie er die Probleme des alltäglichen Lebens lösen könnte, ohne sich in Alkohol oder Kriminalität flüchten zu müssen. Der Sinn des Lebens wird bei Frank durch seine Selbst- und Weltsicht beschränkt, die beide verändert werden müssen, wenn er sein kriminelles und von Drogenmissbrauch geprägtes Leben aufgeben soll. Ein langfristiges, gemeinschaftsbezogenes Ziel bei jemandem wie Frank würde darin bestehen, ihn erkennen zu lassen, welchen negativen Einfluss sein Trinken und sein aggressiv-dissoziales Verhalten auf die Handvoll Menschen haben, die ihm in seinem Leben noch geblieben sind.

Ich vermute, dass Frank anfangs versuchen würde, sich beim Helfer einzuschmeicheln, doch sobald er merken würde, dass die Bewährungsauflagen weder durch Charme noch durch dominantes Verhalten zu ändern sind, würde sein Benehmen schnell zu Ärger und Gekränktheit wechseln. Wenn wir den Helfer dazu drängen, genaues Wissen über die wahre Persönlichkeit des Patienten zu erwerben, so heißt dies nicht, dass diese Realität auch gutgeheißen werden muss. Analog dazu muss der Helfer die schwierige Aufgabe bewältigen, sich Zugang zur inneren Welt der Überzeugungssysteme eines Patienten zu verschaffen, ohne seinen eigenen Sinn für die Realität zu verlieren (welcher, dies sei betont, genauso subjektiv ist wie der des Patienten). Um dieses Ziel erreichen zu können, wird der Helfer ermutigt, ein therapeutisches Bündnis mit dem Patienten einzugehen und den Patienten an die negativen langfristigen Folgen eines falschen Bündnisses zu erinnern. In Franks Fall würde die Inhaftierung eine solche Folge darstellen. Eine Kooperation mit Frank könnte daher am besten auf der Grundlage hergestellt werden, dass sich die Rückkehr ins Gefängnis durch eine gute Zusammenarbeit am wirksamsten verhindern ließe. Natürlich stellt eine Inhaftierung selbst eine Lehre fürs Leben dar. Der Hinweis auf andere natürliche Krisen in Franks Ehe und in seiner finanziellen Situation wäre eine weitere Möglichkeit, um seine Veränderungsmotivation zu fördern. Sobald das kurzfristige Ziel der Veränderungsmotivation erreicht wäre, könnten langfristige Ziele wie erhöhte Verantwortlichkeit, Selbstvertrauen, Sinnfindung und Orientierung an der Gemeinschaft angestrebt werden.

2. Weitere Informationen

Es gibt vier Verfahren, die die Behandlungsplanung bei einem Patienten wie Frank wesentlich unterstützen könnten. Zwei kurze Screening-Instrumente, die Lifestyle Criminality Screening Form (LCSF; Walters, White und Denney, 1991) und das Drug Lifestyle Screening Interview (DLSI; Walters, 1994), ermöglichen es einzuschätzen, in welchem Ausmaß der Lebensstil einer Person von Kriminalität bzw. Drogen geprägt ist. Die LCSF erfasst die vier interaktiven Stile des kriminellen Lebensstils in graphischer Form (Verantwortungslosigkeit, Genusssucht, Aufdringlichkeit im zwischenmenschlichen Bereich, Brechen sozialer Regeln) und ermöglicht die Berechnung eines Gesamtwerts zwischen 0 und 22. Aufgrund der begrenzten Informationen aus der Fallgeschichte sollte Frank einen Wert von mindestens 10 erreichen (der traditionelle Cut-off-Wert für eine bedeutsame Ausprägung des kriminellen Lebensstils). Das DLSI ist ein kurzes strukturiertes Interview mit dem Ziel, die vier interaktiven Stile zu erfassen, die mit einem Drogen-Lebensstil verbunden sind (mangelnde Verantwortlichkeit/Pseudoverantwortlichkeit, unausgewogene Stressbewältigung, oberflächliche zwischenmenschliche Beziehungen, Brechen oder Missachten sozialer Regeln). Da das DLSI einem Interviewformat folgt, lässt sich nicht abschätzen, welchen Wert Frank hierbei erzielt hätte. Die Daten aus der Fallgeschichte (früher Beginn des Trinkens, Aggressivität im alkoholisierten Zustand, schrumpfender Freundeskreis) lassen jedoch darauf schließen, dass Franks Lebensstil von den Drogen genauso stark geprägt ist wie von der Kriminalität.

Zwei weitere psychologische Instrumente könnten ebenfalls Franks Position gegenüber dem Drogen- und dem kriminellen Lebensstil erhellen: das Psychological Inventory of Drug-Based Thinking Styles (PIDTS; Walters und Willoughby,

2000) und das Psychological Inventory of Criminal Thinking Styles (PICTS; Walters 1995). Beide Instrumente bestehen aus 80 Items mit dem Ziel, die acht Denkstile zu erfassen, von denen man annimmt, dass sie einen Drogen- (PIDTS) oder kriminellen (PICTS) Lebensstil aufrechterhalten (Beschwichtigung, Beendigung, Anspruchshaltung, Machtorientierung, Sentimentalität, unangemessener Optimismus, geistige Trägheit, Diskontinuität). Sollten die Werte auf dem DLSI und der LCSF zeigen, dass Frank sowohl einen kriminellen als auch einen Drogen-Lebensstil aufweist, so wäre es angemessen, sowohl den PIDTS als auch den PICTS einzusetzen, obwohl die beiden Instrumente bei derselben Person erfahrungsgemäß zu ähnlichen Ergebnissen führen (Walters, 1998 a). Der Fallgeschichte zufolge kann man annehmen, dass er bei beiden Fragebögen wahrscheinlich erhöhte Werte auf der Skala Beschwichtigung (Externalisierung von Schuld), Beendigung (Alkohol und Gewalt) und Machtorientierung (Verlangen nach Kontrolle über andere durch Gewalt und über die eigenen Gefühle durch Alkohol) erzielen würde. Mehr Verständnis dafür, wie diese drei Denkstile Franks Drogen- und kriminellen Lebensstil schützen, könnte viel dazu beitragen, seine Handlungsweisen aufzuklären und seine allgemeine Anpassung zu fördern.

3. Konzeptualisierung der Persönlichkeit, des Verhaltens, der emotionalen Verfassung und der Art des Denkens

In der Lebensstil-Theorie wird nicht so vorgegangen, dass dem Verhalten ein Persönlichkeitsstil zugeschrieben wird, obwohl zwischen Franks Symptomen und Cleckleys (1941/1976) Kernmerkmalen der Psychopathie offensichtlich Parallelen bestehen. Stattdessen werden Franks Symptome auf die Interaktion von Umwelt- und Temperamentsfaktoren zurückgeführt (hohes Aktivitätsniveau, geringe positive Emotionalität, hohe negative Emotionalität, geringe Geselligkeit, hohe Geschwindigkeit der Informationsverarbeitung, gemäßigtes Streben nach neuen Erfahrungen). Das Resultat dieser Interaktionen ergibt eine Person, die am besten als aktiv, intelligent, unemotional und im sozialen Bereich oberflächlich beschrieben werden kann. Was die meisten Persönlichkeitstheoretiker als Persönlichkeitszüge sehen, konzipieren die Anhänger der Lebensstil-Perspektive als Interaktionsstile und Überzeugungssysteme. Zu den untergeordneten schematischen Netzwerken, die sich aus der Interaktion zwischen Franks Temperament und verschiedenen Umweltbedingungen entwickeln haben, gehören:

- die Tendenz, Schuld auf andere abzuschieben
- starke positive und schwache negative Ergebniserwartungen in Bezug auf Alkohol und Verbrechen
- eine hohe Selbstwirksamkeit für Verbrechen, aber eine geringe Selbstwirksamkeit für prosoziales Verhalten

- kurzfristige Zielsetzungen
- hedonistische Werte
- Abhängigkeit von Denkstilen wie Beschwichtigung, Beendigung und Machtorientierung.

Die Selbstsicht ist modular organisiert und kann in fünf Hauptkomponenten unterteilt werden: reflektierte Bewertungen, soziale Vergleiche, Selbstrepräsentationen, Rollenidentitäten und mögliche Varianten des Selbst. Unter reflektierten Bewertungen versteht man, wie eine Person glaubt, von anderen gesehen zu werden. Ein Beispiel aus Franks Leben wäre seine reflektierte Bewertung als jemand, der andere unterdrückt. Soziale Vergleiche können nach oben, nach unten oder seitwärts gerichtet sein und können somit den Zwecken der Förderung des Selbst, der Selbsterhöhung bzw. der Selbstbewertung dienen. Franks Selbstsicht ist von abwärts gerichteten Vergleichen in einem solchen Ausmaß geprägt, dass er sich anderen überlegen fühlt und sie gewöhnlich herablassend behandelt. Persönliche Merkmale und Eigenschaften der Umwelt, mit denen sich eine Person identifiziert, bezeichnet man als Selbst-Repräsentationen. Die Selbst-Repräsentationen, die Franks Selbstsicht kennzeichnen, kreisen um Macht und Kontrolle, was sich in seiner muskulösen Gestalt und seiner (anzunehmenden) Begeisterung für Feuerwaffen ausdrückt. Rollenidentitäten sind die sozialen Rollen, aus denen eine Person ihr Gefühl von Identität zieht. Für Frank stellte seine frühere Rolle als Hubschrauberpilot in Vietnam eine wesentliche Rollenidentität dar, auch wenn er dieser Rolle gegenüber ambivalent eingestellt war. Mögliche Varianten des Selbst teilen sich gewöhnlich in erwünschte «Selbste» (was bzw. wer man gerne sein möchte) und unerwünschte, gefürchtete «Selbste» (was bzw. wer man nicht sein möchte). Franks Vater hat für Frank zugleich als erwünschtes und gefürchtetes Selbst gedient. Er verlangte nach der Macht des Vaters, aber verabscheute seine Misshandlungen. Dennoch hat Frank beide möglichen Varianten des Selbst in seine Selbstsicht integriert.

Während die Selbstsicht in Modulen organisiert ist, ist die Weltsicht einer Person entlang von Dimensionen strukturiert. So wie viele Menschen, die einen im weitesten Sinne kriminellen Lebensstil führen, bevorzugt Frank eindeutig den mechanistischen Pol der organismisch-mechanistischen Dimension. Seine Weltsicht ist außerdem stark von Fatalismus geprägt. Er verleugnet die Tatsache, dass sein Trinken ihm Probleme verursacht, und scheint es als sein Schicksal akzeptiert zu haben, dass er missverstanden wird und alle auf ihm herumhacken. Bei der Gerechtigkeits-Ungerechtigkeits-Dimension von Franks Weltsicht wird eine tiefe Spaltung sichtbar: Er ist davon überzeugt, dass andere Menschen verdienen, was ihnen zustößt, und er hat wenig Mitgefühl für die Notlagen anderer (Gerechtigkeit). Andererseits glaubt er, dass er ungerechterweise zum Opfer gemacht wurde und ihm im Leben eigentlich viel mehr zusteht, als er bisher bekommen hat (Ungerechtigkeit). Franks Weltsicht betont den feindseligen Pol der feindselig-wohlwollenden Dimension; deshalb schreibt er den Handlungen anderer Personen häufig böswillige Motive und üble Absichten zu.

Die drei auf die Zeitdimension bezogenen Überzeugungssysteme, die Sicht der Gegenwart, der Vergangenheit und der Zukunft, erhellen sowohl Franks Verhalten als auch seine Selbst- und Weltsicht. Die Sicht der Gegenwart ist funktional organisiert und verfolgt zwei Hauptziele, eine Wahrnehmungs- und eine exekutive Funktion. Jeder Mensch neigt dazu, seine Wahrnehmungen in einem bestimmten Ausmaß zu verzerren, um sie den eigenen Überzeugungssystemen und dem persönlichen Verständnis der Wirklichkeit anzupassen. In Franks Fall bildet die Verzerrung einen ganz wesentlichen Bestandteil seiner Überzeugungssysteme, zumindest was die Sicht der Gegenwart anbelangt. Trotz seiner überdurchschnittlichen Intelligenz ist die exekutive Funktion von Franks Gegenwartssicht deutlich eingeschränkt, was wiederum seine Urteilsfähigkeit beeinträchtigt. Franks Sicht der Vergangenheit ist negativ gefärbt, was man häufig bei Personen beobachten kann, die Drogen nehmen oder kriminell sind. Seine Erinnerungen an die Vergangenheit sind von seiner Kindheit bis hin zu seinen Erfahrungen in Vietnam durchsetzt von Themen wie Tod, Ungerechtigkeit und Betrug, während die positiveren Seiten dieser Erlebnisse seiner Erinnerung kaum zugänglich sind. Die einzige Ausnahme besteht in Franks euphorischen Erinnerungen an Ereignisse, die mit Alkohol und Kriminalität zusammenhängen. Hierbei werden die positiven Aspekte dieser Erfahrungen hervorgehoben und die negativen Seiten minimiert. Die Vorstellungen, die Franks Sicht von Zukunft abbilden, beziehen sich auf drogenbezogene und kriminelle Motive. Es handelt sich um Coups, die er in nicht allzu ferner Zukunft plant, was sich etwa in dem Gedanken ausdrückt, sein fragwürdiges «Unternehmen» auszubauen und Wetten von zwanghaften Spielern anzunehmen.

4. Probleme und Fallstricke in der Therapie

Für jeden, der mit Frank eine therapeutische Beziehung einginge, läge ein möglicher Fallstrick in Franks Neigung, andere zu manipulieren. Der Fallbericht spiegelt wider, dass Frank in der Lage ist, die Schwächen anderer Menschen zu erkennen und daraus Nutzen zu ziehen. Sollte er herausfinden, dass er den Helfer nicht durch dominantes Verhalten in eine unterlegene Position drängen kann, so würde er versuchen, ihn oder sie subtil zu manipulieren, indem er die Rolle eines perfekten Patienten spielen würde. Lebensstil-Interventionen werden oft in Gruppen von Patienten mit ähnlichen Problemen durchgeführt. Unter diesen Bedingungen würde Frank möglicherweise versuchen, die Rolle des Co-Therapeuten einzunehmen und auf die Denkfehler und Lebensstilmuster der anderen Mitglieder aufmerksam machen, ohne viel über sich selbst preiszugeben. Unabhängig davon, ob die Sitzungen einzeln oder in der Gruppe abgehalten werden, bestehen bei einem Patienten wie Frank bestimmte Risiken, und es müssten angemessene Vorsichtsmaßnahmen getroffen werden. Um sich gegen Franks Manipulationsversuche zu schützen, sollte der Helfer Franks Selbstberichte mit den Informationen abgleichen, die er von Franks Frau und dem zuständigen Polizeibeamten erhalten hat. Dabei sollte selbstverständlich die Vertraulichkeit der Gespräche mit Frank gewahrt bleiben. Vertrauen bildet einen wesentlichen Bestandteil der therapeutischen Beziehung, aber bei der Arbeit mit einer so unehrlichen Person wie Frank kann es nur langsam aufgebaut werden. Es wäre in jedem Fall naiv, seine Neigung zum Manipulieren zu missachten, doch dieses Bewusstsein sollte den Helfer nicht davon abhalten, sich voll und ganz auf ein produktives therapeutisches Bündnis mit Frank einzulassen, den Schamanen-Effekt einzusetzen und Frank dazu zu ermutigen, die vier Schlüsselelemente der Veränderung (Verantwortlichkeit, Selbstvertrauen, Sinnfindung, Orientierung an der Gemeinschaft) in seinem täglichen Umgang mit anderen Menschen zu beachten.

Eine weitere Falle für den wohlmeinenden Therapeuten besteht in dem Glauben, dass entweder das Trinken oder die Kriminalität den Hauptgrund für Franks Schwierigkeiten darstellt und dass eine Veränderung des «kausalen Faktors» die «Effektvariable» automatisch ebenfalls verändern würde. Die Beziehung zwischen Drogen und Kriminalität ist jedoch äußerst komplex. In manchen Fällen bildet Kriminalität den Hauptgrund für Drogenmissbrauch und in anderen Fällen verursacht der Drogenmissbrauch Kriminalität, aber in der großen Mehrheit der Fälle entwickeln sich Kriminalität und Drogenmissbrauch gemeinsam bis zu einem Zustand, in dem sie entweder wechselseitig voneinander abhängen oder ganz unabhängig voneinander sind (Walters, 1998 a). In jedem Fall müssen typischerweise beide Lebensstile zum Gegenstand der Behandlung werden. Der Vorteil des Lebensstil-Ansatzes besteht darin, dass er eine Philosophie und eine Strategie bereitstellt, mit der beide Lebensstile, die Franks Verhalten bestimmen, gleichzeitig untersucht werden können. Denn es wird angenommen, dass beide aus derselben Gruppe von Lebensstilen («rebellische Lebensstile») stammen und daher viele Interaktionsmuster, Überzeugungssysteme und Denkstile gemeinsam haben. Der Lebensstil-Ansatz eignet sich also dazu, den Drogen- und den kriminellen Lebensstil gleichzeitig und nicht nacheinander anzugehen, was langfristig effizientere und besser koordinierte Interventionen ermöglicht. So stehen beispielsweise die Hinweisreize, die Drogengebrauch und Kriminalität auslösen, häufig miteinander in Verbindung oder sind sogar identisch (z. B. Freunde, Gefühle oder Situationen). Das Risiko, nur einen Teil der Problematik zu erfassen, kann durch die Verwendung der Lebensstil-Prozedur vermindert werden, bei der beide Teilbereiche des Problems in die Lösung eingeschlossen werden.

5. Prognose

Aus klinischer Sicht besteht das Ziel der Lebensstil-Intervention letztlich darin, Patienten dabei zu helfen, ihr adaptives Funktionsniveau zu erhöhen. Ob Patienten ihre adaptiven Ressourcen ausweiten können, hängt wesentlich von ihrer Fähigkeit ab, die vier Schlüsselelemente der Veränderung zu nutzen, die oben bereits beschrieben worden sind: Verantwortlichkeit, Selbstvertrauen, Sinnfindung und Orientierung an der Gemeinschaft. Unabhängig davon, ob eine professionelle Unterstützung stattgefunden hat oder nicht, beobachtet man bei Personen, die einen Drogen- oder kriminellen Lebensstil erfolgreich aufgegeben haben, weitaus häufiger Spontanremissionen als Veränderungen, die auf Interventionen beruhen (Walters, 1998 a, 2000 d). Der Schlüssel zur Veränderung besteht darin, verantwortungsvoller, selbstsicherer, ziel- und gemeinschaftsorientierter zu werden. Frank wäre für jeden Therapeuten eine Herausforderung, gleichgültig welchem Modell dieser folgen würde, weil Frank selbst nicht einsieht, dass er ein Problem hat. Daher wäre eine starke therapeutische Beziehung nötig, um Franks eifrige Defensivität zu überwinden. Der beste Weg, um ein solches Bündnis zu erreichen, besteht in der Förderung des Schamanen-Effekts. Tatsächlich betrachtet der Lebensstil-Ansatz das therapeutische Bündnis als zentrales Element jeder Intervention, mit der die adaptive Kapazität eines Patienten erhöht werden soll.

6. Zeitliche Dauer der Therapie und Häufigkeit und Dauer der Sitzungen

Der Lebensstil-Ansatz nutzt Gruppeninterventionen. Frank würde zunächst Einzelsitzungen erhalten, und mit fortschreitender Therapie würde die Gruppentherapie immer mehr Bedeutung erlangen. Während meiner eigenen klinischen Arbeit mit Drogen konsumierenden Straftätern habe ich beobachtet, dass andere Personen, die dieselben Lebensstile ge- und erlebt haben, häufig bessere Quellen der Ermutigung und Konfrontation darstellen als professionell ausgebildete Therapeuten, die diese Lebensstile nie selbst erlebt und erfahren haben. Um die Behandlung relevanter erscheinen zu lassen, ist es beispielsweise auf dem Gebiet der Suchtbehandlung nicht ungewöhnlich, für die Durchführung der Programme paraprofessionelle ehemalige Süchtige zu engagieren, die sich auf dem Weg der Besserung befinden. Eine noch bessere Option könnte darin bestehen, Gruppen aus mehreren Patienten in unterschiedlichen Stadien des Veränderungsprozesses von einem professionell ausgebildeten Helfer supervidieren zu lassen, so dass die Konfrontation hauptsächlich aus der Gruppe stammt und nicht aus der Richtung des Therapeuten. Die Wahrscheinlichkeit ist hoch, dass Frank versuchen würde, sowohl die Einzel- als auch die Gruppensitzungen zu manipulieren, aber er wäre eher bereit, korrektives Feedback mit Wirkungen auf seine Überzeugungssysteme von den anderen in einer Gruppensitzung anzunehmen, als vom Therapeuten in einer Einzelsitzung. Angesichts der Tatsache, dass es mehrere Monate dauern wird, eine funktionierende therapeutische Beziehung mit Frank aufzubauen, ist davon auszugehen, dass die Therapie mindestens sechs Monate und maximal zwei Jahre dauern würde (bei einer Stunde Einzel- und 90 Minuten Gruppentherapie pro Woche, wobei die Einzelsitzungen langsam ausgeschlichen werden), um den natürlichen Veränderungsprozess anzuregen, der bei Frank zurzeit ruht.

7. Spezifische Techniken

Fertigkeitentrainings bilden einen wichtigen Bestandteil im Verlauf der Lebensstil-Intervention, nicht nur mit dem Ziel, das Selbstvertrauen zu steigern, sondern auch als Möglichkeit, um Verantwortlichkeit, Sinnfindung und Gemeinschaftssinn zu fördern. Ein Bereich des Fertigkeitentrainings, der sich direkt an Franks Trinkverhalten richten würde, besteht in Unterricht in kontrolliertem Alkoholgebrauch. Aus Gründen, die bei Frage 9 erläutert werden, wäre Frank vermutlich nicht bereit, sich dem Grundsatz der völligen Alkoholabstinenz zu unterwerfen, wie sie beispielsweise von den Anonymen Alkoholikern gefordert wird. Daher sollten fertigkeitsbezogene Alternativen wie kontrolliertes Trinken und Möglichkeiten der Schadensbegrenzung eingesetzt werden. Empirische Befunde zeigen, dass schwere Trinker wie Frank lernen können, ihren Alkoholkonsum soweit zu kontrollieren, dass ihre täglichen Funktionen nicht beeinträchtigt werden (Walters, 2000 a). Schadensbegrenzung bedeutet, dass hochriskante Praktiken wie schwere Alkoholintoxikation oder Trunkenheit am Steuer aufgegeben werden, auch wenn der Alkohol als solcher nicht gänzlich verbannt wird. Bei jüngeren Trinkern haben sich diese Maßnahmen als ebenso wirksam wie populär erwiesen (Marlatt, Larimer, Baer und Quigley, 1993). In Bezug auf Franks Trinken müsste man als erstes erreichen, dass er den Einfluss des Alkohols auf seine Gesundheit, seine Ehe und seine Freiheit objektiv einzuschätzen lernt. Dann müsste ein Plan erstellt werden, um diese Probleme anzugehen, wobei Franks Gefühle gegenüber dem Thema berücksichtigt werden müssten. Die Forderung, Frank solle nie mehr Alkohol trinken, würde in seinem aktuellen Zustand lediglich Widerstand hervorrufen.

Weitere fertigkeitsbezogene Ansätze könnten eingesetzt werden, um Franks adaptive Fertigkeiten zu verbessern und seine Abhängigkeit von einem Drogen- oder kriminellen Lebensstil zu reduzieren. Diese Interventionen können als Wege angesehen werden, auf denen die vier Schlüsselelemente der Veränderung dem Patienten übermittelt werden. Darin besteht eine Möglichkeit, den Griff des Drogen- und kriminellen Lebensstils zu lockern. Problemlösetraining kann zum

Beispiel zu verantwortungsvollem Verhalten ermutigen, da es die Entscheidungsfähigkeit verbessert. Franks Selbstvertrauen könnte mithilfe von Verfahren gesteigert werden, die ihm dabei helfen, negative Affekte besser zu bewältigen. Techniken mit dem Ziel, grundlegende Fertigkeiten der Stress- und Ärgerbewältigung zu vermitteln, wie etwa Selbstbehauptungs- und Entspannungstraining, könnten Frank besonders wirksam dabei helfen, mit negativen Gefühlen umzugehen. Franks Ansichten über den «Sinn des Lebens» könnten durch Verfahren umgeformt werden, die seine irrationale Weltsicht mit vernünftigen Argumenten konfrontieren. In diesem Zusammenhang könnten die rational-emotive Therapie (Ellis und Dryden, 1997) und die kognitive Restrukturierung (Beck et al., 1993) besonders hilfreich sein. Gemeinschafts- oder soziales Interesse könnten durch eine einfache Prozedur gesteigert werden, die seit über 80 Jahren verfügbar ist (Adler, 1973). Ein Helfer, der Adlers einfache Technik anwendet, könnte Frank fragen, welche drei Dinge er tun könnte, um seiner Frau zu helfen. Es ist zu beachten, dass zwar verschiedene therapeutische Techniken den natürlichen Veränderungsprozess erleichtern können, aber die Lebensstil-Intervention an sich eher einstellungs- als technikbezogen ist. Keine der hier beschriebenen Techniken könnte ohne eine funktionierende therapeutische Beziehung wirksam sein.

8. Spezielle Vorsichtsmaßnahmen

Man kann davon ausgehen, dass Frank aufgrund seiner hochgradigen Selbstbezogenheit momentan nur ein geringes Suizidrisiko aufweist. Außerdem weist seine Tendenz, die Verantwortung für seine Probleme anderen zuzuschieben, darauf hin, dass er für andere eine größere Gefahr darstellt als für sich selbst. Es kann jedoch nicht ausgeschlossen werden, dass Frank mit selbstverletzendem Verhalten drohen oder oberflächliche, parasuizidale Handlungen als List einsetzen könnte, um Mitgefühl oder Zugeständnisse zu erlangen. Auch besteht die entfernte Möglichkeit, dass Frank seine externalisierende Abwehr aufgeben und die Verantwortung für seine Handlungen übernehmen könnte. In diesem Fall könnte er suizidal werden, sobald er realisiert, welches Leid er anderen zugefügt hat. Diese Möglichkeit wird durch den Lebensstil-Ansatz, der Selbstvertrauen, Gemeinschaftsgefühl und Verantwortlichkeit im Rahmen der Intervention fördert, jedoch noch unwahrscheinlicher. Von größerer Bedeutung als mögliche Selbstschädigungen sind Franks Neigung zur Gewalt und die Bedrohung, die er für andere, insbesondere für seine Frau, darstellt. Angesichts der Tatsache, dass sie in der Phase der Datenerhebung aktiv dazu beigetragen hat, Informationen über ihren Mann zu beschaffen, hegt Frank wahrscheinlich einen beträchtlichen Groll gegen sie. Sie sollte darüber aufgeklärt werden, dass sie ein Recht darauf hat, vor Misshandlungen geschützt zu werden. Möglicherweise könnte sie auch von der Überweisung an einen anderen Therapeuten profitieren, der mit ihr Themen wie Selbstsicherheit und Selbstbehauptung bearbeitet.

Als beziehungsbasiertes Interventionsmodell nimmt der Lebensstil-Ansatz Phänomene wie Übertragung und Gegenübertragung sehr ernst. Seine Auffassung ist jedoch nicht mit der psychodynamischen Theorie identisch, die alle Übertragungs- und Gegenübertragungsprozesse auf unbewusste Motive zurückführt. Der Lebensstil-Ansatz geht davon aus, dass diese Prozesse stattfinden, wenn Informationen aus der Sicht der Vergangenheit in die Sicht der Gegenwart dringen. Auch wenn sich die meisten Menschen über die Ursprünge ihrer Übertragungsreaktionen nicht vollkommen im Klaren sind, wird der Prozess nicht als «unbewusst» im Freudschen Sinn angesehen. Bei Frank können Übertragungsreaktionen erwartet werden, die auf seinen Überzeugungen über seinen Vater beruhen, der Frank und seinen Bruder in ihrer Kindheit offensichtlich schwer misshandelt hat. Frank und sein Bruder haben unterschiedlich auf die Misshandlung durch den Vater reagiert, wie das häufig in Familien der Fall ist. Franks Bruder weinte dann, während Frank stoisch reagierte. Indem sich Frank mit dem Täter identifizierte, übernahm er viele seiner Verhaltensweisen und schlechten Angewohnheiten. Franks Gedanken und Gefühle gegenüber seinem Vater müssten im Kontext der Patient-Helfer-Beziehung behandelt werden. Außerdem müssten Franks Tendenzen verändert werden, anderen die Schuld für Probleme zuzuschieben, die er selbst verursacht hat, und fatalistisch zu glauben, dass Aggression und Gewalt nun einmal sein Schicksal seien. Nach den Informationen aus der Fallgeschichte ist Frank ein Meister darin geworden, die Schwachstellen anderer Menschen zu erkennen und seinen Vorteil daraus zu ziehen. Eine gute Selbstkenntnis des Therapeuten schützt am besten vor einem Patienten, der versuchen könnte, eine Gegenübertragungsreaktion zu provozieren, um die erzwungene Therapie zu sabotieren.

Während der Diagnostikphase zu Anfang hat Frank beträchtlichen Widerstand und fehlende Kooperativität gezeigt. Statt anzunehmen, dass Frank nicht zur Veränderung motiviert ist, geht der Lebensstil-Ansatz davon aus, dass Frank einer Veränderung ambivalent gegenübersteht (Miller, 1985). Wechsel und Kontinuität werden als Ecksteine einer adaptiven Lebensführung angesehen. Als Folge zu vieler Veränderungen fühlt sich der Organismus unsicher und gestresst; bei zu viel Kontinuität kommt es zu Stagnation. Die dynamische Interaktion dieser beiden gegenläufigen Kräfte bildet die Quelle der Anpassung. Während seines ganzen Lebens hat Frank Kontinuität gegenüber Veränderungen bevorzugt. Dies führte zu längeren Phasen der relativen Ruhe, unterbrochen von kurzen Episoden mit extrem starkem Stress, wenn Frank von den Folgen seines Lebensstils eingeholt wurde. Dadurch hat Frank eine ausgeprägte Furcht vor Veränderungen entwickelt. Frank muss begreifen, dass Veränderungen so natürlich sind wie Atmen und dass eine Missachtung des ständigen Wandels gleichbedeutend mit dem Versuch wäre, den Atem anzuhalten, weil man glaubt, Luft sei zum Leben nicht notwendig. Angeleitet durch die sich entwickelnde therapeutische Beziehung könnte Frank dazu ermutigt werden, seine alten Überzeugungen neu zu bewerten und eine neue Perspektive aufzubauen. Die Veränderung der Umwelt wird dabei als eine der wenigen konkreten Realitäten in der phänomenologisch informierten Theorie nach Walters (2000 b, 2000 c) angesehen. Ironischerweise bildet die therapeutische Beziehung sowohl die Ursache als auch die wichtigste Lösung für den Widerstand des Patienten. Ihre Funktion als Lösungsmöglichkeit kann sie besser erfüllen, wenn der Helfer ein Gefühl für die phänomenologische Welt des Patienten gewinnt und sein Wissen mit dem Patienten teilt.

9. Themen, die in der Therapie vermieden werden sollten

Es sollte keine Themen, Inhalte oder Bereiche geben, die in der Therapie nicht behandelt werden dürfen. Der Therapeut muss mit dem Patienten in Bezug auf ein bestimmtes Thema nicht übereinstimmen, aber der Patient hat das Recht, seine Ansichten zu äußern. Bei der Durchführung einer Lebensstil-Intervention folgt der Helfer der Führung des Patienten, und wenn Überzeugungen und Ziele auftreten, die dem Wertesystem des Helfers entgegenstehen (z. B. wenn Frank lernen möchte, sich nicht mehr schuldig zu fühlen, wenn er seine Frau geschlagen hat), dann werden diese Aspekte unverzüglich direkt und offen angesprochen. Obwohl es keine Themen oder Bereiche gibt, die in der Therapie nicht behandelt werden dürfen, gibt es einige Techniken, die bei Frank weitgehend unwirksam wären. Das Zwölf-Schritte-Programm, das von den Anonymen Alkoholikern (AA) eingesetzt wird, wäre ein Beispiel. Zuschreibungen der eigenen Machtlosigkeit und Wirksamkeitserwartungen, die an eine höhere Macht gebunden werden, würden Frank nicht passen, da er nicht dazu bereit ist, die Kontrolle an etwas oder jemanden außerhalb seiner eigenen Person abzugeben. Auch wenn Frank nicht davon abgehalten werden sollte, Hilfe bei einem Programm wie dem der Anonymen Alkoholiker zu suchen, wäre die Wahrscheinlichkeit doch sehr hoch, dass er zu den Personen gehören würde, die nur einmal zu einem solchen Treffen kommen und dann nie wieder. Statt Frank und die vielen anderen Substanzmissbraucher, die sich nicht mit der Philosophie und den Vorgehensweisen der Anonymen Alkoholiker identifizieren können, als «Verleugner» zu brandmarken, brauchen wir alternative Erklärungen und Interventionsmaßnahmen. Der Lebensstil-Ansatz stellt eine solche Alternative dar, bei dem Empowerment und Verlass auf sich selbst betont werden statt Machtlosigkeit und Abhängigkeit.

10. Einsatz von Medikamenten

Der Lebensstil-Ansatz stellt kein medizinisches Modell dar, wendet sich jedoch nicht gegen die Möglichkeit einer Medikation. Wenn Patienten an schweren psychischen Störungen mit bekannter biologischer Ursache leiden (z. B. Schizophrenie, bipolare Störung, Major Depression, Zwangsstörungen), ist eine Medikation häufig die Behandlungsmethode der Wahl. Der Patient müsste an einen Psychiater überwiesen werden, der die Art und Dosierung der Psychopharmaka bestimmt, um die Symptome lindern zu können.

Frank erfüllt die Kriterien dieser Störungen jedoch nicht. Dafür weist er in seiner Vorgeschichte einen beträchtlichen Alkoholmissbrauch auf. Wenn Frank hospitalisiert oder inhaftiert würde, würde er sicherlich versuchen, an Medikamente zu gelangen, um die Belastungen und den Stress des Eingesperrtseins abzumildern. Das Problem bei Frank besteht jedoch darin, dass dieser Stress eine direkte Folge seines Lebensstils darstellt. Wenn man ihm nun beruhigende oder antidepressive Medikamente verabreichen würde, statt eine Krise und die damit sich entwickelnde Veränderungsmotivation abzuwarten, so würde man kontraproduktiv handeln. Dies wäre auch ein Paradebeispiel dafür, wie die Medizin einen ungünstigen Lebensstil unterstützt. Ob ein Lebensstil nun um Drogenmissbrauch, Kriminalität oder eheliche Untreue kreist: Nach dem in diesem Kapitel vorgestellten Modell ist der Einsatz von Psychopharmaka bei Personen ohne schwere Achse-I-Psychopathologie kontraindiziert.

11. Franks persönliche Stärken

Das Lebensstil-Modell ist an der Entdeckung der Stärken einer Personen mindestens ebenso interessiert wie an der Identifikation ihrer Schwächen. Frank besitzt eine Menge Stärken, die in ein umfassendes Programm zur Veränderung integriert werden könnten. Er weist keine ernsthafte Achse-I-Psychopathologie auf, abgesehen vom Alkoholmissbrauch, der aus der Perspektive des Lebensstil-Ansatzes jedoch eher als ein Problem des Lebensstils und nicht als emotionale oder psychische Störung gesehen wird. Für jede Intervention, die man bei Frank durchführen könnte, wäre es ein gutes Zeichen, dass keine Psychopathologie vorliegt. Denn so kann Frank keine emotionalen Schwierigkeiten als Vorwand benutzen, um der persönlichen Verantwortung für seine Handlungen zu entgehen. Viele Personen benutzen reale und eingebildete psychische Probleme, um die Weiterführung ihres ungünstiges Lebensstils durch Beschwichtigung oder Anmaßung zu rechtfertigen. Diese Praxis wird manchmal sogar durch die Gesellschaft verstärkt, auch wenn die Behauptung jeder Grundlage entbehrt (z. B. «einmal süchtig, immer süchtig»). Da keine Psychopathologie vorliegt, könnte Frank von Gruppensitzungen profitieren und mit den Konfrontationen umgehen, die einige der erfahreneren Gruppenmitglieder wahrscheinlich gegen ihn richten würden. Seine gute psychische Anpassung zeigt an, dass Frank am Lebensstil-Interventionsprozess in vollem Umfang teilnehmen könnte.

Die Fallgeschichte verrät, dass Frank überdurchschnittliche intellektuelle Fähigkeiten besitzt. Dies stellt eine weitere Stärke dar, die genutzt werden könnte, um bei einem Patienten wie Frank Veränderungen zu fördern. Wie das Fehlen von Psychopathologie bedeutet dies nämlich, dass Frank von dem gesamten Angebot an Verfahrensweisen profitieren kann, die das Lebensstil-Veränderungsmodell anzubieten hat. Das weitgehend edukative Lebensstil-Veränderungsprogramm wirkt am besten, wenn Patienten in der Lage sind, das gedruckte Material zu verstehen, aus dem die bibliotherapeutische Komponente des Programms besteht. Der Lebensstil-Ansatz kann zwar vereinfacht werden, um Patienten mit geringeren Lesefertigkeiten oder intellektuellen Defiziten den Zugang zu den Informationen zu ermöglichen, aber um vollen Nutzen aus dem Programm ziehen zu können, muss eine Person zumindest über durchschnittliche kognitive Fähigkeiten und Lesefertigkeiten auf dem Niveau der achten Schulklasse verfügen. Frank würde diese Voraussetzungen mit Sicherheit erfüllen. Franks überdurchschnittliche Intelligenz würde es ihm auch erleichtern, die Logik des Lebensstil-Ansatzes zu verstehen. Lebensstil-Theoretiker haben festgestellt, dass es zumindest in Nordamerika effektiver ist, praktische Aspekte zu betonen (in den meisten Fällen können die Vorteile von Verbrechen die Nachteile nicht aufwiegen), als moralische Prinzipien hervorzuheben («Verbrechen ist schlecht!»). Voraussetzung ist, dass die natürlichen negativen Konsequenzen von Kriminalität bereits eingetreten sind. Sobald die Voraussetzungen nicht mehr gegeben sind, die aus Franks Sicht Drogen und Kriminalität zugelassen haben, befände er sich auch in einer besseren Position, um aus seinen Fehlern zu lernen.

Eine dritte persönliche Stärke, die in Franks individualisiertes Veränderungsprogramm integriert werden könnte, besteht in seinem besonders guten Wahrnehmungsvermögen. Wie in der Fallgeschichte immer wieder erwähnt wurde, ist Frank sehr tüchtig darin, die Schwachstellen anderer Menschen zu erkennen und diese zu seinem eigenen Vorteil oder seinem Vergnügen zu nutzen. Man kann nun argumentieren, dass Frank diese Fähigkeiten auch für positivere und prosozialere Zwecke nutzen könnte. Zunächst impliziert Franks gute Wahrnehmungsfähigkeit, dass er grundsätzlich zu Empathie und Perspektivenübernahme in der Lage ist. Psychologen, die Frank als Psychopathen bezeichnen würden (z. B. Hare, 1993), müssten erst einmal erklären, wie sein Gespür für die Gefühle anderer Menschen und seine Fähigkeit zur Perspektivenübernahme so fein ausgeprägt sein können, wenn doch das Fehlen von Empathie ein Hauptkriterium der Psychopathie darstellt. Er benutzt zwar diese Fähigkeiten momentan eher dazu, um andere zu manipulieren, statt sich in sie einzufühlen, aber es mangelt ihm jedenfalls nicht an Wahrnehmungsfähigkeit. Er müsste lediglich lernen, diese Fähigkeiten in positive Kanäle zu lenken. Ein Helfer, der die Aspekte der Sinnfindung und Orientierung an der Gemeinschaft als Komponenten der sich entwickelnden therapeutischen Beziehung betont, könnte Frank darin unterstützen, seine Wahrnehmungsfähigkeit in eine nützliche Stärke umzuwandeln. Diese würde Frank nicht nur dazu dienen, andere Menschen besser zu verstehen, sondern könnte ihm auch zukünftige berufliche Perspektiven (z. B. auf Gebieten wie Handel und Marketing) eröffnen.

12. Thematisierung von Grenzen und Beschränkungen

Frank würde während der ersten Sitzungen wahrscheinlich versuchen, den therapeutischen Prozess zu untergraben, indem er die Grenzen der Beziehung zwischen Helfer und Patient austesten und legitim klingende Bedenken gegenüber der Kompetenz, Zuverlässigkeit und Verschwiegenheit des Therapeuten äußern würde. Dabei würde es sich jedoch nur um eine manipulative List handeln, um private Themen zu vermeiden. Er könnte auch die Qualifikation des Therapeuten anzweifeln und beispielsweise verlangen, sein Diplomzeugnis zu sehen; er könnte die Geduld des Helfers auf die Probe stellen, indem er zu spät zu Therapiesitzungen kommt oder Termine ganz versäumt; und er könnte die Entschlossenheit des Helfers strapazieren, indem er Vertrauenskonflikte provoziert. Diesen Problemen könnte vorgebeugt werden, indem man Frank bereits in der ersten Sitzung eine Übersicht über alle Regeln und Grenzen vorlegen würde, die für die Therapie gelten. Wann immer Frank diese Regeln verletzen sollte, müssten sie wieder betont und verstärkt werden. Wie ein kleines Kind, das versucht, die Liebe der Eltern zu testen, würde sich Frank vermutlich den Grenzen der therapeutischen Beziehung widersetzen, um festzustellen, ob das Unterstützungsangebot des Helfers auch «echt» ist. In der weiteren Entwicklung der therapeutischen Beziehung würde dieses Testen von Grenzen zwar nachlassen, aber nicht ganz verschwinden. An diesem Punkt könnten Franks Versuche, die Grenzen zu testen, subtiler und weniger offensichtlich werden. Er würde möglicherweise versuchen, eine unangemessen enge Beziehung zum Helfer aufzubauen, um die Objektivität des Helfers zu beeinträchtigen. Wer auch immer mit Frank eine Therapie durchführen wollte, müsste unbedingt standhaft bleiben und die Grenzen der Therapie stets aufrechterhalten. Nur so könnte Frank sich sicher fühlen und die Grenzen seiner Überzeugungssysteme in einer psychologisch geschützten Umgebung erproben.

13. Einbezug wichtiger Bezugspersonen und Einsatz von Hausaufgaben

Der Lebensstil-Ansatz zur Veränderung berücksichtigt die Möglichkeit, dass Personen mit bedeutsamem Einfluss auf das Leben des Patienten als Quelle für Verstärkungen und Grenzsetzungen dienen können. In Franks Fall würde dies seine Ehefrau und seinen Bewährungshelfer betreffen. Franks Frau Jennifer scheint die einzige wichtige Person zu sein, die ihm in seinem Leben noch geblieben ist. Vielleicht ist das so, weil sie erst seit ein paar Jahren zusammen sind. Die Fallgeschichte lässt darauf schließen, dass Frank über die Jahre hinweg die meisten Brücken zu Freunden und Verwandten abgebrochen hat. Es ist kein Zufall, dass Jennifer naiv und schüchtern erscheint, denn dies sind genau die Eigenschaften, die sich Frank bei einer Partnerin wahrscheinlich wünscht. Was Frank an Jennifer neben ihrer äußeren Erscheinung am besten gefällt, ist ihre scheinbare Bereitschaft, seine Version der Realität zu akzeptieren. Frank hat Jennifer, die einige seiner Manipulationen entdeckt hat und allmählich von ihm verlangt, mit Respekt und Rücksicht behandelt zu werden, wahrscheinlich unterschätzt. Es gibt mindestens zwei Gründe, warum es hilfreich sein könnte, Jennifer in die Therapie mit einzubeziehen: Erstens unterstützt sie Frank weiterhin, obwohl sein Verhalten bei ihr negative Gefühle ausgelöst hat. Die Tatsache, dass sie sich von ihm zukünftig wahrscheinlich nicht mehr so leicht täuschen lässt, macht sie zu einer wertvollen Quelle von Informationen darüber, wie sich Frank außerhalb der Therapie entwickelt. Zweitens scheint Jennifer die einzige Person zu sein, die in der Lage ist, Druck auf Frank auszuüben und ihn dazu zu bewegen, zu den Sitzungen zu erscheinen. Dies wäre während der ersten Phase der Therapie wesentlich, solange sich die therapeutische Beziehung noch in ihren Anfängen befinden würde und Franks Veränderungsmotivation gering wäre. Wenn Franks Bewährung nicht unmittelbar aufgehoben würde, könnte der zuständige Beamte die drohenden Gerichtskosten als Mittel nutzen, ihn vor einem Abbruch der Therapie zu bewahren. Es stimmt zwar, dass Menschen nicht zur Veränderung gezwungen werden können. Auf eine Person mit einem Drogenproblem oder kriminellem Verhalten muss jedoch manchmal Druck von außen ausgeübt werden, damit sie aktiv bei der Therapie bleibt, bis sich eine solide therapeutische Beziehung ausgebildet hat.

Die Zuweisung von Hausaufgaben spielt im Lebensstil-Ansatz der Veränderung eine herausragende Rolle. Hausaufgaben ermöglichen es, die im Rahmen der Therapie vermittelten Informationen im Alltag praktisch anzuwenden. Dies soll am Beispiel der Komponente des Problemlösens in Franks Veränderungsprogramm erläutert werden: Der Helfer könnte Frank beispielsweise veranlassen, während der Sitzung ein Problem zu identifizieren und im Laufe der Woche dann eine Lösung für das Problem zu konzipieren, wobei Frank die in der Sitzung gelernte Problemlösetechnik anwenden sollte. Die Ergebnisse der Hausaufgaben könnten dann jeweils in der nächsten Sitzung diskutiert werden. Die Selbstbehauptungs-Komponente von Franks Veränderungsprogramm hätte das Ziel, Franks Selbstvertrauen im Umgang mit Situationen zu stärken, die bei ihm normalerweise Wut auslösen. Lektionen, die im Rahmen der Interaktion mit dem Helfer und den anderen Gruppenmitgliedern gelernt werden, können verstärkt und auf Situationen des alltäglichen Lebens ausgeweitet werden, indem Frank seine Selbstbehauptungsfähigkeiten in Alltagssituationen übt. Zunächst sollte dies in einem sicheren Kontext stattfinden, etwa mit seiner Ehefrau; später in öffentlicheren Situationen wie im Restaurant, wobei Frank beispielsweise instruiert würde, ein Steak in die Küche zurückzuschicken, weil es noch blutig sei. Wenn versucht wird, Frank dabei zu helfen, neuen Sinn im Leben zu finden, könnte sich herausstellen, dass Franks kognitive Trägheit (die sich in seiner Neigung zum verschwörerischen Denken äußert) ein wesentliches Merkmal seiner Selbst- und Weltsicht darstellt. Die kognitive Restrukturierung, die er in der Therapie erfährt, könnte durch Hausaufgaben verstärkt werden. Er könnte zum Beispiel den Auftrag erhalten, im Lauf der Woche ein halbes Dutzend TV-Reklamespots kritisch zu bewerten und in der nächsten Sitzung die Methoden zu erörtern, mit denen die Hersteller versuchen, die Zuschauer von ihrem Produkt zu überzeugen. Schließlich könnte das soziale Interesse, das Frank entwickeln müsste, um das Ziel der Gemeinschaftlichkeit zu erreichen, durch Hausaufgaben gefördert werden. So könnte er beispielsweise eine der in der Sitzung identifizierten Möglichkeiten, wie er seiner Frau helfen könnte, zu Hause praktisch anwenden.

14. Abschluss der Therapie und Rückfallprävention

Nach sechs bis 24 Monaten wöchentlicher Einzel- und/oder Gruppensitzungen müsste wahrscheinlich das Thema des Therapieabschlusses angeschnitten werden. Statt die Sitzungen plötzlich komplett einzustellen, wäre es sinnvoll, drei bis fünf Booster-Sitzungen in Abständen von drei bis vier Wochen zu vereinbaren, damit Frank die nötige Unterstützung und Anleitung erhielte, um der Versuchung von Drogen und Kriminalität zu widerstehen. Es wäre keine schlechte Idee, Franks Frau Jennifer in einige dieser Booster-Sitzungen einzubeziehen, denn man kann davon ausgehen, dass sie im Anschluss an die Therapie für Frank die Hauptquelle sozialer Unterstützung werden würde. Wenn dies für beide Seiten akzeptabel wäre, würde ich dazu raten, dass Frank und Jennifer einige Monate vor Therapieende und während der Zeit der Booster-Sitzungen eine Paartherapie durchführen. Bei Personen, die aus Programmen zur Behandlung von Substanzmissbrauch entlassen werden, stellt die soziale Unterstützung den besten Prädiktor für das Therapieergebnis dar (Booth, Russell, Soucek und Laughlin, 1992; Higgins, Budney, Bickel und Badger, 1994). Der Aspekt der sozialen Unterstützung muss daher vorrangig berücksichtigt werden, wenn bei einem Patienten mit Substanzmissbrauch oder kriminellem Verhalten der Therapieabschluss geplant wird.

Das Thema Rückfallprävention wird häufig bereits einige Monate vor der Beendigung der Lebensstil-Intervention hervorgehoben. Meistens wird ein Rückfallpräventionsplan aufgestellt. Der Rückfallpräventionsplan im Rahmen der Lebensstil-Therapie orientiert sich an den Veränderungsplänen, die während des gesamten Veränderungsprozesses befolgt werden (Walters, 1998b). Die Lebensstil-Theorie weist das medizinische Modell zurück und damit auch die Annahme, dass ein Behandlungsplan von einem externen Experten aufgestellt werden könne. Der Veränderungsplan wird vom Patienten selbst, mit Unterstützung des Helfers, konzipiert, wobei es die Aufgabe des Helfers ist, dafür zu sorgen, dass die Angaben so spezifisch und verhaltensnah wie möglich sind. Der Veränderungsplan umfasst drei Bereiche:

1. Aktivitäten (die Tätigkeiten, denen sich eine Person widmet, und die Leute, mit denen sie sich umgibt)
2. Verpflichtungen (die Ziele und Werte, die eine Person verfolgt bzw. vertritt)
3. Identifikationen (wie eine Person sich selbst wahrnimmt).

Jeder dieser Bereiche wird nach dem zeitlichen Rahmen eingeteilt (Vergangenheit, Gegenwart und Zukunft), so dass man neun Felder erhält. Wenn sich das Ende der Therapie nähert, könnte Frank die Beteiligungs-Sektion des Veränderungsplanes folgendermaßen ausfüllen:

- Aktivitäten in der Vergangenheit: Trinken in Bars und Beteiligung an windigen Geschäften
- gegenwärtige Aktivitäten: Zeit mit meiner Frau verbringen und nach einer legalen Beschäftigung suchen
- zukünftige Aktivitäten: eine Familie gründen und für sie sorgen.

Der Veränderungsplan wird in Abständen immer wieder ausgefüllt, auch nach dem formellen Ende der Therapie, und verstärkt damit die Sichtweise, dass Veränderung einen immerwährenden Prozess darstellt.

15. Veränderungsmechanismen

Nach der Lebensstil-Theorie besteht der wichtigste Veränderungsmechanismus in der natürlichen Wandlungskapazität des menschlichen Organismus. Menschen sind wie alle lebendigen Organismen offene Systeme in dem Sinn, dass sie mit ihrer Umgebung Energie austauschen. Dieser Energieaustausch führt zu dem nichtlinearen, dynamischen Systemkonzept der Selbstorganisation. Damit ist die Kapazität dynamischer Systeme gemeint, durch die fortwährende Interaktion mit der Umgebung neue Formen zu bilden (Walters, 1999). Veränderung stellt demnach eine natürliche Konsequenz der täglichen Interaktionen eines Menschen mit seiner Umwelt dar. Zu jeder These gibt es jedoch eine Antithese, und zu jeder Kraft existiert eine Gegenkraft. Der Kraft der Veränderung ist der Wunsch nach Beständigkeit oder Kontinuität von Mustern entgegengesetzt (Walters, 2002), so dass die meisten Menschen Veränderungen fürchten. Die Lebensstil-Theorie empfiehlt, Ereignisse aus dem Leben einer Person zu verwenden, um Lektionen zu entwickeln, mit deren Hilfe die natürliche Angst der Person vor Veränderungen überwunden werden kann. Es ist in der Tat Franks Angst vor Veränderungen, die ihn in seinem von Drogen und Kriminalität geprägten Lebensstil gefangen hält. Die therapeutische Nutzung der natürlichen negativen Konsequenzen von Franks Lebensstil stellt ein erstklassiges Beispiel dafür dar, wie der Widerstand gegenüber Veränderungen bei einer Person mit einem bestimmten Lebensstil überwunden werden könnte, so dass auch Probleme des täglichen Lebens bewältigt werden können.

Der menschliche Organismus ist auf Veränderungen vorbereitet, aber daraus folgt nicht, dass jede Veränderung im Interesse des Organismus ist. Veränderung als Mittel, die Anpassungsfähigkeit zu erhöhen, das Hauptziel der Lebensstil-Intervention, erfordert Führung und Anleitung. Im Besonderen erfordert sie die Anleitung durch einen ausgebildeten Helfer, der den Patienten mithilfe der Bildung einer therapeutischen Beziehung und mit Unterstützung des Schamanen-Effekts zu den vier Schlüsselelementen der Veränderung hinlenkt: Verantwortlichkeit, Selbstvertrauen, Sinnfindung und Orientierung an der Gemeinschaft. Die vier Schlüsselelemente fördern Veränderung, indem sie den Patienten dazu ermutigen, sich auf sich selbst zu verlassen, und indem sie die Gegenseitigkeit der Beziehungen mit anderen Menschen betonen, statt beispielsweise Unterwürfigkeit oder sozialer Isolation. Adaptive Veränderungen können durch einen interpersonellen Prozess geleitet werden, doch ist nicht immer ein ausgebildeter Helfer notwendig. Wenn Franks Frau sich besser durchsetzen könnte oder wenn er eine bessere Beziehung zu seinem Bruder hätte, könnte jeder der beiden in einem Veränderungsprogramm als Quelle von interpersonellem Einfluss dienen; schließlich beenden die meisten Menschen einen von Drogen oder Kriminalität geprägten Lebensstil ohne professionelle Hilfe (Walters, 1998 a, 2000 d). Wie sich herausgestellt hat, wäre ein ausgebildeter Helfer verbunden mit einer geringeren Willfährigkeit seiner Frau sowie Druck vonseiten des Bewährungshelfers für Frank die beste Option. Durch diese Einflüsse könnte die Balance der Kräfte von der Kontinuität in Richtung der Veränderung verschoben werden.

Der Hauptmechanismus der Veränderung ist also der natürliche Veränderungsprozess, der normalerweise der Stimulation und Anleitung durch eine interpersonelle Beziehung bedarf, die Verantwortlichkeit, Selbstvertrauen, Bedeutung und

Gemeinschaft fördert. Spezielle therapeutische Techniken sind dem natürlichen Veränderungsprozess und der unterstützenden Beziehung nachgeordnet, aber sie können dennoch hilfreich sein, um Veränderungen zu erleichtern. Kein Mensch ist genau wie der andere, deshalb verlangt jede Intervention nach einer einzigartigen Zusammenstellung therapeutischer Techniken und Strategien. In Franks Fall würden sich vermutlich folgende Techniken als nutzbringend erweisen:

- Förderung der Fähigkeit, Entscheidungen zu treffen (Problemlösetraining)
- Vermittlung von alternativen Bewältigungsstrategien (Stress- und Ärger-Management)
- Infragestellung vorherrschender Denkstile wie Beschwichtigung, Abbrechen, Machtorientierung und kognitive Trägheit (rationale Restrukturierung)
- Unterstützung bei der Entwicklung von Interesse am Wohlergehen anderer (soziales Interesse).

Techniken, die bei Frank wirksam sein könnten, könnten sich bei einer anderen Person als nutzlos oder überflüssig erweisen. Lebensstil-Interventionen sind daher immer einzigartig. Dieser individualisierte Ansatz kontrastiert scharf mit dem typischen Programm, das bei Personen mit Substanzmissbrauch in Kliniken eingesetzt wird. Hier würde man Frank unter der Annahme, dass er an Alkoholismus leide, einem standardisierten Behandlungsprogramm zuweisen, bei dem jeder Patienten nach demselben Verfahren behandelt wird.

Schlussfolgerung

Nachdem der Lebensstil-Ansatz im Allgemeinen beschrieben wurde, wurde das Modell auf Franks Fall angewendet, auf dem dieses Buch basiert. Da Frank sowohl ernsthafte Probleme mit Alkohol als auch kriminelles Verhalten aufweist und da die Forschung zeigt, dass Alkohol und Kriminalität häufiger wechselseitig interagieren, wird der Lebensstil-Ansatz in diesem Fall als kostengünstige Alternative zu traditionellen Therapiemöglichkeiten angesehen. Denn mit diesem Ansatz könnten Franks Trinken und sein aggressiv-dissoziales Verhalten gleichzeitig behandelt werden. Therapeuten, die das Lebensstil-Modell der Veränderung einsetzen, können eine große Bandbreite von Techniken nutzen, aber diese Techniken sind der therapeutischen Beziehung untergeordnet, die den natürlichen Veränderungsprozess unterstützt. Es wird angenommen, dass dieser natürliche Prozess allen Menschen innewohnt und dass er am zuverlässigsten über die vier Schlüsselelemente Verantwortlichkeit, Selbstvertrauen, Sinnfindung und Orientierung an der Gemeinschaft erreicht werden kann. Das Ziel der Lebensstil-Intervention besteht darin, der Person dabei zu helfen, ihre Sichtweise der Realität zu verändern, indem man zentrale Überzeugungssysteme durch einen interpersonellen Prozess verändert, wobei die vier Schlüsselelemente der Veränderung als Signale für die Selbstorganisation dienen.

Literatur

Adler, A. (1973). *Superiority and Social Interest: A Collection of Later Writings* (H. L. Ansbacher, R. R. Ansbacher, Eds.). New York: Viking Press.

Beck, A. T., Wright, F. D., Newman, C. F., Liese, B. S. (1993). *Cognitive Therapy of Substance Abuse.* New York: Guilford Press.

Booth, B. M., Russell, D. W., Soucek, S., Laughlin, P. R. (1992). Social support and outcome of alcoholism treatment: An exploratory analysis. *American Journal of Drug and Alcohol Abuse*, 18, 87–101.

Cleckley, H. (1976). *The Mask of Sanity* (5th ed.). St. Louis, MO: Mosby (Original: 1941).

Ellis, A., Dryden, W. (1997). *The Practice of Rational Emotive Therapy* (2nd ed.). New York: Springer.

Hare, R. D. (1993). *Without Conscience: The Disturbing World of the Psychopaths among us.* New York: Pocket Books.

Higgins, S. T., Budney, A. J., Bickel, W. K., Badger, G. J. (1994). Participation of significant others in outpatient behavioral treatment predicts greater cocaine abstinence. *American Journal of Drug and Alcohol Abuse*, 20, 47–56.

Lewis, M., Brooks-Gunn, J. (1979). *Social Cognition and the Acquisition of the Self.* New York: Plenum.

Marlatt, G. A., Larimer, M. E., Baer, J. S., Quigley, L. A. (1993). Harm reduction for alcohol problems: Moving beyond the controlled drinking controversy. *Behavior Therapy, 24*, 461–504.

Miller, W. R. (1985). Motivation for treatment: A review with special emphasis on alcoholism. *Psychological Bulletin, 98*, 84–107.

Piaget, J. (1952). *The Origins of Intelligence in Children.* New York: International Universities Press.

Shover, N. (1996). *Great Pretenders: Pursuits and Careers of Persistent Thieves.* Oxford, UK: Westview.

Walters, G. D. (1994). Discriminating between high and low volume substance abusers by means of the Drug Lifestyle Screening Interview. *American Journal of Drug and Alcohol Abuse, 20*, 19–33.

Walters, G. D. (1995). The Psychological Inventory of Criminal Thinking Styles: Part I. Reliability and preliminary validity. *Criminal Justice and Behavior, 22*, 307–325.

Walters, G. D. (1998 a). *Changing Lives of Drugs and Crime: Intervening with Substance-Abusing Offenders.* Chichester, UK: Wiley.

Walters, G. D. (1998 b). Planning for change: An alternative to treatment planning with sexual offenders. *Journal of Sex and Marital Therapy, 24*, 217–229.

Walters, G. D. (1999). Crime and chaos: Applying nonlinear dynamical principles to problems in criminology. *International Journal of Offender Therapy and Comparative Criminology, 43*, 134–153.

Walters, G. D. (2000 a). Behavioral self-control training for problem drinkers: A meta-analysis of randomized control studies. *Behavior Therapy, 31*, 135–149.

Walters, G. D. (2000 b). *Beyond behavior: Construction of an overarching psychological theory of lifestyles.* Westport, CT: Praeger.

Walters, G. D: (2000 c). *The Self-Altering Process: Exploring the Dynamic Nature of Development and Change.* Westport, CT: Praeger.

Walters, G. D. (2000 d). Spontaneous remission from alcohol, tobacco, and other drug abuse: Seeking quantitative answers to qualitative questions. *American Journal of Drug and Alcohol Abuse, 26*, 443–460.

Walters, G. D. (2001). The shaman effect in counseling clients with alcohol problems. *Alcoholism Treatment Quarterly, 19*, 31–43.

Walters, G. D. (2002). Maintaining motivation for change using resources available in an offender's natural environment. In M. McMurran (Ed.), *Motivating Offenders to Change: A Guide to Enhancing Engagement in Therapy* (pp. 121–135). Chichester, UK: Wiley.

Walters, G. D., White, T. W., Denney, D. (1991). The Lifestyle Criminality Screening Form: Preliminary data. *Criminal Justice and Behavior, 18*, 406–418.

Walters, G. D., Willoughby, F. W. (2000). The Psychological Inventory of Drug-Based Thinking Styles (PIDTS): Preliminary data. *Alcoholism Treatment Quarterly, 18*, 51–66.

Yochelson, S., Samenow, S. E. (1976). *The Criminal Personality: Vol. I. A Profile for Change.* New York: Aronson.

7

Arthur Freeman und Brian Eig

Der kognitiv-behaviorale Behandlungsansatz

Das Behandlungsmodell

Menschen mit Persönlichkeitsstörungen – gleichgültig welcher Art – stellen die Geduld und Frustrationstoleranz der Menschen, die mit ihnen Umgang haben, auf eine harte Probe. In besonderem Maße testen sie die Geduld und die Fertigkeiten des Therapeuten, der ihnen zu helfen versucht. Obwohl unter Therapeuten die Überzeugung weit verbreitet ist, dass Menschen mit einer antisozialen Persönlichkeitsstörung nicht von Psychotherapie profitieren können, wird in diesem Kapitel erläutert, inwiefern die kognitiv-behaviorale Therapie als strategischer und kooperativer Ansatz gesehen werden kann, um diese schwer behandelbare Gruppe zu erreichen.

Die psychologische Literatur bietet zwar eine Fülle an Forschungsergebnissen zur Definition, Klassifikation und Beschreibung der unterschiedlichen Typologien der antisozialen Persönlichkeitsstörung, aber die Literatur zur Behandlung ist bestenfalls als spärlich zu bezeichnen (vgl. jedoch Müller-Isberner, 2000). Die gesellschaftlichen Kosten, die durch Personen mit antisozialen Persönlichkeitszügen oder einer voll ausgeprägten Persönlichkeitsstörung verursacht werden, erreichen aufgrund des Mangels an geeigneten Behandlungsprotokollen jedoch astronomische Höhen.

Die kognitiv-behaviorale Therapie liefert einen strukturierten Ansatz, der sich auf das Zusammenspiel aufeinander bezogener Überzeugungen und Verhaltensweisen konzentriert, die bei Menschen mit Persönlichkeitsstörungen häufig auftreten (Beck, Freeman et al., 1999, 2004). «Die kognitive Therapie basiert auf einem konsequenten, allgemein verständlichen Modell der Beziehungen zwischen Gedanken, Gefühlen und Verhalten bei menschlichem Verhalten im Allgemeinen und bei Psychopathologie im Besonderen.» (Freeman, Pretzer, Fleming und Simon, 1990, S. 4).

Im Allgemeinen werden drei Bereiche des Denkens zum Ziel der Intervention. Das sind:

- automatische Gedanken
- Grundüberzeugungen (Schemata)
- kognitive Verzerrungen.

Die kognitive Theorie geht davon aus, dass Gedanken, Gefühle und Verhalten in reziproker und interdependenter Weise aufeinander bezogen sind. Mit anderen Worten: Gedanken wirken sich auf Gefühle aus, und Gefühle beeinflussen Gedanken und Verhalten. Ebenso «können Verhaltensweisen die Bewertung einer Situation verändern, indem die Situation selbst verändert oder eine Reaktion bei anderen Personen hervorgerufen wird» (Freeman et al., 2004, S. 6).

Wenn die kognitiv-behaviorale Therapie zur Behandlung von Persönlichkeitsstörungen eingesetzt wird, wird der Schwerpunkt eher auf die Veränderung der Grundüberzeugungen als auf die Korrektur kognitiver Verzerrungen gelegt (Roy und Tyrer, 2001). Da Franks dysfunktionale Überzeugungen über unterschiedliche Situationen hinweg stabil und konsistent erscheinen, kann man erwarten, dass sich diese Schemata auch in der therapeutischen Beziehung manifestieren würden. Die therapeutische Beziehung kann als «Beziehungs-Laboratorium» genutzt werden. Hier könnte Frank dabei unterstützt werden, neue und adaptivere Wege zu erlernen, um mit anderen Menschen Beziehungen einzugehen (Roy und Tyrer, 2001). Die erste Herausforderung für einen Therapeuten, der mit einem Patienten mit einer antisozialen Persönlichkeitsstörung arbeitet, besteht daher im Aufbau einer stabilen therapeutischen Beziehung.

Die Weltsicht einer Person mit antisozialer Persönlichkeitsstörung unterscheidet sich wesentlich von der anderer Menschen. Beck und Kollegen zufolge (Beck, Freeman et al., 1999, 2004) kann die Weltsicht einer Person mit antisozialer Persönlichkeitsstörung eher als «persönlich» denn als «interpersonell» beschrieben werden. Menschen wie Frank bereitet es größte Schwierigkeiten, die Perspektive anderer zu übernehmen. Sie neigen dazu, in einer linearen, zielorientierten und konkreten Weise zu denken. Die Reaktionen anderer Menschen werden nur soweit miteinbezogen, als sie den eigenen Wünschen und Bedürfnissen dienen (Beck, Freeman et al., 2004, S. 167).

Kognitive Theoretiker betonen, dass es meistens hilfreich ist, Kernprobleme zu identifizieren und zu modifizieren (Freeman und Jackson, 1998, S. 320). «Die Schemata von Menschen mit Persönlichkeitsstörungen sind so lebhaft und offensichtlich, dass sie als eine Karikatur dessen erscheinen können, was man bei ‹normalen› Menschen erwarten würde.» (Freeman und Jackson, 1998, S. 322). Die Gefühle und Verhaltensweisen antisozialer Menschen können als Funktionen innerhalb bestimmter Schemata konzipiert werden, die konsistent verzerrte Urteile verursachen und begleitend die Tendenz, in zahlreichen Situationen kognitive Fehler zu begehen (Freeman und Jackson, 1998).

> Das Kennzeichen der Persönlichkeitsstörung besteht häufig darin, dass die Schuld auf andere geschoben wird. Ein Patient mit einer Persönlichkeitsstörung wird die Schwierigkeiten, die er mit anderen Menschen oder bei der Bewältigung von Lebensaufgaben hat, immer auf die anderen oder äußere Ursachen zurückführen und keine Verbindung zu seinem eigenen Verhalten herstellen. Vieles von dem, was sie erleben, wird ihnen aus ihrer Sicht ‹angetan› oder ist ganz allgemein auf die übelwollenden oder negativen Aktionen der Umgebung zurückzuführen. Diese Haltung des Beschuldigens anderer führt häufig zu Auseinandersetzungen mit Freunden oder Kollegen und oft auch zu Konflikten mit öffentlichen Einrichtungen oder Behörden. (Freeman und Jackson, 1998, S. 322)

Nach Young (1994) können die Ursprünge einer Persönlichkeitsstörung bis zur Entwicklung früher dysfunktionaler Schemata zurückverfolgt werden. Diese Schemata werden definiert als «umfassende, alles durchdringende Themen in Bezug auf die eigene Person und auf die Beziehungen mit anderen, die in der Kindheit entstanden sind und sich während des weiteren Lebens weiterentwickelt haben und dabei in bedeutsamem Maße dysfunktional geworden sind» (Young, 1994, S. 209). «In manchen Fällen war das Verhalten, das nun Teil der Achse-II-Störung ist, früher im Leben einmal funktional.» (Freeman und Jackson, 1998, S. 322).

Young (1994) nimmt weiterhin an, dass Schemata wie Anmaßung/Grandiosität und unzureichende Selbstkontrolle und Selbstdisziplin die Fähigkeit beeinträchtigen, eigene Grenzen aufrechtzuerhalten, Verantwortung gegenüber anderen zu übernehmen und sein Verhalten an langfristigen Zielen auszurichten.

Ein spezieller Typ der kognitiv-behavioralen Therapie, die schemazentrierte Therapie, könnte bei der Arbeit mit Frank hilfreich sein. Die schemazentrierte Therapie besteht aus zwei abgegrenzten Phasen. In der ersten, so genannten «Erhebungsphase», konzentrieren sich Therapeut und Patient auf die Identifikation und Aktivierung spezieller Schemata (Young, 2003, S. 209). Darauf folgt die «Veränderungsphase», in der der Therapeut versucht, die relevanten Schemata zu modifizieren, indem die verzerrten Sichtweisen der eigenen Person und anderer Menschen korrigiert werden.

Während der Erhebungsphase der kognitiv-behavioralen Therapie legt der Therapeut den Schwerpunkt auf zwei kritische Aufgaben. Die erste Aufgabe, die Schema-Identifikation, erfordert, dass Therapeut und Patient die kognitiven

Schemata erkennen, die speziell für die antisoziale Persönlichkeitsstörung relevant sind. Wenn ein Schema bearbeitet wird, sollte der Therapeut versuchen herauszufinden, wie das Schema aufrechterhalten, vermieden und/oder kompensiert wird; dies führt zu produktiven Erkundungswegen.

Die zweite Aufgabe besteht in der Aktivierung der Schemata. Hierbei versucht der Therapeut, die mit einem identifizierten Schema verbundenen Gefühle zu evozieren. Der Patient könnte zum Beispiel darum gebeten werden, sein Vorstellungsvermögen einzusetzen, um Szenen aus der Kindheit in Interaktion mit verschiedenen wichtigen Menschen in der Erinnerung aufsteigen zu lassen.

> Die Rolle des Therapeuten besteht eigentlich darin, dem Patienten dabei zu helfen, ein geringes Ausmaß des schemabezogenen Gefühls zu ertragen und diese Erfahrung dann schrittweise zu intensivieren, bis der Patient dazu in der Lage ist, die Imaginationsübung vollständig durchzuführen, ohne vor dem Vorstellungsbild zurückzuweichen. (Young, 2003, S. 210)

Die kognitiv-behaviorale Therapie mit persönlichkeitsgestörten Patienten konzentriert sich zwar überwiegend auf die Kernüberzeugungen eines Patienten, aber auch automatischen Gedanken wird insofern Aufmerksamkeit geschenkt, als diese Gedanken von bestimmten Schemata stammen und diese reflektieren. Es handelt sich dabei um Schemata, die der Selbsterhaltung oder -erhöhung dienen. Ein verbreitetes, zugrunde liegendes Ziel von Personen mit antisozialer Persönlichkeitsstörung besteht darin, ein reales oder wahrgenommenes Kontrolliertwerden durch andere Menschen zu vermeiden (Beck, Freeman et al., 1999, 2004).

Außerdem verfügt die aggressiv-dissoziale Person typischerweise über eine Reihe von Überzeugungen, die ihr zur Steuerung ihres Verhaltens dienen. Dazu gehören in vielen Fällen (aber nicht nur) die folgenden Überzeugungen sowie ihre Kombinationen oder Abwandlungen (nach Beck, Freeman et al., 2004):

- **Rechtfertigung:** «Meine Handlungen sind schon berechtigt, weil ich durch sie etwas erreichen oder etwas vermeiden will.»
- **Denken ist Glauben:** «Meine Gedanken und Gefühle sind vollkommen richtig, einfach weil es meine Gedanken und Gefühle sind.»
- **Persönliche Unfehlbarkeit:** «Ich treffe immer richtige Entscheidungen.»
- **Gefühle schaffen Fakten:** «Ich weiß, dass ich richtig handle, weil ich das Gefühl habe, dass es richtig ist.»
- **Machtlosigkeit der anderen:** «Die Sichtweise anderer Menschen ist für meine Entscheidungen irrelevant, außer wenn andere die unmittelbaren Folgen für mich direkt beeinflussen können.»

- **Geringer Einfluss von Konsequenzen:** «Wenn diese Handlung unerwünschte Konsequenzen hat, ist mir das egal.»
- **Narzissmus:** «Ich bin etwas Besonderes, ich bin anders als alle anderen.»
- **Fehlen von Empathie:** «Um andere Menschen mache ich mir keine Gedanken.»
- **Fehlen einer sozialen Orientierung:** «Nur Dummköpfe brauchen Regeln.»
- **Fehlendes oder fehlerhaftes Wissen:** «Was ich tue, wäre an vielen Orten auf der Welt vollkommen in Ordnung.»

Der Therapeut wäre naiv anzunehmen, dass ein Patient mit einer antisozialen Persönlichkeitsstörung zur Therapie erscheint, um sich zu verändern. Häufig werden sie als Alternative zur Inhaftierung zur Therapie geschickt. Zudem wurde das aggressiv-dissoziale Verhalten wahrscheinlich durch andere Menschen oder gesellschaftlich verstärkt, indem die Person bislang für ihre antisozialen Handlungen belohnt wurde. Beispielsweise wurde ein Patient, der wegen Drogenhandels verhaftet worden war, als Bedingung für seine Bewährung zur Therapie geschickt. Auf dem Klinikparkplatz parkte er direkt neben dem Wagen des Therapeuten. Der Patient besaß eine neue Geländelimousine, während der Therapeut ein zehn Jahre altes, importiertes Fahrzeug fuhr. Der Patient begann die Sitzung mit der Bemerkung: «Tolle Reifen, Doc.» Ferner muss bedacht werden, dass aufgrund der tiefgreifenden Natur der Störung das Repertoire an Fertigkeiten bei den Betroffenen stark eingeschränkt sein kann. Es fehlt ihnen insbesondere an der Fähigkeit zur Empathie. Sie haben nur begrenzt gelernt, die Perspektive anderer Menschen zu übernehmen. Schließlich besteht ein Problem innerhalb der Nosologie des DSM-IV (Saß, Wittchen, Zaudig und Houben, 2003). Die Diagnose einer antisozialen Persönlichkeitsstörung verlangt «ein tiefgreifendes Muster von Missachtung und Verletzung der Rechte anderer, das seit dem15. Lebensjahr auftritt» (Saß, Wittchen, Zaudig und Houben, 2003, S. 772). Weiterhin muss die Person «mindestens 18 Jahre alt» sein (Kriterium B) und vor Vollendung des 15. Lebensjahres Symptome einer Störung des Sozialverhaltens gezeigt haben (Kriterium C) (Saß, Wittchen, Zaudig und Houben, 2003, S. 772). Die Informationen über eine mögliche frühe Störung des Sozialverhaltens stammen jedoch, abgesehen von «offiziellen» juristischen, schulischen oder klinischen Berichten, meistens von der betroffenen Person selbst. Da jedoch «Täuschung und Manipulation zentrale Merkmale der antisozialen Persönlichkeitsstörung sind» (S. 767), kann es sein, dass ein Patient sein gestörtes Verhalten in der Kindheit verleugnet oder aber seine Geschichte massiv ausschmückt und übertreibt, wenn er glaubt, dass dies zu seinem Vorteil gereichen könnte.

Wesentliche therapeutische Fertigkeiten

Bevor man sich mit Patienten mit schweren Charakterstörungen auf eine Behandlung einigt, sollte ein Therapeut sowohl seine eigene Fähigkeit als auch seine Bereitschaft prüfen, solch eine Herausforderung anzunehmen. Der Therapeut muss fähig sein, die möglicherweise auftretenden, starken negative Gefühle zu tolerieren. Ebenso muss er in der Lage sein, seine eigenen automatischen und häufig negativen Reaktionen auf den Patienten zu überwachen (Beck, Freeman et al., 2004, S. 169). «Der Therapeut muss in der Lage sein, seine Reaktionen auf die häufig wütenden, erniedrigenden oder feindseligen Äußerungen und Verhaltensweisen des Patienten zu kontrollieren und nicht abwertend oder unflexibel zu reagieren.» (Beck, Freeman et al., 2004, S. 170). Ein gründliches Verständnis der Persönlichkeitsstörungen, insbesondere der antisozialen Persönlichkeitsstörung, ist ganz besonders wichtig, um mit einem Patienten wie Frank effektiv zu arbeiten. «Die Vorstellung, dass ein Patient mit antisozialer Persönlichkeitsstörung genauso sei wie andere Patienten, nur schwieriger, stellt eine massive Unterschätzung dar.» (Beck, Freeman et al., 2004, S. 169). Therapeuten sollten sich über die langfristige, chronische und tiefgreifende Natur der Persönlichkeitsstörungen im Klaren sein, und sie müssen verstehen, dass die dysfunktionalen Schemata eines persönlichkeitsgestörten Patienten nicht so leicht verändert werden können. Dieses Wissen kann dem Therapeuten dabei helfen, mit Frustration umzugehen; insbesondere dann, wenn Ereignisse eintreten, die in anderen Fällen als Anzeichen für das Versagen der Behandlung angesehen werden müssten.

Um mit persönlichkeitsgestörten Patienten zu arbeiten, benötigt man ferner einen spezifischen therapeutischen Stil, der zu ihrer Art, die Welt zu sehen, passt. Es erfordert viel Erfahrung und viel Geschick, um effektiv mit ihnen zu arbeiten. Je häufiger Therapeuten mit dieser Patientengruppe arbeiten, desto besser werden sie darin. Doch selbst für sehr erfahrene Therapeuten stellt die Möglichkeit der Supervision oder Konsultation einen wesentlichen Aspekt dar, um Unterstützung zu erhalten und um scharfsinnig, konzentriert und zielorientiert zu bleiben.

«Der Therapeut, der Patienten mit antisozialer Persönlichkeitsstörung behandelt, muss dazu ausgebildet sein, mit Problemen wie Wut, Dissoziation, Unehrlichkeit und Beziehungsschwierigkeiten umzugehen, und dies häufig im Rahmen einer unsicheren therapeutischen Beziehung.» (Beck, Freeman et al., 2004, S. 170). Er muss außerdem Geduld und Ausdauer besitzen und darf die Reaktionen des Patienten nicht persönlich nehmen. Er muss die Hoffnung für den Patienten aufrechterhalten und muss zugleich der Versuchung widerstehen, sich in die Denkweise des Patienten mit seiner Ungeduld, Frustration, Flüchtigkeit und Dramatik hineinziehen zu lassen.

Eine weitere wichtige Fertigkeit, die der Therapeut besitzen muss, ist Sinn für ein gutes Timing. Selbst die besten Maßnahmen können in der Therapie kontraproduktiv sein, wenn sie zum falschen Zeitpunkt eingesetzt werden (Freeman und Jackson, 1998). Der Therapeut muss zudem in der Lage sein, ein hohes Niveau von Konzentration und Aufmerksamkeit aufrechtzuerhalten. Personen mit antisozialer Persönlichkeitsstörung präsentieren sich häufig in einer freundlichen, sogar bezaubernden Weise, die den naiven Therapeuten entwaffnen und seine Objektivität beeinträchtigen kann. Der Patient kann mit vagen oder unvollständigen Antworten und einem geringschätzigen Lächeln über wichtige Themen hinweggehen. Er kann dem Therapeuten das Gefühl geben, er sei ein Dummkopf, weil er bestimmte Fragen stellt, als ob diese so offensichtlich oder unbedeutend seien, dass ein «guter Therapeut» es besser wissen müsste («Das fragen Sie mich doch nicht im Ernst?»). Auf der anderen Seite können Patienten mit antisozialer Persönlichkeitsstörung bedrohlich oder beängstigend erscheinen und den Therapeuten dazu verleiten, wichtige Fragen nur oberflächlich zu behandeln, Details zu überspringen oder Interviews zu verkürzen («He, Vorsicht! Das geht Sie verdammt noch mal nichts an!») (Reid, 2001).

Schließlich besteht ein wichtiger Aspekt der Therapie darin, dem Patienten dabei zu helfen, Veränderungsmotivation zu entwickeln. Welche Vorteile entstehen für den Patienten daraus, Dinge anders anzugehen? Solange der Patient eine mögliche Veränderung nicht als wertvoll ansieht, wird er wenig dafür tun, sein Verhalten zu verändern. Freeman, Saxon-Hunt und Yacono (2004) haben eine Reihe von Faktoren identifiziert, die in der Behandlung beachtet werden müssen (vgl. **Kasten 7-1**).

Kasten 7-1

Faktoren, die in der Behandlung von Patienten mit antisozialer Persönlichkeitsstörung beachtet werden müssen (Freeman et al., 2004)

1. Der Therapeut benötigt ein umfassendes Verständnis der Natur der Persönlichkeitsstörungen.
2. Der Patient muss lernen zu verstehen, welche Beeinträchtigungen und Konsequenzen für sein Leben mit seiner Störung verbunden sind.
3. Der Therapeut muss sich bewusst sein, dass der Patient wahrscheinlich Widerstand gegenüber Veränderungen leisten wird.
4. Der Therapeut und der Patient müssen über Fertigkeiten verfügen, um die Persönlichkeitsstörung bewältigen zu können.

5. Sowohl Patient als auch Therapeut müssen motiviert sein, um die anhaltenden Herausforderungen zu bewältigen, die bei der Behandlung einer Persönlichkeitsstörung auftreten.
6. Der Therapeut muss imstande sein, mit Frustration umzugehen, die durch die Therapie verursacht wird.
7. Sowohl Therapeut als auch Patient müssen ein stützendes soziales Netzwerk für die «schwierigen Zeiten» entwickeln, die ihnen beiden bevorstehen.
8. Der Therapeut muss die Struktur aufrechterhalten, die der kognitiv-behavioralen Therapie inhärent und zugleich ihre Voraussetzung ist.
9. Therapeut und Patient müssen in der Lage sein, die therapeutische Zusammenarbeit auch über «schlechte Tage» hinweg aufrechtzuerhalten.
10. Der Therapeut muss dem Patienten dabei helfen, eine optimistische Sicht der Zukunft zu entwickeln.
11. Der Therapeut muss frühzeitig realistische, beobachtbare und messbare Ziele für die Therapie entwickeln und diese immer wieder einbeziehen.
12. Der Patient muss dabei unterstützt werden, die Motivation und die Fertigkeiten zu entwickeln, um Wut und impulsives Verhalten zu kontrollieren.
13. Der Patient muss dabei unterstützt werden, die Motivation und die Fertigkeiten zu entwickeln, um in Alltagssituationen Probleme zu lösen.
14. Therapeut und Patient müssen die Fähigkeit entwickeln, mögliche Probleme vorherzusehen und diese in adaptiver Weise abzufangen.
15. Der Patient muss dazu fähig sein, sich selbst effektiv zu überwachen.
16. Der Patient muss in der Lage sein, die Perspektive anderer einzunehmen und deren Reaktionen zu beobachten.
17. Der Therapeut muss imstande sein, den Patienten so zu motivieren, dass er die Hausaufgaben als wesentliches therapeutisches Instrument akzeptiert und anwendet.
18. Der Patient muss Fertigkeiten entwickeln, um mit der Angst umzugehen, die im Verlauf der Therapie wahrscheinlich auftreten wird.
19. Patient und Therapeut müssen sich über Grenzen einigen, die in der Therapie aufrechterhalten werden.
20. Sowohl Therapeut als auch Patient müssen bereit sein, sich Hilfe zu suchen, falls es notwendig wird.

Spezifische Fragen

1. Was wären die therapeutischen Ziele für diesen Patienten?

Klar definierte Ziele bilden die Grundlage jeder guten Therapie. Bei der Arbeit mit Frank wäre es daher obligatorisch, eindeutige und messbare Ziele zu formulieren. Die Identifikation langfristiger Ziele mit näher liegenden Teilzielen dient dazu, der Therapie eine klare Richtung und einen Schwerpunkt zu geben. «Es ist wichtig, daran zu denken, dass die Ziele des Patienten und nicht die anderer Menschen (auch nicht des Therapeuten) den Schwerpunkt der Therapie darstellen.» (Freeman und Jackson, 1998, S. 132).

Die therapeutische Beziehung bildet wie in einem Mikrokosmos die Reaktionen eines Patienten gegenüber anderen Menschen in seiner Umgebung ab. Bei der Arbeit mit Frank sollte man damit beginnen, eine therapeutische Beziehung aufzubauen. Daneben sollten ihm die Struktur der kognitiv-behavioralen Therapie, die zu erwartenden Wirkungen und der zeitliche Verlauf erklärt werden, ebenso die Prozeduren und Strategien, die verwendet werden.

Zu Beginn der Therapie wäre es hilfreich, zunächst an einem konkreten Problem zu arbeiten. Dies wäre vor allem angesichts der Tatsache, dass Frank gerichtlich zur Behandlung verpflichtet wurde, eine gute Strategie für den Anfang. Denn so könnte Frank die Erfahrung machen, dass eine Therapie überhaupt wertvoll sein kann, und dass es sich für ihn lohnen könnte, die Behandlung fortzusetzen.

Marlowe und Sugarman (1997) betonen die Wichtigkeit «dualer» Ziele für Personen mit aggressiv-dissozialer Persönlichkeit. Sie empfehlen die Konzentration auf Problemlösefertigkeiten als Schwerpunkt der kurzfristigen Zielsetzung, während die erhöhte Motivation zur Veränderung ein langfristiges Ziel darstellt.

Da Franks impulsives Verhalten ihm extreme Schwierigkeiten verursacht, läge ein weiteres Ziel in der Steigerung seiner Fähigkeit zur Selbstkontrolle. Wenn Frank über eine sozial akzeptable Selbstkontrollfähigkeit verfügen würde, könnte er einer sinnvollen beruflichen Tätigkeit nachgehen und seine bisher nur dünnen sozialen Bindungen aufrechterhalten (Strayhorn, 2002 b). Das übergreifende Ziel für Frank bestünde darin, eine prosozialere Form der Interaktion mit anderen Menschen zu entwickeln (Robinson, 2003).

2. Welche weiteren Informationen und Verfahren wären notwendig, um die Therapie zu strukturieren?

Strukturierte Therapiesitzungen stellen eine wesentliche Komponente der kognitiv-behavioralen Therapie dar. Um die Zeit möglichst effizient zu nutzen, sollte die Therapiesitzung einem relativ standardisierten Plan folgen. Wir würden empfehlen, für jede Sitzung eine «Tagesordnung» aufzustellen. Dies ermöglicht es sowohl dem Therapeuten als auch dem Patienten zu entscheiden, welche Themen in dieser Sitzung bearbeitet werden sollen. Anschließend könnte der Schwerpunkt auf andere Bereiche verlagert werden, zum Beispiel die aktuelle Befindlichkeit des Patienten, wichtige Ereignisse der Woche, Rückmeldungen zur letzten Sitzung, wichtige Themen, die bearbeitet werden müssen, die Auswahl neuer Hausaufgaben und schließlich die Rückmeldung zur aktuellen Sitzung (Freeman, Pretzer, Fleming und Simon, 1990).

Basierend auf seiner Sichtweise und seiner Praxis der Zusammenarbeit mit dem Patienten bezeichnete Beck den therapeutischen Prozess als «kollaborativen Empirizismus» (Beck, Rush, Shaw und Emery, 2004). Im Geist dieses kollaborativen Empirizismus würden wir versuchen, mit Frank zusammen als «Team» zu arbeiten und seine Gedanken und Überzeugungen systematisch zu erkunden und zu testen.

Ein weiterer wichtiger Aspekt der kognitiv-behavioralen Therapie liegt in der Bedeutung der Ergebnismessung. Es stellt sich die Frage, wie Therapiefortschritte bei Frank gemessen werden könnten. Wir würden drei Instrumente empfehlen:

- die revidierte Hare-Psychopathie-Checkliste (PCL-R)
- die Schema Conceptualization Form und
- das Freeman Diagnostic Profiling System.

Bei der PCL-R (Hare, 2003; Hartmann, Hollweg und Nedopil, 2001) handelt es sich um ein häufig angewendetes Instrument mit 20 Fragen, mit dem aggressiv-dissoziale Verhaltensweisen (hier als «psychopathisch» bezeichnet) ebenso wie affektive und interpersonelle Indikatoren erfasst werden. Da aggressiv-dissoziale Personen per definitionem zum Lügen neigen, erhebt die PCL-R auch Zusatzinformationen, was zu hoch reliablen Werten führt (Brinkley, Newman, Widiger und Lynam, 2004). Brinkley und Kollegen bezeichnen die PCL-R auch als «Goldstandard»-Instrument zur Erfassung der antisozialen Persönlichkeit.

Die Schema Conceptualization Form (Young, 2002) leitet den Therapeuten durch den komplizierten Prozess, die Probleme des Patienten in «Schema-Begriffe» zu übersetzen. Dadurch wird es möglich, einen effektiven Behandlungsplan zu entwerfen und der Therapie eine klare Richtung zu geben.

Das Freeman Diagnostic Profiling System nutzt die diagnostischen Kriterien des DSM-IV-TR als Erhebungstechnik und um die Therapie zu strukturieren (Freeman und Jackson, 1998).

Mithilfe dieser drei Instrumente würde man voraussichtlich ein quantifizierbares Profil von Frank erhalten, das messbare Baseline-Informationen über sein Verhalten (Impulsivität), seine affektiven Probleme (Verflachung der Emotionen) und seine interpersonellen Schwierigkeiten (Oberflächlichkeit) ebenso wie diagnostische Kriterien und mögliche Ziele für den Behandlungsplan liefern würde. Wenn man diese Werte als Baseline-Maße nutzen würde, könnte Frank zu einem späteren Zeitpunkt erneut untersucht werden, um zu bestimmen, ob und in welchem Ausmaß Veränderungen und Fortschritte erreicht worden sind.

3. Wie beurteilen Sie die Persönlichkeit dieses Patienten, sein Verhalten, seinen affektiven Zustand und seine Art zu denken?

«Die Konzeptualisierung des Falls bildet den Kompass des Therapeuten; sie leitet die Behandlung.» (Persons, 1989, S. 37). Die wichtigste Funktion der Konzeptualisierung besteht darin, eine Grundlage für den Behandlungsplan zu liefern. Dieser folgt direkt aus den Hypothesen über das Wesen der zugrunde liegenden Defizite, die die Probleme des Patienten verursachen. Nach Persons können psychologische Probleme auf zwei Ebenen konzipiert werden: als offene Schwierigkeiten und als zugrunde liegende psychologische Mechanismen. Offene Schwierigkeiten repräsentieren die Alltagsprobleme von Patienten wie Frank. Dazu zählen der Umgang mit anderen Menschen, berufliche Probleme, Impulsivität oder Probleme bei der Gefühlsregulation. Bei den zugrunde liegenden psychologischen Mechanismen auf der anderen Seite handelt es sich um psychologische Defizite, die die offenen Schwierigkeiten verursachen.

> Die Fallkonzeptualisierung umfasst sechs Teile: 1. die Problemliste, 2. die angenommenen zugrunde liegenden Mechanismen, 3. eine Erklärung, wie die angenommenen zugrunde liegenden Mechanismen die Probleme auf der Problemliste verursachen, 4. Auslöser der aktuellen Probleme, 5. Ursprung der Mechanismen in der Vergangenheit des Patienten und 6. zu erwartende Hindernisse bei der Behandlung, die sich aus der Konzeptualisierung des Falls ableiten lassen. (Persons, S. 48)

Auf der Grundlage der Interviews mit den wichtigsten Personen in Franks Leben könnte man folgende Problemliste erstellen:

- unzureichende Selbstkontrolle
- so genanntes *Thrill-Seeking-Verhalten* (Streben nach Spannung und Aufregung, wobei die eigene Sicherheit und die anderer Personen vernachlässigt werden)
- oberflächliche und ausbeuterische Beziehungen
- unverantwortliches Verhalten
- Schwierigkeiten mit Autoritäten
- Zuweisung von Schuld und Verantwortung an andere.

Franks Probleme erfüllen die diagnostischen Kriterien des DSM-IV-TR für die antisoziale Persönlichkeitsstörung.

Der zugrunde liegende Mechanismus, der Franks Schwierigkeiten zu verursachen scheint, kann durch die Identifizierung relevanter Schemata erklärt werden. Welche Schemata könnten für Franks Verhalten verantwortlich sein? Gibt es ein gemeinsames Thema? Welche zentralen Überzeugungen hat jemand, der so handelt wie Frank? Eine mögliche Hypothese bestünde in Schemata wie: «Alle Menschen sind nur dazu da, meinem Vergnügen und meinem Glück zu dienen.» oder: «Wenn ich etwas will, dann darf ich das auch.»

Vor dem Hintergrund solcher Schemata ergibt Franks Verhalten Sinn. Regeln stellen für Menschen wie Frank ein Ärgernis dar und ein Hindernis, das es zu überwinden gilt. Wenn man annimmt, dass Franks zentrale Überzeugung darin besteht, dass sein Vergnügen über den Bedürfnissen anderer Menschen steht, kann man sein Verhalten besser verstehen, gleichgültig, ob es «richtig» oder «falsch» erscheint. Wenn Frank zudem glaubt, dass «nur Dummköpfe Regeln brauchen» und dass Regeln seiner Suche nach dem Glück in die Quere kommen, warum sollte er dann Regeln befolgen? Frank hat nie ein eigentliches Bedürfnis nach Selbstkontrolle gehabt und entsprechend auch keine Selbstkontrolle entwickelt (Problem 1). Ferner hat Frank ein hohes Bedürfnis nach Stimulation. Auf den ersten Blick erscheint dies nicht besonders problematisch; wenn wir jedoch die Schema-Komponente hinzuziehen, wird deutlich, dass Franks Verlangen nach Aufregung seine eigene Sicherheit und die Sicherheit anderer Menschen gefährdet (Problem 2). Sein Schema erklärt auch das Problem oberflächlicher und ausbeuterischer Beziehungen (Problem 3) und ebenso sein unverantwortliches Verhalten (Problem 4). Überdies ist eine Autoritätsperson in Franks Augen jemand, der einem den Spaß verderben will. Dies erklärt, warum er mit Autoritäten nicht zurechtkommt (Problem 5). Da Frank Schwierigkeiten damit hat, die Perspektive anderer Menschen zu übernehmen, sieht er auftauchende Probleme nicht als seine Probleme an. Frank will doch nur fröhlich sein und Spaß haben! Es sind die anderen, die verrückt sind (Problem 6).

Auf der Suche nach dem Ursprung von Franks zentralen Überzeugungen würden wir seine familiäre Herkunft betrachten. Strayhorn (2002 b) zufolge scheinen freundliche, aber konsequente Eltern die Entwicklung von Selbstkontrolle beim Kind zu fördern. Im Kontrast dazu steht Franks Erziehung durch den misshandelnden und sadistischen Vater – diese Art der Erziehung ist weit von einem guten Rollenmodell für Selbstkontrolle entfernt. Aufgrund von Beobachtungen an vielen aggressiv-dissozialen Jugendlichen wird zudem angenommen, dass die Unfähigkeit zum Belohnungsaufschub auf dem Mangel an zuverlässigen Beziehungen beruht. Zuverlässige Beziehungen rechtfertigen es, Belohnungen aufzuschieben, statt zu «nehmen, was man kriegen kann», weil man in der Zukunft auf nichts und niemanden zählen kann. Auch wenn man nie sicher sagen kann, ob antisoziale Persönlichkeitszüge auf Veranlagung oder Umwelteinflüssen beruhen, kann man daher folgende Vermutung aufstellen: Frank hat gelernt, mit einem misshandelnden und unzuverlässigen Elternteil umzugehen, indem er Schemata zur Erfüllung seiner eigenen Bedürfnisse entwickelte. Frank hält sich möglicherweise an das Schema: «Ich muss mir nehmen, was ich kriegen kann, denn ich kann mich auf niemanden verlassen.»

4. Welche potenziellen Probleme oder Fallstricke würden Sie bei der Therapie erwarten? Welcher Art wären die Schwierigkeiten und worin könnten die Ursachen dafür liegen?

Um von der kognitiv-behavioralen Therapie profitieren zu können, müssten auf Franks Seite mehrere Merkmale gegeben sein. Dazu gehören:

- relativ problemloser Zugang zu Gedanken und Gefühlen
- Vorhandensein von abgrenzbaren Problemen, auf die der Schwerpunkt gelegt werden kann
- die Fähigkeit und Bereitschaft, Hausaufgaben zu erledigen
- Engagement in einer Arbeitsbeziehung mit dem Therapeuten
- Kognitionen, die flexibel genug sind, um modifiziert zu werden.

Es ist fraglich, ob Frank diese Bedingungen erfüllen würde. Falls er dies nicht tut, würde die Therapie Young (2002) zufolge wahrscheinlich versagen und zu keiner nennenswerten Veränderung der Denkschemata führen. Man darf auch nicht vergessen, dass Personen mit einer Persönlichkeitsstörung eine extrem vielfältige, heterogene Gruppe darstellen. Daher kann nicht eine einzige Behandlungsstrategie für jede einzelne Ausprägungsform empfohlen werden (Oldham, 1994). Mit anderen Worten, es gibt keine einzelne Therapie, die bei allen aggressiv-dissozialen Personen wirken würde. Es wird immer notwendig sein, die Therapie so zu modifizieren, dass sie den individuellen Bedürfnissen des Patienten entspricht.

Ein weiteres mögliches Hindernis bezieht sich auf die Tatsache, dass Franks Schwierigkeiten seiner Meinung nach entstanden sind, weil andere Menschen ihn nicht akzeptieren oder seine Freiheit einschränken wollen (Beck, Freeman et al., 2004, S. 169). Man müsste daher nach Anzeichen ambivalenter Gefühle bei Frank suchen, um auf dieser Grundlage eventuell seine Behandlungsmotivation erhöhen zu können.

So schwierig es auch sein mag, bei der Arbeit mit Frank müsste sich der Therapeut «moralisch neutral» verhalten. Zugleich müsste man auch darauf achten, nichts zu tun oder zu sagen, was als Anerkennung für aggressiv-dissoziale Handlungen aufgefasst werden oder dazu führen könnte, dass Frank den Therapeuten als Komplizen oder Mitspieler betrachtet (Robinson, 2003, S. 60). Auch wenn es leichter gesagt ist als getan: Dies könnte erreicht werden, indem man sich strikt auf Franks Verhalten und nicht auf Frank als Person konzentrieren würde.

Die Schwierigkeiten würden wahrscheinlich beginnen, wenn der Therapeut Franks Manipulationsversuchen widersteht oder wenn seine Forderungen nicht erfüllt werden (Robinson, 2003, S. 60). Es wäre keine Überraschung, wenn Frank dem Therapeuten gegenüber feindselig, kritisch, abfällig, einschüchternd oder sogar gewalttätig reagieren würde.

Wenn der Kontakt zwischen Therapeut und Patient verloren gehen oder schwierig aufzubauen sein sollte, könnte man Franks Neigung zur Grandiosität nutzen: Es entspricht Franks «Stil», im Zentrum der Aufmerksamkeit zu stehen, so dass er auf einen Anschein von Gleichgültigkeit auf der Seite des Therapeuten wahrscheinlich reagieren würde. Bei der Behandlung von Menschen mit Persönlichkeitsstörungen muss ferner besonders berücksichtigt werden, dass starke Angst ausgelöst werden kann, sobald die Therapie die aktiven und zwingenden Schemata erfasst (Freeman und Jackson, 1998). Diese Angst würde bei Frank wahrscheinlich einen negativen Schemamodus aktivieren, was zu einer Aufwallung negativer Gefühle führen würde.

5. Welchen Grad an Bewältigung und Anpassung oder welches Funktionsniveau könnte der Patient aus Ihrer Sicht als unmittelbare Folge der Therapie erreichen? Welches Resultat würde sich langfristig nach der Beendigung der Therapie ergeben (Prognose für adaptive Veränderungen)?

Die Frage, wie viele und welche Veränderungen bei Frank möglich sein könnten, würde bei der Auswahl der Therapieziele und der Interventionsmethoden einen zentralen Aspekt darstellen. Nach Beck, Freeman et al. (2004) fördert die kognitive Therapie positives Sozialverhalten durch die Verbesserung kognitiver Funktionen. «Die kognitive Therapie wurde entwickelt, um Patienten mit antisozialer Persönlichkeitsstörung dabei zu helfen, von ihrem überwiegend konkreten, unmittelbaren Denken zu einer Denkweise zu gelangen, die ein umfassenderes Spektrum interpersoneller Perspektiven, alternativer Überzeugungen und möglicher Handlungen umfasst.» (Beck, Freeman et al., 2004, S. 169).

Freeman und Jackson (1998) unterscheiden vier Typen von Schemaveränderungen, die von drastischen Veränderungen (Schema-Restrukturierung) bis hin zu eher oberflächlicheren Veränderungen (Schema-Maskierung) reichen. **Schema-Restrukturierung** bedeutet, dass die Persönlichkeitsstruktur vollständig aufgelöst und ganz neu aufgebaut wird. Es wäre übermäßig ehrgeizig, wenn nicht töricht, diese Art von Veränderungen bei der Arbeit mit einem Patienten wie Frank zu erwarten. Eine Schema-Restrukturierung würde beispielsweise darin bestehen, aus Frank eine vollkommen vertrauensvolle und prosoziale Persönlichkeit zu machen. Jeder, der erwartet, als völlig anderer Mensch aus einer Therapie zu kommen, wird jedoch unausweichlich enttäuscht werden. Wir würden der Liste noch die **Schema-Konstruktion** hinzufügen, was bedeutet, dass neue Schemata von Grund auf entwickelt werden.

Die nächste Ebene der Schemaveränderung würde kleinere Veränderungen in der Art und Weise, wie Frank seine Welt sieht, beinhalten. Frank könnte beispielsweise dazu gebracht werden, die Überzeugung: «Man kann anderen Menschen nicht vertrauen!», zu modifizieren zu der Vorstellung: «In vielen Fällen kann man anderen Menschen nicht vollständig vertrauen.» Auch wenn diese Art der Veränderung realistischer ist, bleibt die Tatsache bestehen, dass Franks Überzeugungssystem in hohem Grade unflexibel ist, schon seit langer Zeit besteht und tief in seiner Vorstellungswelt verankert ist. Es ist daher unwahrscheinlich, dass eine Therapie bei Frank zu solchen Ergebnissen führen würde.

Schema-Reinterpretation würde bedeuten, dass Frank lernen würde, seine Schemata auf funktionalere Weise zu interpretieren. Dies würde für Frank ein realistischeres Ziel darstellen. Im Wesentlichen würde Frank dabei lernen, seine Schemata auf eine Weise einzusetzen, die ihm und anderen mehr nützt, anstatt zu schaden. Am wahrscheinlichsten ist es jedoch, dass die Therapie zu **Schema-Maskierung** führen würde. Dies würde bedeuten, dass sich Frank anders verhalten würde, unabhängig davon, ob er von dem, was er tut, überzeugt ist. Frank könnte dazu gebracht werden, sich empathischer zu verhalten. Er könnte dieses Verhalten wahrscheinlich aufrechterhalten, solange keine äußeren Stressoren auftreten, die ihn in einen Rückfall treiben könnten. Auch wenn es sich dabei um eine oberflächlichere Art der Veränderung handelt, würde dies Frank gestatten, sich anzupassen und sich in seiner Umwelt prosozialer zu verhalten und zu funktionieren. Schema-Maskierung bedeutet, dass der Patient neue Verhaltensweisen erprobt, ob er die prinzipiellen Unterschiede nun versteht oder nicht, und dass diese Veränderungen dennoch zu akzeptableren zwischenmenschlichen Interaktionen führen.

Ochman (1999) zufolge entwickeln Patienten wie Frank vielleicht niemals Empathie, aber sie können eine sicherere, verantwortlichere Form des Sozialverhaltens erlernen. Operational ausgedrückt wären die Veränderungen, die wir bei Frank erhoffen würden:

- bessere Kontrolle von Impulsen, um sich gesellschaftlichen Regeln anzupassen
- ein weniger aggressiver Stil der Konfliktbewältigung
- Nutzung von Techniken, um sich selbst zu beruhigen, statt emotionale Ausbrüche zu erleiden.

Strayhorn (2002 a) nennt weitere verhaltensbezogene Veränderungen, zum Beispiel:

- sich entschließen, bei der Wahrheit zu bleiben, obwohl Lügen in dieser Situation gewohnter und bequemer wäre
- Verabredungen einhalten, die der Patient lieber versäumen würde
- wenig interessante, alltägliche Verpflichtungen erfüllen.

Wir stimmen Strayhorn zwar zu, möchten aber nicht so weit gehen zu behaupten, dass bei Frank so viel erreicht werden könnte.

6. Wie lange sollte die Therapie dauern? Mit welcher Häufigkeit sollten Sitzungen stattfinden und wie lange sollten diese dauern?

«Es ist für den Therapeuten wesentlich, den Patienten davon zu überzeugen, dass die Persönlichkeitsstörung wirksam behandelt werden kann, obwohl sie eine chronische Störung darstellt.» (Beck, Freeman et al., 2004, S. 171). Außerdem könnte es für Frank hilfreich sein zu wissen, dass der Grad seiner Veränderungsmotivation zum Erfolg der Therapie beiträgt.

Um mit Frank effektiv zu arbeiten, müsste der Therapeut mit seinen Behandlungstechniken, aber auch mit der Dauer und Häufigkeit der Sitzungen flexibel umgehen können. Die Therapie von Persönlichkeitsstörungen benötigt naturgemäß mehr Zeit als die Behandlung anderer Störungen. Freeman und Jackson (1998) schlagen vor, eine Zeitdauer zwischen 12 und 20 Monaten als vernünftigen zeitlichen Rahmen für die Therapie von Persönlichkeitsstörungen anzusehen. Dabei handelt es sich nicht um die Dauer der «Heilung», sondern eher der «Anpassung». Perry, Banon und Ianni (1999) führten eine Metaanalyse über die Dauer der Behandlung von Patienten mit Persönlichkeitsstörungen durch. Auch wenn die Resultate höchst unterschiedlich waren, identifizierten die Autoren eine Behandlungsdauer, die im Median bei ungefähr 40 Sitzungen über 28 Wochen lag. Leider haben Personen mit antisozialer Persönlichkeitsstörung eine hohe Drop-out-Rate. Forscher haben vorhergesagt, dass eine Behandlungsdauer von weniger als 16 Wochen zu Drop-out-Raten von 8,2 % führt. Je länger die Behandlung jedoch andauert, desto höher werden natürlich die Drop-out-Raten. Perry und Kollegen stellten eine Drop-out-Rate von 29,3 % fest, wenn die Behandlung länger als 16 Wochen andauerte.

Aus weiteren Analysen konnte geschlossen werden, dass 92 Sitzungen oder 1,3 Jahre Behandlung bei 50 % der Patienten (mit unterschiedlichen Persönlichkeitsstörungen) zur Heilung von der Störung führten, wenn die vollständigen diagnostischen Kriterien zugrunde gelegt wurden (Perry et al., 1999). Zum Vergleich geben die Autoren an, dass es ohne Behandlung 10,5 Jahre dauern würde, bis 50 % der Patienten die Störung nicht mehr aufweisen würden.

Psychotherapie ist im Vergleich mit der «natürlichen» Entwicklung mit einer siebenmal schnelleren Heilungsrate verbunden (Perry et al., 1999). Ohne Behandlung betragen die Heilungsraten schätzungsweise 3,7 % pro Jahr, und mit aktiver Behandlung steigen die Raten auf 25,8 % pro Jahr (Perry et al., 1999). Weitere Schätzungen besagen, dass 25 % der Patienten mit einer Persönlichkeitsstörung in 0,4 Jahren geheilt sein könnten, 50 % im Verlauf von 1,3 Jahren oder 92 Sitzungen und 75 % nach 2,2 Jahren oder ungefähr 216 Sitzungen (Perry et al., 1999).

Wie lange würde Frank folglich in der Behandlung bleiben? Hier kann nur eine grobe Schätzung angegeben werden. Bei einer Sitzung pro Woche würde die Dauer der Therapie vermutlich mindestens zwölf Monate betragen. Wenn Frank jedoch in Therapie bliebe, bis alle seine Ziele erreicht sind, könnte er auch doppelt solange behandelt werden. Leider schließen Patienten wie Frank die Therapie häufig nicht vollständig ab.

7. Gibt es spezielle Techniken, die Sie in der Therapie einsetzen würden? Wie würden diese aussehen?

Wie bereits erwähnt, besteht das Kennzeichen der kognitiv-behavioralen Therapie in der aktiven und kooperativen Beziehung zwischen Patient und Therapeut. Wir würden einen Ansatz befürworten, bei dem Frank Fertigkeiten vermittelt werden, um innere Diskussionen zu fördern und seine manifesten kognitiven Verzerrungen aufzuheben.

Jede Sitzung der kognitiv-behavioralen Therapie mit Frank würde damit beginnen, eine gemeinsame Agenda, also einen Plan mit Aufgaben und Themen, aufzustellen. Zu Beginn der Therapie würde der Therapeut Frank erklären, wie wichtig es ist, diese wertvolle Zeit so vorteilhaft und effektiv wie möglich zu nutzen. Der Therapeut würde also von Beginn an nach einer therapeutischen Partnerschaft streben. Den Prozess der Planung könnte man damit einleiten, dass die Bereiche aufgelistet werden, die während der ersten Sitzung behandelt werden sollen; dazu gehören:

- die Identifizierung der Probleme aus Franks Sicht
- Franks Hoffnungen und Erwartungen an die Therapie
- die Vorstellung des kognitiven Modells als Grundlage der Therapie
- der Entwurf eines Handlungsplans
- das Einholen von Franks Feedback zur Sitzung.

Noch genauer gesagt, würde der Therapeut in den ersten Sitzungen mit Frank den Schwerpunkt darauf legen, seine Weltsicht vollkommen zu verstehen. Wie sieht Frank sich selbst, seine Umwelt, seine Zukunft? Falls Frank seine Aggressivität als Schwerpunkt der Behandlung auswählen sollte, plädieren Herpertz und Sass (1997) für eine detaillierte Erfassung der aggressiven Handlungen, ihrer Vorbedingungen, ihrer begleitenden Gedanken und Gefühle und schließlich ihrer Konsequenzen.

Der Therapeut kann unmittelbar damit beginnen, an Franks Schemata zu arbeiten, indem er Youngs (2002 b) «Life Review»-Technik einsetzt. Dazu gehört unter anderem, bei Frank Informationen aus seiner eigenen Lebensgeschichte zu erheben, die seine Schemata unterstützen bzw. widerlegen. In diesem Fall besteht das Ziel zunächst darin, Frank zu zeigen, inwiefern seine Schemata seine Wahrnehmungen und Gefühle leiten und dadurch wiederum das Schema aufrechterhalten. Ein zweiter Schwerpunkt bestünde darin, Frank bei der Einschätzung zu helfen, welchen Wert und Zweck es haben könnte, ein spezielles Schema oder eine Kombination von Schemata aufrechtzuerhalten.

Da Frank die Behandlung vom Gericht auferlegt wurde, wird er sich wahrscheinlich nur widerwillig auf die Therapie einlassen. Daher könnte es hilfreich sein, anfangs mehr behaviorale als kognitive Techniken einzusetzen. Frank würde wahrscheinlich eher dazu neigen, konkretere behaviorale Techniken zu akzeptieren, da sie nicht so sehr wie «Psychoblabla» wirken. Auch wenn Franks Schemata durch kognitive Techniken geschwächt werden könnten, könnten in bestimmten Situationen Kernüberzeugungen wachgerufen werden, die den Patienten wiederum veranlassen würden, sich auf eine Weise zu verhalten, die das Schema aufrechterhält. Dies bekräftigt die Notwendigkeit, behaviorale Übungen in Verbindung mit kognitiven Übungen einzusetzen (sobald Frank dafür bereit wäre), um Gedanken und Verhalten weiter herauszufordern.

Das Brechen von Verhaltensmustern stellt eine Technik dar, bei der Frank dazu ermutigt würde, sich nicht mehr so zu verhalten, dass sein Schema aufrechterhalten wird. Unter der Annahme, dass Franks Schemata wie folgt lauten:

- «Mein eigenes Glück/Vergnügen hat höchste Priorität!»
- «Ich kann mich auf niemanden verlassen; ich muss tun, was für mich richtig ist!»,

könnte der Therapeut Verhaltensexperimente konzipieren, mit denen Frank seine Erwartungen über die Konsequenzen seines Verhaltens testen könnte. Da Franks Mangel an Selbstkontrolle zumindest teilweise mit seinem Schema erklärt werden kann, würde ein Selbstkontrolltraining wahrscheinlich besser wirken, wenn Frank verstanden hat, dass Belohnungsaufschub mit einem späteren, angemessenen

Genuss der Belohnung verbunden ist (Strayhorn, 2002 b). Ferner schlagen wir vor, dass Verstärkung abhängig gemacht wird von der Erfüllung von Aufgaben zur Selbstkontrolle.

Frank würde auch von der Entwicklung und Verbesserung seiner Fähigkeit, Entscheidungen zu treffen, profitieren. Zu diesem Zweck könnte der Therapeut Frank dabei helfen, relevante Kriterien zu identifizieren, alternative Möglichkeiten zu entwickeln und zu sammeln, die Konsequenzen vorherzusagen und all diese Informationen zu nutzen, um eine sozial angemessene Entscheidung zu treffen. Selbstkontrolle bedeutet definitionsgemäß, eine langfristig günstigere, aber unmittelbar weniger angenehme Option zu wählen und entsprechend zu handeln. Wenn eine Person die günstigeren Optionen jedoch gar nicht erst in Erwägung zieht, wird sie sich wahrscheinlich automatisch nach dem Lustprinzip orientieren (Strayhorn, 2002 b). Ein weiterer Schritt in Richtung größerer Selbstkontrolle würde darin bestehen, Franks Fähigkeit zur Selbstbeobachtung zu fördern. Franks Impulsivität wurde bereits als größtes Hindernis identifiziert. Strayhorn nimmt an, dass ein Mangel an Selbstkontrolle häufig durch die fehlende Fähigkeit zur Selbstbeobachtung verursacht wird.

Hinsichtlich Franks Impulsivität müsste man die Frage stellen, ob Frank so sehr von dem Wunsch besessen sein kann, ein bestimmtes Ziel zu erreichen, dass er «es» einfach unbedingt um jeden Preis bekommen muss. Wenn dies der Fall sein sollte, müsste ihm die richtige «Balance zwischen zu wenig und zu viel Aufmerksamkeit für die verbotene Frucht» (Strayhorn, 2002 b) vermittelt werden.

> Psychologische Techniken zur Bewältigung von Wut sind hilfreich für Patienten, die eine therapeutische Umgebung tolerieren und über ihr eigenes Verhalten diskutieren können. Der zentrale Aspekt besteht darin, auslösende Situationen und die automatischen Denkmuster zu identifizieren, die einem aggressiven Ausbruch vorangehen. (Marlowe und Sugarman, 1997)

Eine weitere, sehr wichtige Komponente der kognitiv-behavioralen Therapie besteht in Hausaufgaben, die bei Frank verstärkt und durch Shaping unterstützt werden müssten. Eine Woche besteht aus 168 Stunden, so dass eine Therapiestunde weniger als 1 % der Woche repräsentiert. Mit Hausaufgaben können Schemata sehr wirksam bekämpft werden. «Sie halten die therapeutische Arbeit im Kopf des Patienten präsent und helfen ihm dabei, sich während der Woche auf das zu konzentrieren, was in der Sitzung erreicht wurde.» (Young, 2002, S. 218). «Genau wie ein Muskel durch Training kurzfristig ermüdet, langfristig aber gestärkt wird, können auch Selbstkontrollfertigkeiten durch Übung und Training gestärkt werden.» (Strayhorn, 2002 a).

8. Gibt es spezielle Vorsichtsmaßnahmen, die bei der Arbeit mit diesem Patienten beachtet werden sollten (z. B. Gefahr für die eigene Person oder andere Personen, Übertragung, Gegenübertragung)? Erwarten Sie spezielle Widerstände oder Hindernisse und wie würden Sie damit umgehen?

Angesichts von Franks Vorgeschichte mit aggressivem Verhalten wäre es wahrscheinlich, dass er diesen Verhaltensstil auch während der Behandlung zeigen würde. Es ist nicht ungewöhnlich, dass bei der Arbeit mit Patienten mit Persönlichkeitsstörungen gewalttätige Episoden vorkommen, das Personal bedroht und die therapeutische Atmosphäre insgesamt gestört wird (Cawthra und Gibb, 1998). «Aufgrund der empfindlichen Natur der Beziehung muss der Therapeut bei der Arbeit mit Personen mit Persönlichkeitsstörungen große Vorsicht walten lassen. Nur wenige Patienten stellen die Geduld und Entschlossenheit des Therapeuten mehr auf die Probe als die Achse-II-Gruppe.» (Freeman und Jackson, 1998, S. 331).

Bei der Formulierung eines Behandlungsplans würden wir Frank ausdrücklich über die Diagnose der antisozialen Persönlichkeitsstörung informieren und klare Anforderungen hinsichtlich seiner Beteiligung an der Therapie stellen. Andernfalls würde er wahrscheinlich keinen Grund dafür sehen, die Psychotherapie fortzusetzen, abgesehen davon, dass es sich um eine gerichtliche Auflage handelt. Es wäre für Frank wahrscheinlich keine Überraschung, von seiner Diagnose zu erfahren. Mit ihm über die Diagnose zu diskutieren, wäre nutzlos, aber es würde ihm helfen, wenn er verstünde, dass es sich um eine Kategorisierung handelt. Dadurch könnte sogar viel leichter aufgezeigt werden, dass er durch die Änderung seines Verhaltens die Diagnose selbst ändern könnte.

9. Gibt es Themenbereiche, die Sie in der Therapie mit diesem Patienten nicht ansprechen oder bearbeiten würden? Aus welchem Grund?

Da wir eine kooperative Beziehung zu Frank anstreben würden, würden wir versuchen, keine Themen zu vermeiden. Gerade die Vermeidung vieler Themen im Lauf seines Lebens hat zu den aktuellen Umständen geführt. Stattdessen müsste der Therapeut versuchen, bestimmte Themen auf flexible und kreative Weise anzusprechen. Genauso müsste man darüber nachdenken, wie man Frank am besten über seine Schemata und deren Einflüsse auf sein Verhalten informieren könnte. Nach Young (2002) ist es wesentlich, dem Patienten die Bedeutung der frühen dysfunktionalen Schemata, Bereiche, Prozesse und Modi zu erklären, um ein gemeinsames Verständnis der Probleme und der beteiligten Kernüberzeugungen zu entwickeln.

10. Wäre eine Medikation bei diesem Patienten empfehlenswert? Welchen Effekt würden Sie von einer Medikation erwarten bzw. erhoffen?

«Eine Kombination genetischer oder organischer Faktoren verursacht das neurophysiologische Muster, das ein bemerkenswert niedriges Erregungsniveau bei Gefahr sowie konsequentes Streben nach Spannung und Impulsivität einschließt.» (Ochman, 1999). Nach Robinson (2003, S. 67) gibt es zwei mögliche Ziele für eine pharmakologische Intervention bei Frank, nämlich:

- die Verminderung der Impulsivität und
- die Eindämmung von Wutausbrüchen.

Bei diesen Verhaltensweisen haben sich sowohl selektive Serotonin-Wiederaufnahmehemmer (SSRIs) als auch stimmungsstabilisierende Medikamente als wirksam erwiesen (Robinson, 2003, S. 67). In Tierversuchen hat sich gezeigt, dass diese Mittel die Fähigkeit zum Belohnungsaufschub fördern und Impulsivität reduzieren (Strayhorn, 2002 a).

Empirische Befunde lassen darauf schließen, dass Aggression mit einem hohen Dopaminumsatz in Kombination mit einer relativen serotonergen Dysfunktion (führt zur Enthemmung aggressiver Impulse) verbunden sein kann (Soderstrom, Blennow, Sjodin und Forsman, 2003). «Vor diesem Hintergrund könnten dopaminmodulierende Medikamente, allein oder in Kombination mit Serotonin-Wiederaufnahmehemmern (oder Kombinationspräparate) bei der Behandlung der aggressiven Psychopathie von Interesse sein.» (Soderstrom et al., 2003). Eine Studie von Oldham (1994) hat gezeigt, dass eine Verbesserung der Symptome durch gezielte psychopharmakologische Interventionen erreicht werden kann. Medikamente wie Lithium, Carbamazepin und SSRIs, die einen impulsstabilisierenden Effekt haben, können bei mangelnder Impulskontrolle eingesetzt werden.

Diese Themen sind möglicherweise jedoch rein hypothetisch. Aus Franks Sicht ist der Rest der Welt verrückt, weil sie ihn nicht so akzeptiert, wie er ist. Daher würde er dem Einsatz von Medikamenten vermutlich nicht zustimmen, und es ist auch unwahrscheinlich, dass er sich dauerhaft an die Einhaltung von Regeln zur Einnahme der Mittel halten würde. Medikamente könnten zum Konfliktthema werden und Widerstand auslösen, und davon gäbe es auch so schon genug!

11. Welche Ressourcen des Patienten könnten in der Therapie genutzt werden?

Franks Intelligenz, Kreativität und Energie könnten in der Therapie sicherlich genutzt werden. Das Ziel würde darin bestehen, die Pathologie im Dienst der Therapie zu nutzen. Frank nimmt Herausforderungen sehr ernst. Wenn man ihm sagen würde, dass nur wenige Menschen mit seinem Problem in der Therapie bleiben oder es schaffen, ihr Leben zu verändern, könnte man seinen kämpferischen Stil ansprechen und in ihm den Wunsch wecken, «das System zu besiegen». Seine verbalen Fertigkeiten könnten nützlich sein, solange sich der Therapeut nicht auf Diskussionen über philosophische Grundfragen («Was bedeutet denn letztlich ‹Gut› und ‹Böse›?»), gesellschaftliche Probleme («Was erwarten Sie denn von jemandem, der in einer Gegend aufwächst wie ich?») oder kulturelle Stereotype («Er ist bloß ein penetranter Südländer.») einlässt.

12. Wie würden Sie die Themen «Grenzen», «Beschränkungen» und «Grenzen setzen» bei diesem Patienten angehen?

In der Therapie wäre es besonders wichtig, dass der Therapeut als Modell angemessenes Verhalten vermittelt und dabei feste Grenzen einhält. Weiterhin müsste bei Frank ein klares Verständnis vom Leben innerhalb gesellschaftlicher Regeln aufgebaut und verstärkt werden. Ein konsistenter Ansatz innerhalb realistischer Grenzen wäre das Wichtigste. Man sollte sich genug Zeit nehmen, um sicherzustellen, ob Frank verstanden hat, welche Dienstleistungen von wem und in welchem zeitlichen Rahmen erbracht werden können und welche Ergebnisse zu erwarten sind. «Bei jeder therapeutischen Interaktion ist es wichtig, die Grenzen und erwarteten Verhaltensweisen bei Therapeut und Patient festzulegen; bei der Therapie von Patienten mit antisozialer Persönlichkeitsstörung ist dies aufgrund ihres gewöhnlich schwach ausgeprägten Sinns für Grenzen jedoch unbedingt erforderlich.» (Beck, Freeman et al., 2004, S. 169).

Frank würde die Grenzen der therapeutischen Beziehung zweifellos testen. Angesichts seiner Vorgeschichte versteht es sich von selbst, dass es eine herausfordernde und häufig frustrierende Aufgabe wäre, eine Beziehung zu jemandem zu entwickeln, der gerade mit dem Aufbau von Beziehungen Schwierigkeiten hat (Marlowe und Sugarman, 1997). Dennoch sollte das Ziel darin bestehen, eine stabile, langfristige Beziehung zu Frank aufzubauen.

Wir würden dem Therapeuten empfehlen, die vorher vereinbarte Dauer der Sitzung klar zu umreißen und sich auch daran zu halten, ebenso wie an Vereinbarungen über versäumte Sitzungen, die Regeln über Kontakte zwischen Sitzungen, die Erteilung von Hausaufgaben und die angemessene Nutzung der Rufnummer für den Notfall. Der Behandlungsvertrag sollte die vereinbarte Anzahl Sitzungen und die erwarteten Veränderungen im Verhalten beinhalten. Der Therapeut müsste sicherstellen, dass der Patient über das kognitiv-behaviorale Modell aufgeklärt wird. Um das aufgeklärte Einverständnis (*informed consent*) des Patienten zur Therapie zu gewährleisten, müsste der Therapeut den Patienten über die Inhalte, Ziele und Pläne der Therapie, die Bedeutung der therapeutischen Zusammenarbeit, die Problemgebiete, die besonders hervorgehoben werden sollen, und über die Techniken, die wahrscheinlich eingesetzt werden, aufklären (Freeman und Jackson, 1998, S. 328).

Schließlich müssen Therapeuten in der Lage sein, die Grenze zwischen Berufs- und Privatleben aufrechtzuerhalten, gerade wenn sie mit Patienten mit einer Persönlichkeitsstörungen arbeiten. Feedback von Kollegen sowie Freizeitaktivitäten ermöglichen die notwendige Erholung von der Arbeit und beugen dem Burn-out-Syndrom vor (Beck, Freeman et al., 2004, S. 170).

13. Würden Sie wichtige andere Personen in die Behandlung einbinden? Würden Sie bei diesem Patienten Hausaufgaben einsetzen? Welche Art von Hausaufgaben würden Sie wählen?

Die charakteristischen Merkmale der antisozialen Persönlichkeitsstörung zeigen sich in Franks Geschichte deutlicher als im Interview. Aggressiv-dissoziale Personen neigen dazu, Aspekte ihrer eigenen Geschichte, die sie belasten oder ihnen unbequem werden könnten, durch direkte Lügen, Rationalisieren oder – subtiler – durch die Wortwahl herunterzuspielen (Reid, 2001). Die Erhebung der Vorgeschichte sollte sich daher nicht auf die Aussagen des Patienten beschränken, sondern so viele Quellen wie möglich mit einbeziehen.

Wichtige andere Personen können sich als eine solche Quelle der Information über das aktuelle und frühere Verhalten des Patienten erweisen (Beck, Freeman et al., 2004, S. 167). «Die Bezugspersonen des Patienten können zu unschätzbar wertvollen Verbündeten im therapeutischen Vorhaben werden, indem sie dem Patienten dabei helfen, die Hausaufgaben zu erledigen und Realitätstestungen durchzuführen, und indem sie den Patienten dabei unterstützen, sich zu verändern.» (Freeman und Jackson, 1998, S. 331). Die Ergebnisse vorangegangener psychologischer Diagnostik, Schulzeugnisse, gerichtliche Beurteilungen oder medizinische Berichte sollten dem Therapeuten vorliegen. Je mehr man weiß, desto besser.

Hausaufgaben würden darin bestehen, dysfunktionale Gedanken zu beobachten und Verhaltensexperimente durchzuführen, die darauf abzielen, dysfunktionale Gedanken in Frage zu stellen; teilweise auch darauf, spezifische soziale Fertigkeiten zu verbessern.

14. Welche Aspekte müssten bei der Beendigung der Therapie beachtet und angesprochen werden? Wie würden Sie die Beendigung der Therapie organisieren und Rückfällen vorbeugen?

Im Hinblick auf die Rückfallprävention bei Frank müssten einige wichtige Punkte beachtet werden. Erstens müsste die chronische, unflexible Natur der Persönlichkeitsstörungen immer berücksichtigt werden. Frank müsste eine Sammlung von Strategien entwickeln, um einem Rückfall vorzubeugen. Diese hätten die Form:

«Wenn A passiert, mache ich B, um damit fertig zu werden. Wenn C passiert, mache ich D.» Je weniger Alternativen Frank hätte, desto besser. Während der gesamten Dauer der Therapie würden wir die erfolgreiche Bewältigung von belastenden Faktoren in seinem Leben in den Mittelpunkt stellen. Es wäre wichtig, Frank auf mögliche Rückschläge vorzubereiten. Frank müsste lernen, Alles-oder-nichts-Denken zu vermeiden, um das Gefühl des Versagens bei den ersten Zeichen eines Rückfalls zu verringern.

Der Schlüssel zu jedem Rückfall-Präventionsprogramm liegt in dem Begriff der «Eigendynamik». Selbstkontrolle oder Genusssucht können jeweils eine Eigendynamik gewinnen. Eine Person auf Diät, die eine Kugel Eiscreme gegessen hat oder ein Alkoholiker, der ein Glas Wein getrunken hat, denkt beispielsweise: «Ich habe die Regel übertreten – jetzt ist alles egal, nun kann ich auch richtig loslegen!», und konsumiert eine riesige Menge (Strayhorn, 2002 a).

Bei Frank müsste besonders beachtet werden, dass er in der Lage sein könnte, den therapeutischen Jargon zu erlernen und zu verstehen, welche Antworten als Zeichen einer positiven Entwicklung gewertet werden. Er könnte lernen, nur das zu sagen, was von ihm erwartet wird, wie er sich fühlen und wie er handeln sollte, um uns oder anderen Autoritäten zu demonstrieren, dass er entscheidende Fortschritte gemacht habe (Davis-Barron, 1995). Da Frank nicht einsieht, was an seiner Einstellung oder seinem Verhalten falsch ist, würde er wahrscheinlich keine Notwendigkeit sehen, sein Verhalten zu ändern, aber er könnte sich durchaus bewusst sein, was er tun müsste, um den Therapeuten davon zu überzeugen, dass er sich geändert habe.

15. Welches wären aus Ihrer Sicht die erhofften Veränderungsmechanismen bei diesem Patienten (in der Reihenfolge ihrer relativen Wichtigkeit)?

In Franks Fall wären zwei Veränderungsmechanismen von zentraler Bedeutung. Zuallererst wären seine Schemata zu nennen. Wenn seine Schemata auch nur leicht geändert würden, würden sein Verhalten und seine Gefühle im Idealfall folgen. So war beispielsweise Franks Schema, sich auf einen unzuverlässigen und misshandelnden Erwachsenen nicht verlassen zu können, während seiner Kindheit sinnvoll und erfüllte eine Schutzfunktion. Dieses Schema ist jedoch nicht mehr nützlich, seit Frank erwachsen ist. Dieser Aspekt müsste in der Therapie wieder und wieder hervorgehoben werden.

Ein zweites Ziel der Veränderung bestünde in Franks interpersonellem Verhalten und seinen Beziehungen. Es wäre dabei wichtig, die tieferen Ursachen der antisozialen Aktivitäten zu verstehen, denn dies würde dem Therapeuten die Planung von Behandlungsstrategien ermöglichen, die auf diese Schlüsselbereiche der Veränderung abzielen. «Ohne angemessenes Verständnis der zugrunde liegenden

Ätiologie sind Prävention und Behandlung wahrscheinlich nicht wirksam, da sie möglicherweise auf die falschen Veränderungsmechanismen zielen.» (Brinkley et al., 2004).

Beziehungen dienen als Kontext für die Entwicklung der Emotionsregulation (ein wichtiger Aspekt der Selbstkontrolle). Bei Patienten mit antisozialer Persönlichkeitsstörung (diese Störung bildet vielleicht die Quintessenz aller Probleme mit der Selbstkontrolle) kann der Grad der Verbesserung durch die Fähigkeit der Patienten, eine Arbeitsbeziehung zum Therapeuten aufzubauen, vorhergesagt werden (Strayhorn, 2002 b).

Wie bereits erwähnt wurde, wäre es zudem unbedingt erforderlich, die Baseline von Franks Charakterstörung festzulegen, um eventuelle Veränderungen im Kern seiner Persönlichkeit auch erfassen zu können. Seine Störung könnte durch Psychotherapie realistischerweise nicht vollständig geheilt werden. «Das grobe, dichotome Maß des Vorhanden- oder Nichtvorhandenseins einer psychischen Störung lässt es nicht zu, Verbesserungen auf funktionaler Ebene zu berücksichtigen. Es kann schwierig sein, überhaupt Veränderungen festzustellen, wenn lediglich auf der Ebene des Vorhandenseins der Störung geschaut wird.» (Norton und Dolan, 1995). Menschen mit antisozialer Persönlichkeitsstörung sind nachweislich imstande, aus Erfahrungen zu lernen, wenn die Kontingenzen unmittelbar, spezifisch, konkret und persönlich relevant sind (Beck, Freeman et al., 2004, S. 163). Auch wenn der Weg bis zu Veränderungen im Verhalten wahrscheinlich sehr lang wäre, bestünde in Franks Fall noch Hoffnung, ebenso für den Therapeuten mit dem Mut und dem Stehvermögen, sich eines so schwierigen Falls anzunehmen.

Literatur

Beck, A. T., Freeman, A. et al. (1999). *Kognitive Therapie der Persönlichkeitsstörungen* (4. Aufl.). Weinheim: Beltz PVU.

Beck, A. T., Freeman, A. et al. (2004). *Cognitive Therapy of Personality Disorders* (2nd ed.). New York: Guilford Press.

Beck, A. T., Rush, A. J., Shaw, B. F., Emery, G. (2004). *Kognitive Therapie der Depression* (3. Aufl.). Weinheim: Beltz.

Brinkley, C. A., Newman, J. P., Widinger, T. A., Lynam, D. R. (2004). Two approaches to parsing the heterogeneity of psychopathy. *Clinical Psychology, 11*, 69–94.

Cawthra, R., Gibb, R. (1998). Severe personality disorder – whose responsibility? *British Journal of Psychiatry, 173*, 8–10.

Davis-Barron, S. (1995). Psychopathic patients pose dilemma for physicians and society [special report]. *Canadian Medical Association Journal, 152*, 1314–1317.

Freeman, A., Jackson, J. (1998). Cognitive behavioural treatment of personality disorders. In N. Tarrier, A. Wells, G. Haddock (Eds.), *Treating Complex Cases: The Cognitive Behavioural Therapy Approach* (pp. 319–339). West Sussex, England: Wiley.

Freeman, A., Pretzer, J., Fleming, B., Simon, K. (1990). *Clinical Applications of Cognitive Therapy*. New York: Plenum Press.

Freeman, A., Saxon-Hunt, M., Yacono, L. Y. (2004). Cambios paralelos en psicoterapia para el terapeuta y el paciente con un trastorno de la personalidad (Parallel change in the therapist and the patient in the treatment of personality disorders). In V. E. Caballo (Ed.), *Manual de trastornos de la personalidad*. Madrid, Spain: Editorial Sinthesis.

Hartmann, J., Hollweg, M., Nedopil, N. (2001). Quantitative Erfassung dissozialer und psychopathischer Persönlichkeiten bei der strafrechtlichen Begutachtung: Retrospektive Untersuchung zur Anwendbarkeit der deutschen Version der Hare-Psychopathie-Checkliste. *Nervenarzt, 72*, 365–370.

Herpertz, S., Sass, H. (1997). Psychopathy and antisocial syndromes. *Current Opinion in Psychiatry, 10*, 436–440.

Marlowe, M., Sugarman, P. (1997). ABC of mental health: Disorders of personality. *British Medical Journal, 315*, 176–179.

Müller-Isberner, R. (2000). Die antisoziale Persönlichkeitsstörung aus kognitiv-behavioraler Sicht. In H. Katschnig, U. Demal, G. Lenz, P. Berger (Hrsg.), *Die extrovertierten Persönlichkeitsstörungen. Borderline, Histrionische, Narzisstische und Antisoziale Lebensstrategien* (S. 124–143). Wien: Facultas Universitätsverlag.

Norton, K., Dolan, B. (1995). Assessing change in personality disorder. *Current Opinion in Psychiatry, 8*, 371–375.

Ochman, F. M. (1999). Psychopathy: Antisocial, criminal, and violent behavior. *Journal of Nervous and Mental Disorders, 187*, 321–323.

Oldham, J. M. (1994). Personality disorders: Current perspectives [special communications]. *Journal of the American Medical Association, 272*, 1770–1776.

Perry, J., Banon, E., Ianni, F. (1999). Effectiveness of psychotherapy for personality disorder [special articles]. *American Journal of Psychiatry, 156*, 1312–1321.

Persons, J. B. (1989). *Cognitive Therapy in Practice: A Case Formulation Approach*. New York: Norton.

Reid, W. H. (2001). Antisocial personality, psychopathy, and forensic psychiatry. *Journal of Psychiatric Practice, 7*, 55–58.

Robinson, D. J. (2003). *The Personality Disorders Explained* (2nd ed.). Port Huron, MI: Rapid Psychler Press.

Roy, S., Tyrer, P. (2001). Treatment of personality disorders. *Current Opinions in Psychiatry, 14*, 555–558.

Saß, H., Wittchen, H.-U., Zaudig, M., Houben, I. (Hrsg.) (2003). *Diagnostisches und Statistisches Manual Psychischer Störungen – Textrevision – DSM-IV-TR*. Göttingen: Hogrefe.

Soderstrom, H., Blennow, K., Sjodin, A.-K., Forsman, A. (2003). New evidence for an association between the CFS HVA:5-HIAA ratio and psychopathic traits. Neurology, *Neurosurgery, and Psychiatry, 74*, 918–921.

Strayhorn, J. M. (2002 a). Self-control: Theory and research. *Child and Adolescent Psychiatry, 41*, 7–16.

Strayhorn, J. M. (2002 b). Self-control: Toward systematic training programs. *Child and Adolescent Psychiatry, 41*, 17–27.

Young, J. E. (1994). *Cognitive Therapy for Personality Disorders: A Schema Focused Approach* (revised ed.). Sarasota, FL: Professional Resource Press.

Young, J. E. (2003). Schema-focused therapy for personality disorders. In G. Simos (Ed.), *Cognitive Behavior Therapy: A guide for the Practicing Clinician* (pp. 201–222). New York: Taylor & Francis.

8 Dialektisch-behaviorale Therapie

Robin A. McCann, Katherine A. Comtois und Elissa M. Ball

Das Behandlungsmodell

Bei der dialektisch-behavioralen Therapie (*Dialectical Behavior Therapy*, DBT) handelt es sich um eine umfassende und strukturierte Verhaltenstherapie. In randomisierten Studien mit suizidgefährdeten Frauen mit einer Borderline-Persönlichkeitsstörung hat sie sich als wirksam erwiesen (Lieb, Zanarini, Schmahl, Linehan und Bohus, 2004; Linehan, 1993 a, 1996), ebenso bei Frauen mit Borderline-Persönlichkeitsstörung und Substanzmissbrauch (Linehan et al., 1999). Nicht randomisierte Studien lassen darauf schließen, dass die DBT auch bei anderen komplexen, schwer zu behandelnden Patienten sinnvoll eingesetzt werden könnte, darunter:

- Patienten der forensischen Psychiatrie (McCann und Ball, 1996)
- jugendliche Straftäterinnen und Straftäter (Trupin, Stewart, Beach und Boesky, 2002)
- gewalttätige Personen (Fruzzetti und Levensky, 2000) und
- suizidgefährdete Jugendliche (Miller, Rathus, Leigh und Landsman, 1996).

Gegenwärtig werden randomisierte Studien durchgeführt, um die Wirksamkeit der DBT bei Personen im Strafvollzug zu überprüfen (Berzins und Trestman, 2004).

Die umfassende DBT zielt auf die Motivation des Patienten, wirksame Verhaltensweisen zu erlernen. Sie beinhaltet ein Fertigkeitentraining und sorgt dafür, dass die gelernten Fertigkeiten generalisiert werden. Die Struktur der DBT basiert auf einer biosozialen Theorie und umfasst genau umschriebene Behandlungsstufen und -ziele, flexible Behandlungsmodalitäten und zahlreiche Behandlungsstrategien. Die beiden Hauptstrategien, Validierung und Problemlösung, werden dialektisch ausbalanciert.

Die DBT umfasst vier Formen der Therapie: individuelle Therapie, Fertigkeitentraning im Gruppensetting, Fallbesprechungen und Telefonkontakte. Jedes Modul ist mit eigenen Zielen verbunden (vgl. **Tab. 8-1**).

Tabelle 8-1: Module und Ziele der DBT

Modul	Ziele
Einzeltherapie	Verminderung lebensbedrohlicher, therapiestörender und die Lebensqualität beeinträchtigender Verhaltensweisen
Fertigkeitentraining in Gruppen	Förderung des Erwerbs von Fertigkeiten und ihrer Einübung
Telefonkontakte	Verminderung lebensbedrohlicher Verhaltensweisen; Förderung der Generalisierung von Fertigkeiten
Fallbesprechung	Erhöhung der Therapeuten-Compliance; Verminderung von Burnout-Symptomen beim Therapeuten

Wenn beispielsweise während des Fertigkeitentrainings Verhaltensweisen auftreten, die den Ablauf der Therapie stören, teilt der Gruppentherapeut dies dem Einzeltherapeuten mit. Diese Information ermöglicht es dem Gruppentherapeuten, bei seiner primären Aufgabe zu bleiben, nämlich der Vermittlung von Fertigkeiten. Der Einzel- oder Bezugstherapeut ist gewöhnlich für die Telefonkontakte verantwortlich. Wichtig ist, dass die Funktion der Telefonkontakte darin besteht, mögliche Risiken (z. B. selbstverletzendes oder suizidales Verhalten) zu erkennen und die Generalisierung von Fertigkeiten anzuregen, nicht aber darin, Therapie anzubieten. Während der Telefonkontakte hört man daher häufig die Aufforderung: «Schlagen Sie Ihr Buch zum Fertigkeitentraining auf.» Die typische Struktur einer Einzeltherapiesitzung sieht wie folgt aus:

1. Auswertung und Besprechung des Selbstbeobachtungs-Protokolls (auch DBT-Tagebuch genannt).
2. Aufstellung einer Agenda, die auf den Informationen aus dem DBT-Tagebuch beruht (z. B. werden lebensbedrohliche Verhaltensweisen vorrangig behandelt; Verhaltensweisen, die die Therapie stören, haben Priorität vor Verhaltensweisen, die die Lebensqualität beeinträchtigen).

3. In Bezug auf das Zielverhalten wird eine verhaltens- und lösungsorientierte Analyse durchgeführt.
4. Auf der Basis der Verhaltensanalyse werden Rollenspiele durchgeführt.

Die Funktion der Fertigkeitengruppe liegt darin, Fertigkeiten zu vermitteln und zu üben. Fertigkeiten werden in folgende Gruppen oder Module unterteilt:

- innere Achtsamkeit,
- Stresstoleranz,
- Emotionsregulation und
- interpersonelle Effektivität (Linehan, 1993 b, 2004).

Die Treffen zur gemeinsamen Fallbesprechung dienen dazu, den Therapeuten zur Befolgung der DBT-Regeln anzuhalten (Therapeuten-Compliance), und um dem Burn-out-Syndrom vorzubeugen. Während der Fallbesprechung orientieren sich die Therapeuten an der biosozialen Theorie und den Grundannahmen der DBT (vgl. Frage 4, S. 190).

Die biosoziale Theorie in der ursprünglichen Konzeption von Marsha Linehan besagt, dass die Borderline-Persönlichkeitsstörung durch die Transaktion zwischen einer biologisch begründeten Dysfunktion der Emotionsregulation und einer invalidierenden Umgebung hervorgerufen wird. Es wird angenommen, dass Personen mit einer Borderline-Persönlichkeitsstörung emotional besonders verletzlich sind und auf eine invalidierende Umwelt daher besonders sensibel reagieren.

Frank ist offensichtlich nicht emotional verletzlich. Er wirkt eher emotional unempfindlich und erfüllt die Kriterien einer Psychopathie (nach der revidierten Hare-Psychopathie-Checkliste; Hartmann, Holweg und Nedopil, 2001). McCann, Ball und Ivanoff (2000) haben die biosoziale Theorie auf emotional unempfindliche Personen wie Frank ausgedehnt. Emotional unempfindlichen Personen fällt es schwer, emotionale Informationen zu verarbeiten und zu verstehen (Hare, 2003). Angesichts von verstörenden Abbildungen weisen sie eine geringere physiologische Erregung auf als Kontrollpersonen, und sie zeigen bei lexikalischen Aufgaben mit neutralem gegenüber emotionsgeladenem Material keine unterschiedlichen Reaktionen (Hare, 2003). Franks Unfähigkeit, als Kind Trauer und Angst auszudrücken, kann als Hinweis auf ein erniedrigtes Erregungsniveau oder eine emotionale Unempfindlichkeit angesehen werden, die wahrscheinlich biologisch begründet ist. Eine Ausweitung der biosozialen Theorie auf emotional unempfindliche Personen impliziert daher, dass die antisoziale Persönlichkeitsstörung durch die Transaktion zwischen der emotionalen Unempfindlichkeit und einer invalidierenden Umgebung verursacht wird.

Was bedeutet jedoch Invalidierung? Zu den invalidierenden Reaktionen gehören Vernachlässigung, Missachtung, direkte Kritik und Bestrafung (Linehan, 1993 a, 1999). Invalidierende Umwelten weisen den Ausdruck von Gefühlen unterschiedslos zurück, verstärken jedoch intermittierend die Eskalation emotionaler Reaktionen. Die invalidierenden Umwelten von Personen mit antisozialer Persönlichkeitsstörung sind zusätzlich dadurch gekennzeichnet, dass häufig Gewalt erlebt und/oder beobachtet wird (Waltz, Babcock, Jascobson und Gottman, 2000), die Disziplin harsch und inkonsequent ist und keine angemessene Beaufsichtigung vorliegt (Patterson, DeBaryshe und Ramsey, 1989). Emotionale Unempfindlichkeit kann auf zwei Arten mit Invalidierung interagieren. Erstens gibt es Hinweise darauf, dass die Eltern antisozialer Kinder prosoziales Verhalten ignorieren oder unangemessen darauf reagieren (Patterson et al., 1989). Zweitens verstärken aggressiv-dissoziale Gleichaltrige dieses Verhalten (Patterson et al., 1989).

Das Modell der DBT beginnt mit der dialektischen Balance der beiden wichtigsten Behandlungsstrategien der DBT: Validierung und Veränderung. Wenn schwierig zu behandelnde Patienten lediglich validiert werden, ohne zur Veränderung gedrängt zu werden, lernen sie nichts Neues. Werden diese Patienten hingegen ohne Validierung zur Veränderung gedrängt, erzeugt dies starke emotionale Erregung, die das Lernen ebenfalls behindert. Eine solche Invalidierung kann daher in Transaktion mit emotionaler Dysregulation die Borderline-Persönlichkeitsstörung (Linehan, 1993 a, 1996) ebenso wie die antisoziale Persönlichkeitsstörung (McCann et al., 2000) aufrechterhalten. Validierung fördert Veränderung, da sie den Erregungsgrad des Patient verringert und dadurch seine Lernfähigkeit steigert. Validierung hilft dabei, die «Medizin zu schlucken». Mit «Medizin» sind hier Veränderungsstrategien gemeint wie Verhaltensanalyse, Fertigkeitentraining, Kontingenzmanagement, Expositionstherapie und kognitive Modifikation (Linehan, 1993 a, 1996).

Die dialektische Position in der DBT liefert Informationen für die biosoziale Theorie und ermöglicht es, Behandlungsstrategien, Fertigkeiten und Grundannahmen auszubalancieren. Die DBT nimmt grundsätzlich an, dass «Patienten ihr Bestes tun» und dass «Patienten vielleicht nicht alle ihre Probleme selbst verursacht haben, aber sie trotzdem selbst lösen müssen» (Linehan, 1993 a, 1996). Die DBT beinhaltet sowohl veränderungs- als auch akzeptanzbezogene Fertigkeiten. Patienten lernen dabei, wie sie ihre Emotionen aktiv verändern können (Fertigkeiten der Emotionsregulation) und wie sie ihre Umwelt beeinflussen können (interpersonelle Effektivität). Außerdem lernen sie, die Realität zu akzeptieren (Achtsamkeit) und Krisen zu bewältigen (Stresstoleranz), ohne die Situation zu verschlimmern. Beispielsweise könnte es für Frank hilfreich sein, im Geist zu akzeptieren, dass er nicht «jede Situation kontrollieren» kann. Zugleich benötigt er wahrscheinlich

Fertigkeiten, um sich abzulenken (Stresstoleranz), um seine Impulsivität in kritischen Phasen zu reduzieren, wie etwa beim Scheitern seines Geschäfts. Franks Lügen, die illegalen Wetten und sein Trinken haben dazu geführt, dass eine ungünstige Situation (der Verlust seines Geschäfts) noch schlimmer wurde (zeitweiser Verlust seiner Frau und weitere Belastungen). Ebenso würde der Therapeut die Ziele Akzeptanz und Veränderung ausbalancieren. Auf der einen Seite würde der Therapeut Frank validieren: «Es ist ganz natürlich, dass Sie sich geschämt haben!» Auf der anderen Seite würde der Therapeut zur Veränderung drängen: «Das Trinken ist ihr Todfeind! Lassen Sie uns gemeinsam 100 andere Möglichkeiten überlegen, wie man mit Beschämung umgehen könnte!»

Die dialektische Weltsicht geht davon aus, dass Veränderungen ständig und interaktiv stattfinden (Linehan, 1993 a, 1996). Mit anderen Worten wird angenommen, dass sich sogar ein Patient, der die Kriterien der Psychopathie erfüllt, verändern wird – wenn ihm die richtige Kombination neuer Fertigkeiten und Kontingenzen in der Umwelt angeboten wird.

Spezifische Fragen

1. Welches wäre Ihr therapeutisches Ziel? Welches wäre das vorrangige Ziel? Welches wäre das zweitwichtigste Ziel?

Die forensische Therapie muss auf gewalttätige Rückfälle abzielen (Hodgins, 2002). Kognitiv-behaviorale Behandlungsmethoden vermindern die Wahrscheinlichkeit von Rückfällen wirksamer als andere, weniger strukturierte Therapieformen (Wong und Hare, 1998). Bei der DBT handelt es sich um eine kognitiv-behaviorale Behandlungsform, die auf die Therapie lebensbedrohlicher Handlungen abzielt. Das primäre Ziel besteht daher darin, Franks Bereitschaft zu gewinnen, solche Verhaltensweisen zu reduzieren, die das Leben anderer Menschen bedrohen – zum Beispiel Schlägereien in Bars, Angriffe auf andere Personen, Aktionen wie der Einsatz von Schlangen zur Einschüchterung oder Morddrohungen. Ohne eigene Bereitschaft und Selbstverpflichtung des Patienten (Commitment) ist keine DBT möglich. Wichtig ist, dass DBT-Therapeuten Patienten nicht als «unmotiviert» bezeichnen oder ihnen «Widerstand» gegen die Therapie unterstellen. Es ist vielmehr die Aufgabe des Therapeuten, Commitment beim Patienten zu erzeugen und zu formen. Hier besteht wieder eine Dialektik zwischen den Voraussetzungen der Veränderung (d. h. die Entwicklung von Commitment und entsprechendem Handeln) und der Akzeptanz (d. h. die Annahme, dass es schwer ist, ein solches Commitment zu entwickeln und aufrechtzuerhalten, und dass der Patient dabei Unterstützung benötigt). Zum Beispiel könnte der Therapeut Frank davon überzeugen, lebensbedrohliche Verhaltensweisen zu reduzieren, indem er eine Verbindung zu Franks intrinsischen Zielen herstellt (die Beziehung zu seiner Frau zu bewahren, aus der Bewährung herauszukommen, eine Inhaftierung zu vermeiden etc.). Angesichts von Franks antiautoritären Wertvorstellungen wäre es hilfreich zu betonen, dass er die Wahl hat, sich entweder für oder gegen die DBT und die damit verbundenen Konsequenzen zu entscheiden. Der Therapeut könnte sagen: «Sie können sich verpflichten, lebensbedrohliche Verhaltensweisen zu reduzieren. Sie können sich auch dazu verpflichten, diese Verhaltensweisen aufrechtzuerhalten. Wenn Sie sich dafür entscheiden, diese Verhaltensweisen zu reduzieren, können wir mit der DBT beginnen. Wenn Sie sich dafür entscheiden, diese Verhaltensweisen aufrechtzuerhalten, können wir nicht mit der DBT beginnen, und Sie werden wahrscheinlich Schwierigkeiten mit Ihrem Bewährungshelfer bekommen.» Die DBT strukturiert die Behandlung nach dem Schweregrad der Störung (Linehan, 1993 a, 1996):

Stufe 1: mangelnde Verhaltenskontrolle

Stufe 2: stille Verzweiflung

Stufe 3: Lebensprobleme

Stufe 4: Unvollständigkeit.

Franks Verhalten spiegelt Stufe 1 wider: mangelnde Verhaltenskontrolle. Das primäre Behandlungsziel besteht daher darin, Verhaltenskontrolle oder Selbstmanagement zu erreichen. Dies stimmt mit Empfehlungen von Experten zur Behandlung von Psychopathie (Wong und Hare, 1998) völlig überein.

Die Ziele der DBT sind in der Reihenfolge ihrer Wichtigkeit hierarchisch organisiert (vgl. **Tab. 8-2**). Wenn die Selbstverpflichtung, lebensbedrohliche Verhaltensweisen zu reduzieren, erreicht ist, besteht das nächste Ziel darin, diese Verhaltensweisen zu verändern. Bei Frank müssten insbesondere seine körperliche Gewalttätigkeit und alle damit eng zusammenhängenden Verhaltensweisen unterbunden werden. Dazu gehören Gedanken und Überzeugungen, die sich um Mord und Totschlag drehen (z. B. «Halt die Klappe oder ich mach dich kalt!» oder «Er hat es nicht anders verdient!») und damit verbundene Gefühle (z. B. intensive Gefühle von Scham und Schande).

Frank erfüllt die Kriterien der antisozialen Persönlichkeitsstörung, möglicherweise auch jene für Psychopathie, und während der Diagnostik zeigt er Verhaltensweisen, die die Therapie stören. Die Verminderung dieser Verhaltensweisen stellt das zweitwichtigste Ziel dar. In diesem Fall würden vor allem unkooperative Verhaltensweisen wie die Leugnung von Verantwortung, die Weigerung, Schweigepflichtsentbindungen zu unterschreiben und die Beschuldigung anderer Personen dazu gehören. Ferner könnten Verhaltensweisen auftreten, die die Grenzen

Tabelle 8-2: Zielhierarchie in der Stufe 1 der DBT

Verminderung von

- lebensbedrohlichen Verhaltensweisen (sich selbst oder anderen gegenüber)
- Verhaltensweisen, die die Therapie stören
- Verhaltensweisen, die die Lebensqualität beeinträchtigen

Erhöhung von

- Achtsamkeit
- interpersoneller Effektivität
- Emotionsregulation
- Stresstoleranz
- Selbstmanagement

des Therapeuten verletzen oder seine Motivation reduzieren würden: Ausdruck von Verachtung, eiskaltes Anstarren oder Verhaltensweisen, die Angst oder das Gefühl von Demütigung auslösen. Sollten diese Probleme nicht gelöst werden, würde die Therapie enden, bevor das primäre Ziel erreicht worden ist: die Verminderung der Aggression. Das dritte Ziel der DBT besteht darin, Verhaltensweisen zu modifizieren, die die Lebensqualität beeinträchtigen. Bei Frank betrifft dies seinen Substanzmissbrauch, seine ineffektive Arbeitsweise, illegale Aktivitäten (abgesehen von Gewalthandlungen) und die Beschädigung von Eigentum. Es soll angemerkt werden, dass Franks unzureichende Arbeitsfähigkeit und sein Substanzkonsum dynamische Risikofaktoren darstellen, die das Risiko eines Rückfalls erhöhen (Andrews und Bonta, 1998).

Auch wenn Commitment erreicht werden sollte, wäre zu erwarten, dass Franks gelegentlich inkonsistentes Verhalten zeigt. Es ist normal, dass der Grad der Selbstverpflichtung einer Person zum Beispiel in Bezug auf eine Diät oder sportliches Training schwankt (Miller und Rollnick, 2002, 2004). Der DBT-Therapeut ist sich bewusst, dass das Commitment immer wieder erneuert werden muss. Der Therapeut würde Frank immer wieder dazu auffordern, sich zu verpflichten, lebensbedrohliche Verhaltensweisen zu reduzieren. Diese Verpflichtung wird jedes Mal mit einem persönlichen Ziel verbunden. Dadurch kann die Verpflichtung leichter eingehalten werden.

2. Welche weiteren Informationen würden Sie sich wünschen, um die Behandlung dieses Patienten strukturieren zu können? Gibt es spezielle diagnostische Verfahren, die Sie verwenden würden? Wie würden Sie die Auswahl dieser Verfahren begründen?

Nötig wären drei Arten von Diagnostik. Erstens wäre die Erfassung der statischen und dynamischen Risikofaktoren notwendig. Intensive psychotherapeutische Interventionen korrelieren mit verringertem Rückfallrisiko bei Hochrisikofällen und erhöhtem Rückfallrisiko in Fällen mit niedrigem Risiko (Andrews und Bonta, 1998). Franks Charme, seine Lügen, das Fehlen von Reue oder Empathie, sein flacher Affekt, seine aggressiven Ausbrüche und sein Mangel an Verantwortungsgefühl lassen auf das Vorliegen einer Psychopathie schließen, also einen statischen Risikofaktor. Ein hoher Psychopathiewert bedeutet ein hohes Risiko und spricht für eine intensive Intervention. Die Behandlung müsste an Franks Psychopathie angepasst werden (Andrews und Bonta, 1998). So könnte zum Beispiel das Training der Emotionsregulation im Rahmen der DBT modifiziert werden, um Franks emotionale Unempfindlichkeit zu berücksichtigen (McCann et al., 2000).

Ferner müssten Franks dynamische Risikofaktoren oder Bedürfnisse, die Kriminalität auslösen, erfasst werden. Solche Bedürfnisse sind mit gewalttätigem oder kriminellem Verhalten eng verbunden und daher wichtige Behandlungsziele (Andrews und Bonta, 1998). Dynamische Risikofaktoren können sich im Gegensatz zu statischen Risikofaktoren auch ohne therapeutische Intervention verändern (Wong und Gordon, 2000). Ein Instrument zur Erfassung des dynamischen Risikos wie die Violence Risk Scale (Wong und Gordon, 2000) könnte die folgenden Risikofaktoren identifizieren:

- kriminelle Persönlichkeit
- schlechte Arbeitsmoral
- zwischenmenschliche Aggression
- wenig Einsicht in das Wesen der Aggression
- Substanzmissbrauch
- antisoziale Überzeugungen (z. B. Beschuldigung anderer, Rechtfertigung aggressiv-dissozialen Verhaltens, positive Gefühle gegenüber Gewalt etc.)
- mangelhaftes Selbstmanagement und
- eine sich verschlechternde eheliche Beziehung.

Die DBT nimmt direkt die zwischenmenschliche Aggression, das Selbstmanagement und den Substanzmissbrauch ins Visier. Indirekt zielt die DBT ferner auf antisoziale Überzeugungen und die Förderung der ehelichen Beziehung ab, indem der Erwerb prosozialer Fertigkeiten (Modul der interpersonellen Effektivität) und die Verbesserung der Emotionsregulation betont werden. Da Frank hohe Psychopathie-Werte aufweist, müssten solche prosozialen Fertigkeiten an seine eigenen Bedürfnisse gekoppelt werden.

Die zweite Form der Diagnostik, die benötigt wird, besteht in einer ideographischen Erfassung des Verhaltens. Jede Episode von lebensbedrohlichem, therapiestörendem oder anderem Zielverhalten müsste mithilfe einer Verhaltensanalyse registriert werden. Eine Verhaltensanalyse besteht aus so genannten *Links* (engl. für «Verbindungsglied»), wie etwa auslösende Faktoren, Kontextfaktoren, Vulnerabilitätsfaktoren und Konsequenzen. Diese Links könnten zum Beispiel Umweltereignisse, Franks Gedanken, Gefühle, körperliche Empfindungen und Handlungen sein (vgl. auch Frage 7, S. 193).

Drittens sollte eine psychiatrische Diagnostik vorgenommen werden. Die Fallgeschichte lässt darauf schließen, dass eine bipolare Störung oder Schizophrenie bei Frank ausgeschlossen werden können. Angesichts von Franks Launenhaftigkeit, Gereiztheit, Impulsivität etc. erscheint es jedoch wichtig, auch das Vorliegen anderer psychiatrischer Störungen zu überprüfen. Die antisoziale Persönlichkeitsstörung tritt häufig komorbide mit Achse-I-Störungen auf. Beispielsweise erhielten 71 von 107 stationären Patienten mit der Diagnose einer Psychose oder Major Depression auch die Diagnose einer antisozialen Persönlichkeitsstörung (Hodgins und Cote, 1993). Unabhängig von der Diagnose einer psychiatrischen Störung könnte eine Medikation hilfreich sein, um Franks Impulsivität, Stimmungsschwankungen und Reizbarkeit zu vermindern.

3. Wie beurteilen Sie die Persönlichkeit dieses Patienten, sein Verhalten, seinen affektiven Zustand und seine Art zu denken?

Um Franks Fall zu beurteilen, müsste eine Reihe von Verhaltensanalysen durchgeführt werden. Durch diese Analysen könnten die Variablen identifiziert werden, die seine lebensbedrohlichen Verhaltensweisen und andere Zielverhaltensweisen kontrollieren (vgl. Frage 7, S. 193). Dennoch könnte man bereits die folgenden Hypothesen aufstellen:

Franks Aggressivität hat sich auf der Basis seiner (biologisch begründeten) emotionalen Unempfindlichkeit entwickelt und wird durch diese aufrechterhalten. Negative Verstärkung und Lernen am Modell bildeten weitere Einflussfaktoren. Aus Angst vor seinem Temperament haben Geschwister und erwachsene Bezugspersonen nicht eingegriffen, als Frank seine ersten aggressiv-dissozialen Verhaltensweisen zeigte. Auch seine Frau vermeidet es, sich ihm zu widersetzen. Franks Vater bildet eindeutig ein Modell für aggressives Verhalten.

Die DBT fasst psychische Probleme als Störungen der Emotionsregulation auf. Obwohl Frank anderen gegenüber emotional unsensibel erscheint, existieren Hinweise darauf, dass er auf Demütigung oder Erniedrigung empfindlich reagiert (Schamgefühl). Scham und Schuld gehören zwar beide zu den «moralischen» Gefühlen, doch es bestehen wichtige Unterschiede zwischen beiden. Menschen, die sich schuldig fühlen, sorgen sich darum, was sie anderen angetan haben könnten; sie möchten ihre Schuld eingestehen, sich entschuldigen oder die Sache wieder gutmachen. Frank fühlt sich zweifellos nicht schuldig! Gedemütigte Menschen denken an sich selbst, sie möchten sich verstecken oder fliehen und vor allem zurückschlagen (Tangney und Dearing, 2002). Menschen, die sich schämen, stärken sich selbst, indem sie ihre Feindseligkeit gegen andere richten. Frank scheint sehr viel Beschämung zu empfinden.

Beschämung ist mit Empathie negativ und mit Psychopathologie positiv korreliert (Tangney und Dearing, 2002). Falls Schamgefühle ein Merkmal darstellen sollten, das Aggression bei Frank kontrolliert, sollte Franks Behandlung folgende Punkte beinhalten:

- Akzeptanz des Schamgefühls
- Unterbrechung des Zusammenhangs zwischen Scham und Wut
- Unterbrechung des Zusammenhangs zwischen Scham und Aggression durch eine informelle Expositionstherapie und
- Vermittlung von Fertigkeiten, Schuld oder Versagen einzugestehen und Versäumnisse gutzumachen (Richtung des Fokus auf andere Menschen).

4. Welche potenziellen Probleme oder Fallstricke würden Sie bei der Therapie erwarten? Welcher Art wären die Schwierigkeiten, und worin könnten die Ursachen dafür liegen?

Wenn es dem Therapeuten misslingen sollte, die therapiestörenden Verhaltensweisen zu identifizieren oder auf seine persönlichen Grenzen zu achten, würde das Commitment beeinträchtigt und letztlich die ganze Therapie wirkungslos. Frank wurde vom Gericht zur Behandlung verpflichtet; die Unfreiwilligkeit der Behandlung könnte therapiestörende Verhaltensweisen verschlimmern, insbesondere Verhaltensweisen, die die Grenzen des Therapeuten verletzen. Der Verlauf des diagnostischen Interviews lässt beispielsweise darauf schließen, dass Frank versuchen würde, den Therapeuten zu demütigen oder ihm Angst einzuflößen. Diese Gefühle würden das Commitment des Therapeuten reduzieren und könnten therapiestörendes Verhalten beim Therapeuten auslösen (z. B. Einsatz von Zwangsmaßnahmen). Der Therapeut müsste solche Verhaltensweisen direkt ansprechen. Zum Beispiel:

«Frank, Fragen wie: ‹Warum tun Sie nicht so, als ob Sie ein eigenes Leben hätten?› rauben mir jede Motivation, vernünftig mit Ihnen zu arbeiten. Wenn ich mit Ihnen nicht vernünftig arbeiten kann, kommen Sie nicht aus der Bewährung heraus. Also hören Sie auf, solche Fragen zu stellen.»

Der Therapeut würde eine Verhaltensanalyse durchführen, um die Variablen zu identifizieren, die das Verhalten kontrollieren (z. B. Wut oder Schamgefühle gegenüber der vom Gericht geforderten Therapie) und anschließend spezifische alternative Verhaltensweisen anbieten und ihren Gebrauch verstärken. Zum Beispiel:

«Wenn Sie in Zukunft das Bedürfnis haben, bedrohlich oder gehässig zu sein, dann werden Sie sich stattdessen selbst ablenken, zum Beispiel mit bestimmten Gedanken (Zählen der Atemzüge, der Kacheln an der Wand o. Ä.).» Wenn der Therapeut noch nicht weiß, welche Strategien benötigt werden, oder wenn diese nicht wie erhofft wirken, kann das Problem in der regelmäßigen Fallbesprechung aufgegriffen und analysiert werden. Lösungswege können gemeinsam generiert werden, der Therapeut kann neue Fertigkeiten erlernen oder einüben und er kann dafür verstärkt werden, dass er das DBT-Modell befolgt und weiterhin dialektisch mit dem Patienten umgeht.

Die DBT strukturiert die Therapie auf der Basis der grundlegenden Annahmen und der Hierarchie der Zielverhaltensweisen. Ein Therapeut, der diese Annahmen akzeptiert, hätte an der Arbeit mit Frank mehr Freude und würde sich der Behandlung stärker verpflichtet fühlen. Auf der einen Seite würde der Therapeut akzeptieren, dass Frank «tut, was er kann» (Linehan, 1993 a, 1996). Mit anderen Worten ergibt sein aggressives und demütigendes Verhalten durchaus Sinn, wenn man seine Lerngeschichte und die aktuellen Kontingenzen in Betracht zieht. Wichtig ist, dass diese Annahme der DBT durch den folgenden Begleitsatz dialektisch ausbalanciert würde: Frank müsste «in allen wichtigen Kontexten neue Verhaltensweisen lernen» (Linehan, 1993 a, 1996). Anders gesagt: Auch wenn Franks Aggression angesichts seiner Vergangenheit Sinn ergibt, müsste er zukünftig seine Aggressivität reduzieren und seine interpersonellen Fertigkeiten verbessern, und zwar jedem Menschen gegenüber, überall, zu jeder Zeit, ob mit oder ohne Bewährung.

Ferner strukturiert die DBT die Therapie durch die Zielhierarchie. Lebensbedrohliches Verhalten bildet in Stufe 1 das einzige Verhalten, das noch wichtiger ist als Verhaltensweisen, die die Therapie beeinträchtigen. Bei letzteren handelt es sich um Verhaltensweisen, die die Durchführung oder die Rezeption der Therapie stören können. Die Ursache dieser Verhaltensweisen liegt in der Transaktion zwischen Patient und Therapeut. Im Gegensatz zu einer Interaktion handelt es sich bei einer Transaktion um einen dynamischen Prozess, der sowohl den Patienten als auch den Therapeuten verändert. Patienten wie Frank werden «Schmetterlingspatienten» genannt, weil sie häufig nicht zur Therapie erscheinen, keine Bindung an die Therapie aufbauen, der Therapie keine Aufmerksamkeit schenken und so weiter. Schmetterlingspatienten können mit dem Therapeuten interagieren, so dass dieser zum «Schmetterlingstherapeuten» wird (Dimeff, Rizvi, Brown und Linehan, 2000). Mit anderen Worten können Patienten das Verhalten der Therapeuten so formen, dass diese zu schlechten Therapeuten werden. So könnte man beispielsweise erwarten, dass Frank den Therapeuten für seine Probleme verantwortlich machen würde. Dieses Verhalten könnte den Therapeuten dazu bringen, seinerseits wiederum Frank zu beschuldigen. DBT-Therapeuten müssen ihre Grenzen berücksichtigen, indem sie beispielsweise sagen: «Wenn Sie mich beschuldigen, vergeht mir die Lust, Ihnen zu helfen. Hören Sie bitte auf, mich zu beschuldigen. Es ist Ihre Aufgabe, sich so zu verhalten, dass ich Ihnen helfen möchte.»

Therapiestörende Verhaltensweisen können durch ungelöste dialektische Dilemmata in der Therapie entstehen. Einerseits hilft der DBT-Therapeut den Patienten dabei, sich so zu verändern, dass sie ihren persönlichen Zielen näher kommen können (Linehan, 1993 a, 1996). Andererseits hat der Therapeut auch eine rechtliche Funktion als Berater des Gerichts. Aus dieser Doppelrolle ergibt sich ein Zwangspotenzial. Rollenkonflikte, zum Beispiel zwischen der Therapeutenrolle und der Verpflichtung, für Sicherheit zu sorgen, sind mit Burn-out-Symptomen korreliert (Allard, Wortley und Stewart, 2003). Die genaue Klärung der Rollen ist daher obligatorisch. Bei Frank könnte die Behandlung zum Beispiel auf den Substanzmissbrauch abzielen, dieser stellt wahrscheinlich aber ohnehin eine Bedingung der Bewährung dar. Frank könnte daher nicht von einem eventuellen Substanzkonsum berichten, was für die Therapie nachteilig wäre. Wenn der Therapeut jedoch dem Bewährungshelfer berichten würde, dass Frank Alkohol konsumiert hat, würde das die Therapie ebenfalls beeinträchtigen. Es ist unbedingt notwendig, solche schwierigen Dilemmata offen anzusprechen.

5. Welchen Grad an Bewältigung könnte der Patient aus Ihrer Sicht als unmittelbare Folge der Therapie erreichen? Welches Resultat würde sich langfristig nach der Beendigung der Therapie ergeben?

Wenn Frank sich für die DBT entscheiden sollte, könnte man erwarten, dass er seine Bewährungszeit erfolgreich abschließen, eine Inhaftierung vermeiden und dadurch seine Chancen erhöhen würde, ein «lebenswertes Leben» zu führen. Im Hinblick auf langfristige Ergebnisse muss einerseits betont werden, dass die DBT sehr stark empirisch orientiert ist und ohne empirisch begründete Prädiktoren nur ungern langfristige Vorhersagen macht (Fruzzetti und Levensky, 2000). Andererseits gibt es umfangreiche empirische Belege für die Wirksamkeit kognitiv-behavioraler Therapie bei Personen im Strafvollzug (Andrews und Bonta, 1998).

Derzeit werden mehrere randomisierte Studien durchgeführt, die die Wirksamkeit der DBT bei dieser Population untersuchen (Berzins und Trestman, 2004).

Es kann angenommen werden, dass ein erfolgreicher Abschluss der DBT Kriminalität fördernde Faktoren wie Impulsivität, ungünstige Überzeugungen und Gefühle in Bezug auf Gewalt sowie Substanzmissbrauch reduzieren würde. Diese Veränderungen würden eine stabile berufliche Beschäftigung wahrscheinlicher machen, ein Faktor, der zumindest in gewissem Maße Rückfällen vorbeugt (Bogue, 2002).

6. Wie lange sollte die Therapie dauern? Mit welcher Häufigkeit sollten Sitzungen stattfinden und wie lange sollten diese dauern?

Um die Ziele der Stufe 1 der DBT zu erreichen (Kontrolle von dysreguliertem Verhalten), benötigt man ein Jahr. Der Therapeut würde von Frank verlangen, sich ein Jahr lang zu wöchentlichen, einstündigen Therapiesitzungen und zu zweieinhalb Stunden Fertigkeitentraining pro Woche zu verpflichten.

Die Stufe 2 der DBT (Verminderung von Verzweiflung und Verbesserung des emotionalen Erlebens) würde Frank vielleicht gar nicht benötigen, obwohl er eine Geschichte mit bedeutsamen Traumatisierungen aufweist. Erstens gibt es keine ausreichenden Belege dafür, dass emotionales Erleben kriminelles Verhalten begründet (McCann, Ivanoff, Beach und Schmidt, im Druck). Zweitens könnte diese Stufe aufgrund seiner emotionalen Unempfindlichkeit unnötig sein. Mit anderen Worten erscheint Frank trotz seiner traumatischen Geschichte durchaus nicht verzweifelt, und er benötigt wahrscheinlich keine Traumaarbeit.

Nach Abschluss der Basis-DBT könnte man Frank eine Fertigkeitengruppe für Fortgeschrittene anbieten. Eine solche Gruppe besteht aus DBT-Therapeuten, die den Patienten durch Shaping helfen, Arbeitspläne aufzustellen, Verhaltens- und Lösungsanalysen auszufüllen und Rollenspiele durchzuführen.

7. Gibt es spezielle Techniken, die Sie in der Therapie einsetzen würden? Wie würden diese aussehen?

Wiederholte, verhaltensbezogene Analysen spezifischer Ereignisse («Kettenanalysen») sind notwendig, um Franks lebensbedrohliche, therapiestörende und die Lebensqualität beeinträchtigenden Verhaltensweisen zu verstehen und dann zu reduzieren. Der Therapeut könnte beispielsweise für jede Kneipenrauferei eine behaviorale Analyse oder eine Kettenanalyse durchführen. Solche Analysen helfen dabei, die Variablen zu identifizieren, die das Problemverhalten kontrollieren. Einfach ausgedrückt, geht es darum, ob ein Verhalten durch auslösende Reize («Trigger») oder nachfolgende Konsequenzen gesteuert wird. Wiederholte Kettenanalysen erfassen dysfunktionale Verbindungen zwischen Vulnerabilitätsfaktoren, auslösenden Reizen und den Konsequenzen der Zielverhaltensweisen. Eine solche Verbindung ist dysfunktional, wenn sie zu Verhaltensweisen führt, die mit Franks langfristigen Zielen unvereinbar sind. So wirkt es beispielsweise kurzfristig erleichternd, andere zu beschuldigen, aber diese Taktik lässt sich nicht mit Franks langfristigen Zielen in Einklang bringen, nämlich das Gefängnis zu vermeiden und die Bewährung zu überstehen.

Wichtig ist, dass eine dysfunktionale Verbindung immer auch Lösungswege aufzeigt, nämlich alternative Verhaltensweisen. Eine problematische Verbindung wie das «Beschuldigen anderer Personen» beispielsweise impliziert zahlreiche Lösungsmöglichkeiten. Der Therapeut und der Patient arbeiten immer wieder an dem Problemverhalten, so wie Wasser an einem Felsen. Das Beschuldigen anderer kann die Folge mangelnder Fertigkeiten sein. Vielleicht fehlt ihm die Fähigkeit, Sachverhalte achtsam zu «beschreiben» (Linehan, 1993 b, 2004). Dabei handelt es sich um die Fähigkeit, Ereignisse, Handlungen und Gefühle objektiv und nicht bewertend zu beschreiben. Möglicherweise fehlen ihm auch Fertigkeiten des Wiedergutmachens: Sich-Entschuldigen und Überkorrigieren des unangemessenen Verhaltens. Auf der anderen Seite könnte es sein, dass Frank diese Fertigkeiten zwar besitzt, ihm jedoch die Motivation fehlt, entsprechend zu handeln. Dies könnte daran liegen, dass Hinweisreize oder Konsequenzen die Gewohnheit, andere zu beschuldigen, aufrechterhalten. Aufgrund der Art der Bestrafungen, die Frank in seiner Kindheit erlebt hat, könnten Konfliktsituationen zum Auslöser geworden sein, andere zu beschuldigen. Auf diese Weise ist es Frank möglicherweise gelungen, negativen Konsequenzen aus dem Weg zu gehen (negative Verstärkung). Andere Menschen haben dieses Verhalten vielleicht positiv verstärkt, indem sie ängstlich reagiert haben.

Auf der Grundlage der Verhaltens- und Lösungsanalyse wählen Therapeut und Patient gemeinsam ein oder zwei alternative Verhaltensweisen aus. Daraufhin werden die notwendigen Fertigkeiten eingeübt und Rollenspiele durchgeführt, bei denen die alternativen Verhaltensweisen unter ähnlichen Bedingungen erprobt werden, die in der Realität das Problemverhalten (bei Frank z. B. «Beschuldigen») hervorrufen würden. Empirisch hat sich bestätigt, dass das Erproben von Fertigkeiten bei der Behandlung forensischer Patienten effektiv ist (Bogue, 2002). Anschließend würde man den Schwerpunkt auf Franks Verhalten in der Zukunft legen und versuchen sicherzustellen , dass das alternative Verhalten in Zukunft verstärkt und die Verstärkung von unerwünschtem Verhalten vermieden wird.

8. Gibt es spezielle Vorsichtsmaßnahmen, die bei der Arbeit mit diesem Patienten beachtet werden sollten? Erwarten Sie spezielle Widerstände oder Hindernisse und wie würden Sie damit umgehen?

Ja, es gäbe ein besonderes Risiko. Es ist leicht, Frank nicht zu mögen. Falls Frank die Kriterien der Psychopathie erfüllen sollte, würden Therapeuten wahrscheinlich viel Unterstützung für eine negative Prognose erhalten. Der Therapeut könnte glauben, dass Frank lügt oder manipuliert, selbst wenn er es gerade nicht tut. Wichtig ist, dass Frank stolz darauf sein könnte, als gefährlich oder sogar als Psychopath bezeichnet zu werden (Swann, Rentfrow und Ginn, 2002). Indem er andere anstarrt, bedroht und sich weiterhin kriminell verhält, würde Frank seine Selbstsicht bestätigt sehen: Ein Bösewicht! Ein Therapeut, der dies lediglich akzeptieren würde («Ja, Sie starren so, weil Sie ein Psychopath sind!»), würde Franks Selbstsicht aufrechterhalten. Im Gegensatz dazu würde ein DBT-Therapeut Franks Verhalten akzeptieren (im Sinne von registrieren), unter Umständen auch seine Bedeutung («Jawohl, das ist ein Verhalten, mit dem Sie die Kriterien für Psychopathie erfüllen können.»), aber dennoch ständig auf Veränderung drängen («Hey, hören Sie auf mit diesem teuflischen Blick!»).

Die Fallbesprechungen helfen dem Therapeuten dabei, sich seiner Aufgabe zu widmen, und beugen dem Burn-out-Syndrom vor (Linehan, 1993 a, 1996). Es wäre unwahrscheinlich, dass Therapeuten Frank helfen könnten, wenn sie ihn nicht mögen oder sogar hassen würden. Das Burn-out-Syndrom ist im Kontext des Strafvollzugs eine häufige Erscheinung und umso wahrscheinlicher bei der Arbeit mit Patienten, die wie Frank schwer zu behandeln sind (Maslach und Jackson, 1993). Das Treffen zur Fallbesprechung sollte im Idealfall einmal wöchentlich stattfinden und zwei Stunden dauern. Fallbesprechungen in der DBT sind folgendermaßen strukturiert:

1. Achtsamkeitsübung

2. Aufstellen einer Tagesordnung (Agenda)
   a) Setzen der Prioritäten entsprechend der Zielhierarchie (lebensbedrohliche Verhaltensweisen zuerst usw.)
   b) Therapeut äußert seine Wünsche:
      - Einschätzung eines Problems
      - Einschätzung einer Lösung
      - Validierung
      - Empathie für den Patienten

In Franks Fall könnte es sein, dass die Aspekte «Einschätzung eines Problems» und «Empathie für den Patienten» in der Fallbesprechung häufig thematisiert werden.

9. Gibt es Themenbereiche, die Sie in der Therapie mit diesem Patienten nicht ansprechen oder bearbeiten würden? Aus welchem Grund?

Nein.

10. Wäre eine Medikation bei diesem Patienten empfehlenswert? Welchen Effekt würden Sie von einer Medikation erwarten bzw. erhoffen?

Es gibt keine Psychopharmaka, mit denen man eine antisoziale Persönlichkeitsstörung direkt behandeln könnte. Es gibt jedoch Mittel, die hilfreich sein können. Bei dieser Patientengruppe können manchmal folgende Symptome mit Medikamenten günstig beeinflusst werden: Gereiztheit, Impulsivität, Denkstörungen und Angst.

Frank beklagt sich derzeit über keines dieser Probleme. Solange Frank nicht erkennt, welche Verhaltensweisen er selbst ändern möchte, und solange er und seine Frau nicht die Fähigkeit entwickelt haben, solche problematischen Verhaltensweisen zu beobachten und zu erfassen, würde eine Medikation wahrscheinlich keine Vorteile bringen. Alle Psychopharmaka haben potenzielle Nebenwirkungen, und nur wenige Patienten wären bereit, diese Nebenwirkungen zu tolerieren, solange sie keinen deutlichen Nutzen des Mittels sehen. Keine der möglichen Medikationen wäre wirksam genug, um eine gerichtliche Anweisung dafür zu erlangen oder den Bewährungshelfer dazu zu bringen, die Einnahme von Medikamenten zur Bewährungsauflage zu machen.

Abgesehen von diesen Erwägungen könnte man folgende Medikamente einsetzen: Stimmungsstabilisierende Medikamente, niedrig dosierte atypische Neuroleptika und angstlösende Mittel, die nicht abhängig machen. Stimmungsstabilisierende Medikamente können dazu dienen, den Grad der Gereiztheit einer Person zu senken und die Neigung zur Impulsivität zu reduzieren (Hollander et al., 2001). Frank hat sicherlich Schwierigkeiten mit Gereiztheit und impulsivem, aggressivem Verhalten, aber dies scheint relativ selten vorzukommen. Es ist daher unwahrscheinlich, dass eine solche Medikation nützlich genug wäre, um mögliche Nebenwirkungen aufzuwiegen. Falls Frank dennoch Interesse daran bekunden sollte, einen Versuch zu unternehmen, wären Valproinsäure, Oxycarbamazepin oder Carbamazepin die erste Wahl.[5] Diese Medikamente erfordern im Gegensatz zu Lithium eine weniger strenge Kontrolle der Blutwerte. Bei der Einnahme dieser Substanzen besteht jedoch ein bedeutsames Risiko, an Gewicht zuzunehmen, was Frank wahrscheinlich nicht tolerieren könnte, da er auf sein Äußeres sehr viel Wert legt. Es wäre wichtig, dass Frank und seine Frau vor einem Versuch mit Psy-

5 vgl. Bandelow, Bleich & Kropp, 2004; Laux, Dietmaier & König, 2001

chopharmaka Franks Gereiztheit einen bestimmten Zeitraum beobachten und einschätzen, um eine Baseline als Vergleichswert zu erhalten. Die Veränderungen wären wahrscheinlich sehr subtil, so dass langfristige Baseline- und Follow-up-Messungen notwendig wären, um einen Nutzen erkennen zu können.

Ein Versuch mit niedrig dosierten atypischen Neuroleptika würde mit größerer Wahrscheinlichkeit zum Erfolg führen. Franks Vorgeschichte mit seinem misshandelnden, demütigenden Vater hat dazu geführt, dass bei Frank häufig automatische, antisoziale Gedanken auftreten, aber es ist unwahrscheinlich, dass Frank diese Gedanken als Denkstörungen erkennt. Niedrig dosierte Neuroleptika senken die Spontaneität und Intensität solcher Gedanken, so dass ein Patient mit der Zeit diese Gedanken beobachten, in Frage zu stellen und ihre Reaktionen darauf kontrollieren kann (Hollander et al., 2001; Zanarini und Frankenburg, 2001). Solange der Patient nicht gemeinsam mit dem Therapeuten untersucht, wie seine Gedanken mit problematischen Verhaltensweisen zusammenhängen, ist es sehr unwahrscheinlich, dass eine Medikation viel nützt.

Typische Neuroleptika wie Haloperidol können ebenso effektiv sein wie atypische, aber das Verhältnis von Risiko zu Nutzen ist bei diesen Mitteln ungünstiger. Atypische Neuroleptika wie Risperidon, Olanzapin, Ziprasidon, Quetiapin und Aripiprazol[6] haben weniger Nebenwirkungen und wären daher für Frank wahrscheinlich leichter zu akzeptieren. Eine mögliche Sedierung und Gewichtszunahme wären die Nebenwirkungen, die einen Mann mit antisozialer Persönlichkeitsstörung am ehesten betreffen würden. Sehr niedrige Dosen (z. B. 0,5 mg Risperidon) würden jedoch wirken, ohne Nebenwirkungen auszulösen. Bei Ziprasidon und Aripiprazol wären solche Nebenwirkungen unwahrscheinlich, aber diese Medikamente sind noch sehr neu und in dieser Population noch nicht getestet worden. Es ist anzunehmen, dass sie gegen kognitive Verzerrungen ebenso gut wirken, aber sie haben keine beruhigende Wirkung. Stattdessen haben sie das Potenzial, den Antrieb zu erhöhen, was bei Frank problematisch sein könnte.

Frank scheint aktuell keine Probleme mit Angst zu haben. Wenn sich solche Symptome entwickeln sollten und man die Behandlung dieser Symptome als therapeutisch sinnvoll erachten würde, könnte Buspiron helfen. Benzodiazepine wären bei einem Mann wie Frank, der neben der antisozialen Persönlichkeitsstörung auch Substanzmissbrauch in der Vorgeschichte aufweist, aufgrund ihres Suchtpotenzials kontraindiziert.

---

6 vgl. Laux, Dietmaier & König, 2001; Libal, Plener & Fegert, 2005

11. Welche Ressourcen des Patienten könnten in der Therapie genutzt werden?

Frank besitzt wirksame interpersonelle Fertigkeiten, was sich unter anderem an seiner Fähigkeit zeigt, Jobs zu erhalten und andere Menschen zu bezaubern. Frank müsste jedoch lernen, seine Fertigkeiten im Interesse seiner langfristigen Ziele (Bestehen der Bewährungszeit und Vermeidung einer Inhaftierung) zu nutzen. Für Frank wäre es unbedingt notwendig, den Zustand des «Wise Mind» oder der Weisheit zu erreichen (Linehan, 1993 a, 1996). In Franks Fall würde «Wise Mind» bedeuten, so zu handeln, dass nicht nur Vorteile für die eigene Person entstehen, sondern auch für andere.

12. Wie würden Sie die Themen «Grenzen», «Beschränkungen» und «Grenzen setzen» bei diesem Patienten angehen?

DBT-Therapeuten diskutieren nicht über «Grenzen». Es handelt sich dabei um ein psychodynamisches Konzept, das in der DBT als einer kognitiv-behavioralen Methode nicht thematisiert wird. DBT-Therapeuten «setzen» auch keine Grenzen. Wenn der Therapeut Grenzen setzen müsste, würde das implizieren, dass der Patient selbst keine Grenzen hätte, sozusagen amorph wäre. Diese Annahme wäre mit behavioralen Annahmen und Regeln unvereinbar.

DBT-Therapeuten beachten jedoch ihre persönlichen Grenzen, das heißt, sie achten darauf, welche Verhaltensweisen des Patienten sie persönlich tolerieren können und welche nicht. DBT-Therapeuten drücken diese Gefühle deutlich aus, bevor es zu spät ist! «Zu spät» heißt, dass der Therapeut den Patienten nicht länger ertragen kann und ihn an einen anderen Therapeuten verweisen muss.

Verhaltensweisen, die die persönlichen Grenzen des Therapeuten verletzen, werden als «therapiestörende Verhaltensweisen» bezeichnet, und ihre Bedeutung rangiert direkt hinter lebensbedrohlichen Verhaltensweisen. Therapiestörende Verhaltensweisen sind sogar wichtiger als Verhaltensweisen, die die Lebensqualität beeinträchtigen (z. B. finanzielle Probleme, Kriminalität, Arbeitslosigkeit, Obdachlosigkeit usw.)!

Die Grenzen des Therapeuten sind individualisiert, dynamisch und idiosynkratisch. Sie können folgende Aspekte betreffen: die Häufigkeit und Dauer der Telefonkontakte, die Privatsphäre des Therapeuten, die Zeit des Therapeuten, aggressive Verhaltensweisen (z. B. kaltes Anstarren) und die Bereitschaft des Therapeuten, solche aggressiven Verhaltensweisen zu behandeln. So wäre es beispielsweise nicht im Sinne der DBT, Frank zu sagen, dass sein eisiger Blick «unangemessen» oder «feindselig» sei oder dass sich seine «schwachen Grenzen» darin ausdrücken würden. Dagegen wäre es eine DBT-Technik, Frank zu sagen: «Wenn Sie mich so anstarren, mag ich Sie nicht. Wenn ich Sie nicht mag, kann ich Ihnen nicht helfen. Darum möchte ich Sie bitten, mich nicht auf diese Weise anzustarren.» Diese Aufforderung könnte auch noch «radikaler authentisch» (Linehan, 1997) formuliert werden: «He Frank, hören Sie auf, mich so bösartig anzuglotzen!»

Wichtig ist, dass Franks eisiger Blick die Grenzen des einen Therapeuten verletzen könnte, die eines anderen dagegen möglicherweise nicht. Grenzen sind kontextgebunden, werden durch Raum, Zeit und die persönliche Lerngeschichte definiert. Der Therapeut wird die Grenzen daher, falls notwendig, ausweiten oder enger ziehen. Wenn Frank beispielsweise körperlich verletzt oder krank wäre, könnte ein Therapeut, der normalerweise die Grenze «keine körperlichen Berührungen» beachtet, diese Regel vorübergehend weniger streng sehen. Umgekehrt würde sich beispielsweise eine Therapeutin, die gerade ihr Kind zur Welt bringt, sicher nicht für ein Telefoncoaching zur Verfügung stellen – sie würde ihre Grenzen also enger ziehen.

13. Würden Sie wichtige andere Personen in die Behandlung einbinden? Würden Sie bei diesem Patienten Hausaufgaben einsetzen? Welche Art von Hausaufgaben würden Sie wählen?

Bei kognitiv-behavioralen Behandlungen gehören Hausaufgaben außerhalb der Sitzungen selbstverständlich dazu. DBT-Patienten registrieren ihre Gefühle, den Drang, sich selbst oder andere Menschen zu verletzen, selbstverletzende Handlungen und Handlungen, die andere verletzen sowie den Einsatz von Fertigkeiten auf einem DBT-Protokollbogen. Diese Form der Selbstüberwachung steigert die Reaktionsfähigkeit und kann das Verhalten in die gewünschte Richtung verändern (Watson und Tharp, 1977). Die Protokollbögen spiegeln die Zielhierarchie der Behandlungsstufe 1 wider (zuerst lebensbedrohliche, dann andere Verhaltensweisen, vgl. Frage 1, S. 185). Der Bezugstherapeut sieht die Protokollbögen zu Beginn jeder Sitzung durch und nutzt sie dazu, die Ziele für die jeweilige Einzelstunde aufzustellen. Dabei haben lebensbedrohliche Verhaltensweisen höhere Priorität als Verhaltensweisen, die die Lebensqualität beeinträchtigen. Zusätzliche Hausaufgaben sind in der DBT ganz normal. DBT-Bezugstherapeut und Patient legen zusätzliche Hausaufgaben gemeinsam fest. Diese werden häufig aus dem Prozess der Lösungsanalyse abgeleitet (vgl. Frage 7, S. 193). Falls sich Frank beispielsweise wünschen sollte, seine Wut zu reduzieren, könnte er täglich spezifische Fertigkeiten üben, die der Wut entgegenwirken (*Acting Opposite to Anger*; Linehan, 1993 b, 2004). Falls nötig, könnte Frank im Handel erhältliche Videos ausleihen, die diese und andere Fertigkeiten demonstrieren. Außerdem würde Frank eine wöchentlich stattfindende Fertigkeitengruppe besuchen, bei der ebenfalls Hausaufgaben aufgegeben werden.

Der Einbezug wichtiger anderer Personen in die Behandlung ist aus folgenden Gründen wünschenswert:

- Enge Bezugspersonen bilden eine wichtige Datenquelle.
- Wenn die Bezugspersonen ebenfalls Fertigkeiten erlernen, kann dies beim Patienten die Generalisierung der Fertigkeiten fördern.

Wenn beispielsweise Franks Frau die DBT-Fertigkeiten erlernen würde, so könnte sie erwünschtes Verhalten bei Frank leichter erkennen, ihn zu richtigem Verhalten anregen und ihn entsprechend verstärken. Fertigkeitentrainings, insbesondere von Validierungsfertigkeiten, finden häufig im Rahmen von Paartherapien statt. Stabile Beziehungen wiederum gehen mit einem geringeren Rückfallrisiko einher (Bogue, 2002).

14. Welche Aspekte müssten bei der Beendigung der Therapie beachtet und angesprochen werden? Wie würden Sie die Beendigung der Therapie organisieren und Rückfällen vorbeugen?

Wie bereits erwähnt wurde, muss die forensische Therapie dem Risiko gewalttätiger Rückfälle gezielt entgegenwirken (Hodgins, 2002). Vor der Beendigung der Therapie müsste daher mit Frank ein Rückfallplan entwickelt und besprochen werden. Dies findet normalerweise im Rahmen der Gruppentherapie statt (McCann et al., 2000), kann aber auch in Einzelsitzungen durchgeführt werden.

Kurz gesagt, würde Frank im Anschluss an die Basis-DBT einen Rückfallplan entwickeln, der Informationen aus den bislang ausgefüllten Verhaltensanalysen über alle gewalttätigen Verhaltensweisen mit einbeziehen würde. Dabei würde Frank die folgenden Aspekte dokumentieren:

- auslösende Ereignisse
- Vulnerabilitätsfaktoren
- interferierende Emotionen
- Defizite im Bereich der Fertigkeiten
- Verstärkung ineffektiver Verhaltensweisen und
- Bestrafung effektiver Verhaltensweisen.

An diese Dokumentation schließt sich ein Lösungs- und ein Wiedergutmachungsplan an. Der Lösungsplan bezieht sich auf die oben aufgeführten Variablen. Der Wiedergutmachungsplan bezieht sich darauf, wie Frank die Folgen seiner Gewalttätigkeit korrigieren und was er außerdem noch tun könnte (Überkorrektur). Zu Details siehe McCann und Kollegen (2000).

15. Welches wären aus Ihrer Sicht die erhofften Veränderungsmechanismen bei diesem Patienten, in der Reihenfolge ihrer relativen Wichtigkeit?

Kognitive Therapien einschließlich der DBT erklären Problemverhalten mit vier zentralen Mechanismen:

1. dem Fehlen erforderlicher Fertigkeiten
2. ungünstigen Kontingenzen in der Umwelt, die ineffektives Verhalten mehr fördern als angemessenes Verhalten
3. Emotionen, die die Fähigkeit, sich angemessen zu verhalten, beeinträchtigen und
4. Kognitionen, die mit der Fähigkeit, sich angemessen zu verhalten, interferieren.

Die DBT ergänzt dieses Modell, indem sie die Rolle der Emotionen bei der Entstehung ineffektiver Verhaltensweisen besonders betont. Sie benennt fünf Defizite, die zu einem problematischen emotionalen Verhalten führen:

1. die mangelnde Fähigkeit, physiologische Reaktionen zu regulieren (z. B. Muskelspannung und darauf basierende Körperhaltung, Atmung, Herzklopfen, Tunnelblick)
2. die mangelnde Fähigkeit, die Aufmerksamkeit von störenden oder Wut erzeugenden Reizen abzulenken (z. B. durch Wegsehen oder Verlassen der Situation; Fähigkeit, die Gedanken auf ein anderes Thema zu lenken, statt zu grübeln)
3. die mangelnde Fähigkeit, Emotionen zu erleben, ohne sie eskalieren zu lassen (z. B. ein Gefühl von Traurigkeit bedeutet unausweichlich eine Zukunft voller Leid und Versagen), ohne sie stumpf zu machen oder zu maskieren
4. die mangelnde Fähigkeit, stimmungsabhängige Verhaltensweisen zu unterdrücken und
5. die mangelnde Fähigkeit, eigenes Verhalten im Interesse langfristiger Ziele zu mobilisieren.

Der Veränderungsmechanismus der DBT besteht daher in der Aufarbeitung dieser Defizite. Gewöhnlich werden anfangs langsam, aber stetig Wissen und praktische Kompetenzen vermittelt (besonders in den Bereichen der emotionalen Fertigkeiten). Diese Lernprozesse werden durch neue Umweltkontingenzen erleichtert, die ineffektive Verhaltensweisen nicht länger verstärken (d. h., dass Therapeut und Familienmitglieder bei Bedrohungen und Beschuldigungen seitens des Patienten sichere alternative Reaktionen einsetzen, statt nachzugeben).

Erwünschte alternative Verhaltensweisen werden hingegen verstärkt. Diese bilden teilweise die natürliche Folge des Fertigkeitentrainings, aber der Therapeut wird vielfach die Methode des Shapings anwenden müssen, um selbst Ansätze von Verhaltensweisen, die dem erwünschten Verhalten nur entfernt ähneln, allmählich in die richtige Form zu bringen. Wenn sich die Situation des Patienten durch diese Prozesse stabilisiert, werden zunehmend Expositionsstrategien und kognitive Modifikation hinzugefügt, um das Problem interferierender Emotionen bzw. Gedanken zu bekämpfen.

Literatur

Allard, T. J., Wortley, R. K., Steart, A. L. (2003). Role conflict in community corrections. *Psychology, Crime and Law, 9*, 279–289.

Andrews, D. A., Bonta, J. (1998). *The Psychology of Criminal Conduct.* Cincinatti, OH: Anderson Publishing Company.

Bandelow, B., Bleich, S., Kropp, S. (2004). *Handbuch Psychopharmaka* (2., überarb. Aufl.). Göttingen: Hogrefe.

Berzins, L. G., Trestman, R. L. (2004). The development and implementation of dialectical behavior therapy in forensic settings. *International Journal of Forensic Mental Health, 3*, 93–103.

Bogue, B. (2002). *An Evolutionary Model for Examining Community Corrections.* Boulder, CO: Justice System Assessment and Training.

Dimeff, L., Rizvi, S. L., Brown, M., Linehan, M. M. (2000). Dialectical behavior therapy for substance abuse: A pilot application to methamphetamine-dependent women with borderline personality disorder. *Cognitive and Behavioral Practice, 7*, 457–468.

Fruzzetti, A. E., Levensky, E. R. (2000). Dialectical behavior therapy for domestic violence: Rationale and procedures. *Cognitive and Behavioral Practice, 7*, 435–446.

Hare, R. D. (2003). *Hare PCL-R Technical Manual* (2nd ed.). N. Tonawanda, NY: MHS.

Hartmann, J., Hollweg, M., Nedopil, N. (2001). Quantitative Erfassung dissozialer und psychopathischer Persönlichkeiten bei der strafrechtlichen Begutachtung: Retrospektive Untersuchung zur Anwendbarkeit der deutschen Version der Hare-Psychopathie-Checkliste. *Nervenarzt, 72*, 365–370.

Hodgins, S. (2002). Research priorities in forensic mental health. *International Journal of Forensic Mental Health, 1*, 7–23.

Hodgins, S., Cote, G. (1993). Major mental disorder and antisocial personality disorder: A criminal combination. *Bulletin of the American Academy of Psychiatry and Law, 21*, 155–160.

Hollander, E., Allen, A., Lopez, R., Bienstock, C., Grossnan, R., Siever, L., Merkatz, L., Stein, D. J. (2001). A preliminary double-blind, placebo-controlled trial of divalproex sodium in borderline personality disorder. *Journal of Clinical Psychiatry, 62*, 199–203.

Laux, G., Dietmaier, O., König, W. (2001). *Pharmakopsychiatrie* (4., aktual. Aufl.). München: Urban & Fischer.

Libal, G., Plener, P. L., Fegert, J. M. (2005). Psychopharmakologische Behandlung. In F. Petermann, S. Winkel, *Selbstverletzendes Verhalten* (S. 187–201). Göttingen: Hogrefe.

Lieb, K., Zanarini, M., Schmahl, C., Linehan, M. M., Bohus, M. (2004). Borderline personality disorder. *Lancet, 364*, 453–461.

Linehan, M. M. (1993 a). *Cognitive-Behavioral Treatment of Borderline Personality Disorder.* NY: Guilford Press.

Linehan, M. M. (1993 b). *Skills Training Manual for Treating Borderline Personality Disorder.* NY: Guilford Press.

Linehan, M. M. (1996). *Dialektisch-behaviorale Therapie der Borderline-Persönlichkeitsstörung.* München: CIP-Medien.

Linehan, M. M. (2004). *Trainingsmanual zur dialektisch-behavioralen Therapie der Borderline-Persönlichkeitsstörungen.* München: CIP-Medien.

Linehan, M. M. (1997). Validation and psychotherapy. In A. Bohart, L. Greenberg (Eds.), Empathy Reconsidered: *New Directions* (pp. 353–392). Washington, DC: APA.

Linehan, M. M. (Speaker) (2000). *Opposite Action: Changing Emotions you Want to Change* (Video Tape). Seattle, WA: Behavioral Tech LLC.

Maslach, C., Jackson, S. E. (1993). *Maslach Burnout Inventory.* Palo Alto, CA: Consulting Psychologists Press.

McCann, R. A., Ball, E. M. (1996, November). *Using Dialectical Behavior Therapy with an Inpatient Forensic Population.* Workshop presented at the first annual meeting of the International Society for the Improvement and Teaching of Dialectical Behavior Therapy (ISITDBT), New York.

McCann, R. A., Ball, E. M., Ivanoff, A. (2000). DBT with an inpatient forensic population: The CMHIP model. *Cognitive and Behavioral Practice, 7,* 447–456.

McCann, R. A., Ivanoff, A., Beach, B., Schmidt, M. (in press). DBT implementation in long-term forensic settings. In A. Dimeff, K. Koerner, C. Sanderson (Eds.), *Adaptations of DBT.* New York: Guilford Press.

Miller, A. L., Rathus, J. H., Leigh, E., Landsman, M. (1996, November). *A Pilot Study: Dialectical Behavior Therapy Adapted for Suicidal Adolescents.* Poster presented at the first annual meeting of the International Society for the Improvement and Teaching of Dialectical Behavior Therapy (ISITDBT), New York.

Miller, W. R., Rollnick, S. (2002). *Motivational Interviewing.* New York: Guilford Press.

Miller, W. R., Rollnick, S. (2004). *Motivierende Gesprächsführung* (2., überarb. Aufl.). Freiburg i. B.: Lambertus-Verlag.

Patterson, G. R., DeBaryshe, B. D., Ramsey, E. (1989). A developmental perspective on antisocial behavior. *American Psychologist, 44,* 329–335.

Swann, W. B., Rentfrow, P. J., Guinn, J. S. (2002). Self-verification: The search for coherence. In M. Leary, J. Tagney (Eds.), *Handbook of Self and Identity* (pp. 367–383). New York: Guilford Press.

Tangney, J. P., Dearing, R. L. (2002). *Shame and Guilt.* New York: Guilford Press.

Trupin, E., Stewart, D., Beach, B., Boesky, L. (2002). Effectiveness of a dialectical behavior therapy program for incarcerated female juvenile offenders. *Child and Adolescent Mental Health, 7,* 121–127.

Waltz, J., Babcock, J. C., Jacobson, N. S., Gottman, J. M. (2000). Testing a typology of batterer. *Journal of Clinical and Consulting Psychology, 8,* 658–669.

Watson, D. L., Tharp, R. G. (1977). *Self-Directed Behavior: Self-Modification for Personal Adjustment* (2nd edition). Monterey, CA: Brooks/Cole.

Wong, S., Gordon, A. (2000). *Violence Risk Scale.* Saskatchewan, Canada: Regional Psychiatric Center.

Wong, S., Hare, R. (1998). *Program Guidelines for the Institutional Treatment of Violent Psychopathic Offenders.* Unpublished manuscript.

Zanarini, M., Frankenburg, F. (2001). Olanzapine treatment of female borderline personality disorder patients: a double blind, placebo controlled pilot study. *Journal of Clinical Psychiatry, 62*, 849–854.

9 Motivierende Gesprächsführung[7]

Joel I. Ginsburg, Carl A. Farbring und Lars Forsberg

Das Behandlungsmodell

Die motivierende Gesprächsführung (MG; Miller und Rollnick, 2002) stammt aus dem Bereich der Behandlung von Alkoholmissbrauch. Diese Methode wurde entwickelt, weil konfrontative Verfahren bei der Behandlung von Personen mit Alkoholmissbrauch regelmäßig versagt hatten. Obwohl die MG nicht direkt als Behandlungsmethode konzipiert wurde, kann sie problematische Verhaltensweisen wie Trinken und Substanzmissbrauch günstig beeinflussen (Bien, Miller und Tonigan, 1993; Burke, Arkowitz und Dunn, 2002; Ginsburg, 2000; Miller, 2000). Die MG stellt einen klientenzentrierten Ansatz dar, der die Ambivalenzkonflikte eines Patienten auslotet und in Richtung positiver Verhaltensänderungen auflöst (Miller und Rollnick, 2002). Der Schwerpunkt liegt darauf, Motivation für Veränderungen aufzubauen und das Commitment für Veränderungen zu fördern. Der Nutzen der MG bei der Behandlung von Personen, die Alkohol oder andere Substanzen konsumieren, konnte empirisch belegt werden (Burke, Arkowitz und Menchola, 2003).

MG befasst sich mit motivationalen Konflikten im Prozess der Verhaltensänderung. Motivation wird hierbei nicht als Persönlichkeitseigenschaft des Patienten aufgefasst. Unter Motivation wird ein dynamisches Geschehen verstanden, das in einem zwischenmenschlichen Kontext auftritt und durch die Interaktion

---

7 Bei den Aussagen, die in diesem Kapitel getroffen werden, handelt es sich um die Meinung der Autoren. Sie repräsentieren nicht notwendigerweise die Meinung des Correctional Service of Canada, des Swedish Prison Service oder des Karolinska Instituts. Die Autoren möchten sich bei Ruth Mann für ihre hilfreichen Hinweise zu einer früheren Version dieses Kapitels bedanken.

zwischen Berater und Patient beeinflusst wird. Motivation wird dem Patienten nicht «eingeflößt». Intrinsische Motivation wird vielmehr beim Patienten wachgerufen. MG beinhaltet zwar Techniken, um die Motivation zu erhöhen, doch in erster Linie handelt es sich dabei um eine Methode, um mit Patienten zu kommunizieren (Miller und Rollnick, 2002). Zentral für diesen Ansatz ist ein bestimmter Geist (engl.: *spirit*) im Umgang mit dem Patienten. Dieser besondere Kommunikationsstil erleichtert den Ablauf natürlicher Veränderungsprozesse beim Patienten (Rollnick und Miller, 1995). MG ist durch die Partnerschaft zwischen Patient und Berater charakterisiert, bei der die Perspektive und die Selbstsicht des Patienten gewürdigt werden. Die Atmosphäre ist angstfrei und fördert Veränderungen (Miller und Rollnick, 2002). Der Patient wird darin bestätigt, dass er die freie Wahl hat, sich verändern zu wollen. Er wird als autonome Person angesehen, die die erforderlichen Ressourcen und die Motivation zur Veränderung besitzt.

Vier Leitlinien, die der MG zugrunde liegen, sollen kurz erwähnt werden: der Ausdruck von Empathie, die Entwicklung von Diskrepanz, das «Mitgehen» bei Widerstand und die Förderung der Selbstwirksamkeit (Miller und Rollnick, 2002; vgl. **Kasten 9-1**).

Kasten 9-1

Leitlinien der motivierenden Gesprächsführung (nach Miller und Rollnick, 2002)

1. MG basiert auf reflektierendem Zuhören. Dabei wird dem Patienten übermittelt, dass sich der Berater genau in ihn einfühlen kann und ihn akzeptiert.
2. Veränderungen werden erleichtert, indem der Schwerpunkt auf Diskrepanzen zwischen dem aktuellen Verhalten des Patienten und seinen langfristigen Zielen und Werten gelegt wird.
3. Dem Widerstand des Patienten gegenüber Veränderungen wird nichts direkt entgegengesetzt. Er wird vielmehr als solcher anerkannt. Es können jedoch neue Perspektiven aufgezeigt werden. Der Patient wird als Hauptquelle für mögliche Lösungen angesehen.
4. Das Vertrauen des Beraters in die Fähigkeit des Patienten, sich zu verändern, ist genauso wichtig und motivierend wie der Glaube des Patienten, dass Veränderungen möglich sind und er die Fähigkeiten dazu besitzt.

Da es sich bei der MG um einen klientenzentrierten Ansatz handelt, sollten Berater, die mit Straftätern arbeiten, bestimmte Forschungsergebnisse kennen (Gendreau, 1996). Demnach eignen sich nondirektive/klientenzentrierte Ansätze nicht dazu, das Rückfallrisiko bei Straftätern zu reduzieren. MG ist zwar klientenzentriert, aber auch direktiv, da sie:

- Schwerpunkte bei der Entwicklung von Diskrepanzen und der Auflösung von Ambivalenz gegenüber Veränderungen setzt
- reflektierendes Zuhören nutzt, um Patientenverhalten selektiv zu verstärken (z. B. wenn ein Patient über Veränderungsmöglichkeiten spricht) und
- den Widerstand gegenüber Veränderungen reduziert (Miller und Rollnick, 2002).

Der Einsatz der MG im Kontext krimineller Populationen wurde bereits vielfach erprobt und diskutiert (Amrod, 1997; Ferguson, 1998; Ginsburg, 2000; Ginsburg, Mann, Rotgers und Weekes, 2002; Harper und Hardy, 2000; Mann, Ginsburg und Weekes, 2002; Miller, 1991; Vanderburg, 2002). Wie bei Trinkern ist Konfrontation auch bei Straftätern wirkungslos. Möglicherweise reagieren Straftäter ebenso wie Personen, die Substanzen missbrauchen, eher auf den behutsameren und respektvolleren Ansatz der MG (Miller, 1991).

In der Forschung wurden Kriterien entwickelt, um wirksame rehabilitative Interventionen im Strafvollzug zu klassifizieren (Andrews, Bonta und Hoge, 1990). Mithilfe dieser Kriterien können Berater passende Behandlungsmöglichkeiten ausfindig machen, angemessene Behandlungsziele identifizieren und die Interventionen an die Schlüsselmerkmale des Patienten anpassen, so dass sie Verhaltensänderungen bewirken können. Wenn man MG in diesem Kontext betrachtet, besteht ein Zusammenhang zum Prinzip der Responsivität (Andrews und Bonta, 2003). Dieses Prinzip leitet Berater dazu an, ihre Intervention wichtigen Patientenmerkmalen wie etwa der Veränderungsbereitschaft anzupassen.

MG wird bei Straftätern nicht nur eingesetzt, um Rückfällen vorzubeugen, auch wenn dies ein wünschenswertes Ergebnis darstellen würde. Vielmehr kann MG bereits vor der eigentlichen Behandlung angewendet werden, um die Motivation für die bestehenden Behandlungsmöglichkeiten zu erhöhen (Jamieson, Beals, Lalonde et al., 2000). Sie kann auch in Verbindung mit anderen Interventionsmöglichkeiten eingesetzt werden, um deren Wirksamkeit zu erhöhen (Saunders, Wilkinson und Phillips, 1995). MG lässt sich beispielsweise gut mit kognitiv-behavioralen Interventionen zu einem umfassenderen therapeutischen Ansatz kombinieren (Baer, Kivlahan und Donovan, 1999; Bien, Miller und Boroughs, 1993).

Bei der MG wird betont, dass die Verantwortung für Veränderungen beim Patienten liegt. Der Ansatz passt daher gut zum Stufenmodell der Veränderung nach Prochaska, DiClemente und Norcross (1992). Diese Stufen geben über die Veränderungsbereitschaft eines Patienten Auskunft. (In der MG wird angenommen, dass die «Bereitschaft» eines Patienten davon abhängt, wie wichtig ihm die Veränderung ist und ob er glaubt, die zur Veränderung erforderlichen Fähigkeiten zu besitzen.) In der ersten Phase der motivierenden Gesprächsführung wird Motivation aufgebaut, und der Patient wird dabei unterstützt, von der Stufe der Absichtslosigkeit über die Stufe der Absichtsbildung zur Vorbereitungsstufe zu gelangen. Die zweite Phase der MG stärkt das Commitment zur Veränderung bei Patienten, die sich in der Vorbereitungsphase befinden. MG kann auch zur Unterstützung der Selbstwirksamkeit bei Patienten eingesetzt werden, die einen Rückfall erlitten haben (z.B. bei einem Verstoß gegen Auflagen in der Bewährungsphase).

In diesem Zusammenhang sind Forschungsergebnisse zu einer verwandten Interventionsmethode interessant. Bei der *Motivational Enhancement Therapy* (MET; National Institute on Alcohol Abuse and Alcoholism, 1995) handelt es sich um eine Adaptation der MG. Sie enthält eine Batterie von Verfahren zur Diagnostik, auf die vier individualisierte Behandlungssitzungen folgen. Die ersten beiden Sitzungen schließen eine wichtige Bezugsperson des Patienten ein. Zu den Ergebnissen der Diagnostik wird Rückmeldung gegeben. Als nächstes wird Motivation aufgebaut und dafür gesorgt, dass das Commitment zur Veränderung gefestigt wird.

In einer großen Studie (Projekt MATCH) zeigte sich, dass MET bei Patienten mit Alkoholmissbrauch oder -abhängigkeit und ausgeprägtem Wutaffekt wirksamer war als eine kognitiv-behaviorale Intervention oder das Zwölf-Schritte-Programm (Miller und Longabaugh, 2003). Die Autoren nehmen an, dass Patienten, die unter starkem Wutaffekt leiden, von einem nichtkonfrontativen Ansatz wie der MET besonders profitieren, weil ihr Widerstand dadurch vermindert wird. Psychopathie, der Schweregrad des Alkoholkonsums und damit verbundene psychische Probleme hatten keinen Einfluss auf die Wirksamkeit der MET (Project MATCH Research Group, 1997 a, 1997 b). Diese Befunde lassen darauf schließen, dass MG als Baustein der MET für Straftäter eine besondere Bedeutung haben könnte, da sich diese in der Behandlung häufig wütend zeigen. Im Gegensatz zu früheren Studien (Kadden et al., 2001) zeitigte das Projekt MATCH keine Wirkung, wenn die Behandlung auf die Psychopathie abgestimmt wurde.

Gegen den Einsatz der MG bei Patienten, die nicht den Wunsch ausgedrückt haben, sich zu verändern, sind ethische Bedenken erhoben worden (Miller, 1994; Rollnick und Morgan, 1995). Dieses Dilemma ist bei der Arbeit mit Straftätern möglicherweise weniger problematisch. In diesem Fall spricht für eine solche Intervention, dass das Rückfallrisiko vermindert und damit die soziale Sicherheit erhöht werden kann. Miller und Rollnick (2002) diskutieren weitere ethische Fragen, unter anderem das Problem des Machtungleichgewichts, wenn beispielsweise Bewährungshelfer bei ihren Patienten MG einsetzen wollen.

Wesentliche therapeutische Fertigkeiten

Bei der Anwendung der MG gehören reflektierendes Zuhören, Reagieren auf die Thematisierung von Veränderung und Reagieren auf Widerstand zu den wichtigsten klinischen Fertigkeiten (Miller und Rollnick, 2002). Das reflektierende Zuhören bildet den «Klebstoff», der die Techniken der MG zusammenhält. Es stellt die eigentliche Substanz des Ansatzes dar. Die starke Betonung auf dem reflektierenden Zuhören macht MG zu einem klientenzentrierten Ansatz. Mithilfe des reflektierenden Zuhörens werden die Patienten dazu ermutigt, in den Sitzungen zu reden und sich selbst verstanden zu fühlen. Ferner übermittelt es die Empathie, Wärme und Akzeptanz des Beraters. Wichtig ist auch die Fähigkeit des Beraters, neutral zu bleiben und nicht zu urteilen. Miller und Rollnick empfehlen, das reflektierende Zuhören besonders während der ersten Phasen der MG einzusetzen.

Trotz ihrer Patientenzentrierung ist die MG auch direktiv: Ein Schwerpunkt liegt auf der Auflösung von Ambivalenzen, um Veränderungen zu erleichtern, und zwar häufig in einer bestimmten Richtung (Miller und Rollnick, 2002). Bei der Arbeit mit einer Person, die Substanzen missbraucht, könnte ein Berater beispielsweise MG einsetzen, um eine Veränderung in Richtung eines geringeren Substanzkonsums zu erreichen. Der Berater reflektiert ausgewählte Aussagen des Patienten, die sich auf Veränderungen beziehen (*Change-Talk*). Amrhein (2003) unterscheidet vier Dimensionen, die dem Change-Talk zugrunde liegen können: die Wahrnehmung des Problems (kognitive Dimension), die Bedürftigkeit (emotionale Dimension), Fähigkeit und Wunsch. Der bloße Wunsch sich zu verändern reicht nicht aus, um eine erfolgreiche Verhaltensänderung herbeizuführen. Seitens des Patienten braucht es für eine Verhaltensänderung auch eine Sprache des Commitments («Tun-Sprache»). Change-Talk, insbesondere die Stärke des ausgedrückten Commitments, ist mit einem geringeren Drogengebrauch verbunden (Amrhein, Miller, Yahne, Palmer und Fulcher, 2003). Der sprachliche Ausdruck von Commitment durch den Patienten bildet daher einen wichtigen «Kompass», der dem Berater dabei hilft, den Patienten in Richtung der erwünschten Veränderung zu leiten.

Change-Talk liegt vor, wenn Patienten sich über Nachteile ihres aktuellen Verhaltens äußern, über die möglichen Vorteile einer Veränderung sprechen, optimistische Einstellungen in Bezug auf Veränderungen ausdrücken oder ihre Veränderungsabsicht erörtern. Der Berater reagiert darauf mit Elaborieren, Reflektieren, Zusammenfassen und Bestätigen, wobei er die Technik des reflektierenden Zuhörens einsetzt. Er gibt dem Patienten die Gelegenheit, seine eigenen Äußerungen ein zweites Mal zu hören, indem er den Change-Talk reflektiert. Widerstände oder Äußerungen des Patienten, die nicht in die Richtung einer Veränderung weisen, werden andererseits nicht verstärkt, so dass sie allmählich seltener werden. Der Berater reagiert also differenziert auf die Äußerungen des Patienten. Das gleichzeitige Auftreten von Change-Talk und Widerstand weist auf Ambivalenz hin.

Statt nun für eine Seite der Ambivalenz (z. B. Veränderung) zu argumentieren, was nur dazu führen würde, dass der Patient für die andere Seite (keine Veränderung) Partei ergreifen würde, sollte der Berater in der MG die Ambivalenz als verständlichen und natürlichen Teil des Veränderungsprozesses anerkennen (Miller und Rollnick, 2002). Wenn der Berater Widerstand begegnet, sollte er nicht dagegen ankämpfen, sondern «mitgehen» (*rolling with resistance*). Dieses «Mitgehen» mit dem Widerstand erfordert vom Berater häufig den Einsatz des reflektierenden Zuhörens, damit der Patient wahrnimmt, dass man ihm zuhört und ihn versteht. Dieses Reflektieren kann Distanz verringern und durch zusätzliche Techniken ergänzt werden. Der Widerstand kann zum Beispiel in einen neuen Kontext gebracht werden (Reframing). Der Patient wird dazu angeregt, eine neue Perspektive zu übernehmen, und die Bewegung in Richtung der Veränderung kann wieder aufgegriffen werden.

Einige Berater betrachten Widerstand als Persönlichkeitseigenschaft des Patienten. Bei der MG wird Widerstand als Produkt der zwischenmenschlichen Interaktion zwischen Berater und Patient angesehen. Widerstand zeigt dem Berater an, dass er und der Patient nicht richtig zusammenarbeiten. Er ist ein Hinweis für den Berater, sein Verhalten zu ändern (Miller und Rollnick, 2002). Widerstand ist daher ein Problem des Beraters, nicht des Patienten!

Im Rahmen der MG bieten sich dem Berater spezifische Möglichkeiten, um auf Widerstand zu reagieren. Diese reichen von einfachen bis zu verstärkten Reflexionen. Eine komplexere Form ist die doppelseitige Reflexion, bei der beide Seiten der Ambivalenz eines Patienten beleuchtet werden. Reflexion ist jedoch nicht die einzige Art, um der Ambivalenz eines Patienten zu begegnen. Der Berater kann auch versuchen:

- die Aufmerksamkeit des Patienten von der «Barriere» wegzulenken, die er zwischen sich und der möglichen Veränderung sieht
- den Widerstand des Patienten in einen anderen Kontext zu stellen (Reframing)
- die Wahlfreiheit und Autonomie des Patienten zu betonen oder
- sich im Extremfall auf die Seite des Patienten zu stellen und die Option zu verteidigen, sich *nicht* zu verändern.

Spezifische Fragen

1. Primäre und sekundäre Ziele (lang- und kurzfristige Ziele)

Frank wäre ein heikler Patient, um es vorsichtig auszudrücken. Wie soll man mit einer Person arbeiten, die von fast jedem Menschen als zutiefst unsympathisch eingeschätzt wird? Durch die Konzentration auf die Erfahrungen einer Person, ihre soziale Lerngeschichte, Bezugsrahmen und Werte ist es häufig möglich, die Person besser zu verstehen und damit ein explizites Ziel der MG zu erreichen. Die Ziele bestimmt zwar der Patient, aber der Berater arbeitet mit Verhaltensänderungen, die zugleich Ziel der Arbeit sind.

Das primäre therapeutische Ziel könnte darin bestehen, Franks Alkoholkonsum zu reduzieren. Vor dem Hintergrund der Ereignisse, die zu Franks Überweisung geführt haben, könnte dies auch die sekundären Ziele beeinflussen – dass Frank die Bewährungsauflagen nicht verletzt und generell weniger kriminelle Handlungen begeht. Frank würde letztlich entscheiden, welche Ziele (bzw. ob überhaupt Ziele) ausgewählt werden. Weitere mögliche Ziele für Frank wären, Drohgebärden zu reduzieren, den Gebrauch sozialer Fertigkeiten zu verbessern und seine Gedanken häufiger mit wichtigen Menschen (z. B. seiner Frau) zu teilen. Ein kurzfristiges Ziel des Beraters könnte es sein, im Rahmen eines sicheren Beratungssettings Rapport mit Frank herzustellen, so dass sich Frank nicht bedroht fühlt.

2. Weitere Informationen

Interessant wären zusätzliche Informationen über Kontakte zwischen Frank und seinem Bruder aus der letzten Zeit (falls es welche gegeben hat). Diese könnten folgende Fragen beantworten: Hat Frank seinen Bruder in letzter Zeit in irgendeiner Weise erwähnt? Hat Frank seine Meinung über seinen Bruder geändert? Besteht zwischen ihnen irgendeine Art von Zuneigung? Der Berater sollte hier den Schwerpunkt auf prosoziale Gedanken und Verhaltensweisen legen, die als positive Beispiele dienen und somit das Erreichen der Behandlungsziele unterstützen können.

3. Konzeptualisierung der Persönlichkeit, des Verhaltens, des affektiven Zustands und der Gedanken

Die Fallkonzeptualisierung gehört nicht zum Ansatz der MG; dennoch können die folgenden Anmerkungen gemacht werden: Frank reagiert wahrscheinlich überempfindlich auf Kritik und Vorschläge, sein Verhalten zu ändern. Dies würde in der Therapie zu Widerstand führen (z. B. in Form von aggressivem Verhalten), so dass es schwierig wäre, Rapport herzustellen. Frank sieht andere Menschen (besonders jene, mit denen er gezwungenermaßen umgehen muss) als potenzielle

Bedrohung; er versucht daher, Kontrolle über sie und über die gesamte Situation zu erlangen. Es ist Frank wichtig, sich selbst als körperlich und psychisch stark zu erleben und sich mächtig zu fühlen.

Der Berater könnte den Standpunkt einnehmen, dass es in Franks Leben eine Menge wichtiger Probleme gibt, und in direktiver Weise einige davon auswählen, um mit ihnen zu arbeiten. Das bedeutet jedoch nicht, dass der Berater Frank sagen würde, was das Beste für ihn wäre und was er tun sollte. Die motivierende Gesprächsführung zielt auf Empowerment des Patienten, so dass er selbst die Kontrolle über sein Leben ausüben und wichtige Entscheidungen treffen kann.

4. Probleme und Fallstricke; Ursachen für Probleme

Ein möglicher Fallstrick könnte darin liegen, Franks Aufmerksamkeit zu früh auf Probleme und mögliche Verhaltensänderungen zu lenken. Vorschläge seitens des Beraters, die Kritik oder den Wunsch nach Verbesserungen beinhalten, könnten bei Frank Widerstand hervorrufen und dadurch den Aufbau von Rapport behindern. Dies könnte letztlich zum Scheitern der ganzen Behandlung führen (Amrhein, Miller, Knupsky und Hochstein, 2003). Die Reaktionen des Patienten, einschließlich des Widerstands gegen das Verhalten des Beraters, dienen dem Berater als unmittelbares Feedback, auf dessen Grundlage er den Erfolg seiner Interaktionen mit dem Patienten einschätzen kann (Miller, Benefield und Tonigan, 1993). Das Verhalten des Beraters kann den Ausprägungsgrad des Widerstandes beim Patienten direkt beeinflussen. Der Grad des Widerstandes korreliert hoch mit einem negativen Behandlungsergebnis (Amrhein et al., 2003; Miller et al., 1993; Miller und Sovereign, 1989; Moyers, 2003; Patterson und Forgatch, 1985).

Miller und Rollnick (2002) nennen verschiedene Fallen, die man bei der MG vermeiden muss, darunter:

- zu viele Fragen zu stellen
- sich selbst als «Experten» darzustellen
- das Verhalten des Patienten zu etikettieren und
- dem Patienten Vorwürfe zu machen.

Schließlich zeigen empirische Befunde, dass es schwierig sein kann, die Methode der MG zu erlernen und effektiv anzuwenden (Miller und Mount, 2001; Miller, Yahne, Moyers, Martinez und Pirritano, 2004). Die Expertise und Erfahrung des Beraters könnte daher einen kritischen Aspekt darstellen. Moyers (2003) merkt an, dass Berater ihre Fertigkeiten beim Gebrauch der MG steigern können, wenn sie auf Change-Talk und Widerstand bei ihren Patienten achten und ihr eigenes Verhalten entsprechend anpassen. Die Fähigkeit des Beraters hängt jedoch von

Training, Supervision und Feedback ab. Hierbei ist die Video-Aufzeichnung von MG-Sitzungen hilfreich (Amrhein, Miller, Yahne, Knupsky und Hochstein, 2003).

5. Erwarteter Erfolg; kurz- und langfristige Wirkungen

Unsere Hoffnung wäre, dass Frank sich offen dafür zeigen würde, sein eigenes Verhalten zu erforschen und etwas darüber zu lernen; Verhaltensänderungen zu erwägen und sich dafür zu entscheiden; und als Resultat der motivierenden Gesprächsführung vielleicht sogar tatsächlich sein Verhalten zu ändern.

Vielleicht würde Franks Alkoholkonsum abnehmen. Es könnte auch sein, dass er sich sozial angepasster verhalten, seine Bewährungsauflagen befolgen und weniger Gesetze brechen würde. Weitere langfristige Verhaltensänderungen könnten durch die Generalisierung positiver Verstärkungen entstehen, die Frank erhalten könnte, falls er die eine oder andere Veränderung wagen sollte. Nach der in diesem Kapitel zitierten Forschung und Literatur kann der Erfolg der MG aufgrund der Häufigkeit von Widerstand und Change-Talk im Rahmen der Beratung vorausgesagt werden.

6. Dauer der Beratung

Wir würden empfehlen, mit fünf einstündigen, wöchentlich stattfindenden, halbstrukturierten MG-Sitzungen zu beginnen. Als Option könnte man Frank Follow-up-Sitzungen anbieten. Während der MG würden wir einen «Fahrplan» (Farbring und Berge, 2003) benutzen, ein Protokoll, das im schwedischen Justizsystem benutzt wird. Eine Beschreibung der Sitzungen folgt.

1. Sitzung. Der Berater würde eine Umgebung schaffen, in der Frank wahrnehmen könnte, dass er als Mensch verstanden wird, nicht nur als Patient. Dies könnte man am besten durch reflektierendes Zuhören erreichen. Der Berater muss wissen, dass Frank vom Gericht zu Beratung geschickt wurde. Man würde Verbindungen zwischen Franks Lebensstil und seiner aktuellen Situation herstellen. Der Berater würde versuchen, Franks Gedanken und Gefühle über seine aktuelle Situation zu erfahren. Bestimmte Begriffe wie «Probleme» würde der Berater nicht verwenden, weil Frank sie wahrscheinlich als Beleidigung auffassen und mit Widerstand reagieren würde. Frank würde sich am ehesten über eine Veränderung Gedanken machen, wenn man ihm helfen würde, Kontrolle über sein Leben zu gewinnen, und wenn die Veränderung mit seinen Werten übereinstimmen würde. Der Berater würde Veränderungen unterstützen, die in eine prosoziale Richtung gehen. Da Frank sich wahrscheinlich nur dann ändern würde, wenn ihm dies klare Vorteile bieten würde, müsste der Berater unbedingt auf mögliche

Quellen für Verstärkung achten (z. B. Zuwachs von persönlichem Einfluss, Wiederherstellung der Harmonie mit seiner Ehefrau, Verminderung der Aufsicht durch den Bewährungshelfer).

Der Berater würde das Konzept der Veränderung ruhig und neutral einführen. Anfangs könnte man über mögliche Verhaltensänderungen diskutieren, die viele Menschen betreffen, wie etwa beim Essen, bei der körperlichen Bewegung oder beim Rauchen. Durch diese Einführung könnte Franks Neugier auf Veränderungen, die er selbst möglicherweise herbeiführen kann, geweckt werden. Als Beispiele könnte man mögliche Veränderungen heranziehen, die für Frank höchst wichtig sind (z. B. seine Frau zurückzubekommen, die Probleme mit den Bewährungsbeamten zu verringern, einer legalen Beschäftigung nachzugehen).

2. Sitzung. Der Berater würde weiterhin Diskrepanzen zwischen Franks aktuellem antisozialem Lebensstil und einem prosozialeren Lebensstil betonen, bei dem er weniger Probleme mit Autoritäten und mehr Kontrolle über sein Leben hätte. Der Berater würde versuchen, bei Frank ein spezifisches Problembewusstsein auszulösen (ohne diesen Ausdruck jedoch jemals zu gebrauchen). Ein weiteres Ziel bestünde darin, dass Frank emotionalen Stress empfindet, wenn er sein aktuelles Leben betrachtet und mit möglichen Alternativen vergleicht (Saunders, Wilkinson und Allsop, 1991). Dabei sollte man es Frank auf jeden Fall ermöglichen, in seinen eigenen Worten die positiven und negativen Konsequenzen seines aktuellen Lebensstils zu erforschen und zu elaborieren, ebenso wie die möglichen positiven und negativen Konsequenzen eines alternativen Lebensstils. Der Berater würde versuchen, bei Frank Unbehagen (Distress) an seiner aktuellen Situation auszulösen, um im Rahmen der motivierenden Gesprächsführung den «Motor der Veränderung» in Gang zu setzen. Rein intellektuelles Verstehen der Problemsituation reicht als Katalysator für Veränderungen nicht aus.

3. Sitzung. Der Berater würde weiterhin Diskrepanzen entwickeln und dabei den Schwerpunkt auf emotionale Elemente legen. Miller und Rollnick (2002) haben kürzlich das Konzept der «Verhaltenslücke» (engl.: *behavior gap*) eingeführt. Der Berater müsste darauf achten, die «Lücke» zwischen aktuellem und erwünschtem Verhalten nicht zu groß werden zu lassen. Wenn Problemwahrnehmung und Distress bei Frank so weit anstiegen, dass ihn das Ausmaß der notwendigen Veränderungen überwältigen würde, würde dies seine Selbstwirksamkeit reduzieren, und er würde eine Veränderung als unmöglich ansehen. Es gibt jedoch Grund zu der Annahme, dass Frank wie bestimmte andere Patienten seine Ressourcen auf fast jedem Gebiet eher überschätzen würde (Demmel und Rist, 2002). Dennoch ist es wichtig, dass der Berater keine Verhaltenslücke schafft, die für den Patienten unüberwindlich erscheint.

4. Sitzung. Der Fokus läge hier auf Franks Werten und dem Netzwerk seiner wichtigen Bezugspersonen. Franks Wertesystem ist vermutlich sehr simpel und besteht wahrscheinlich aus Werten, die ihm kurzfristig am meisten nützen. Der Berater würde kommunizieren, dass er Frank als Person akzeptiert und seine Werte respektiert, auch wenn er persönlich nicht mit ihnen übereinstimmt. Es könnten entscheidende Fortschritte gemacht werden, wenn Frank mit Hilfe des Beraters verstünde, dass seine Werte eine wichtige Komponente seiner einzigartigen Persönlichkeit darstellen und ein System ergeben, das ihm bei der Orientierung im Leben hilft (Rokeach, 1973). Wenn Diskrepanzen zwischen Franks Werten und seinem Lebensstil vorliegen sollten, würde der Berater versuchen, Franks Ansichten über diese Diskrepanzen herauszufinden. Zugleich würde er darauf achten, dabei emotionale Spannung aufzubauen. Der Berater könnte den Schwerpunkt auf den Alkoholmissbrauch und das aggressiv-dissoziale Verhalten legen, aber die Entscheidung darüber, um welches Verhalten und welche Veränderungen es gehen soll (falls überhaupt), läge letztendlich bei Frank.

Frank ist von seinem sozialen Netzwerk wahrscheinlich weniger abhängig als andere Menschen. Trotzdem sollte dieser Bereich thematisiert werden. Frank hat einige Bekannte, von denen er teilweise bewundert und teilweise gefürchtet wird. Wenn er will, kann er seine sozialen Fertigkeiten effektiv einsetzen, und er kann bezaubernd und überzeugend sein. Die folgenden Fragen würden Teile der vierten Sitzung strukturieren:

- Welche Typen von Menschen mag Frank?
- Welche Vorteile würde ein Netzwerk zuverlässiger Menschen, denen er vertrauen kann, bieten?
- Bemüht sich Frank um die Freundschaft mit solchen Menschen?
- Was, wenn überhaupt, ist an Franks Netzwerk «nicht so gut»?
- Wie könnte er seine Beziehung zu seiner Frau verbessern?

Sitzung 5. Der Berater würde in einer Zusammenfassung die Fortschritte nennen, die bis zu diesem Zeitpunkt erreicht worden sind, und dabei auch Beispiele für *Change-Talk* berücksichtigen. Er würde Frank fragen, was dieser als Nächstes tun wolle. Normalerweise wäre es das Ziel dieser Sitzung, Verhaltensweisen zu bestimmen, die verändert werden sollen, und einen konkreten Plan für Veränderungen aufzustellen. Diese Agenda könnte einem Patienten wie Frank jedoch zu provokativ erscheinen; wahrscheinlich wäre daher eine «sanftere» Vorgehensweise angemessener. Wenn Frank noch nicht bereit sein sollte, sich auf die Entwicklung eines Veränderungsplans einzulassen, könnte der Berater damit fortfahren, Veränderungsmotivation aufzubauen. Der Berater könnte Frank beispielsweise dazu auffordern, einen Blick in die Zukunft zu werfen; etwa indem er ihn bittet, sich vorzustellen und zu beschreiben, wie sein Leben in einigen Jahren aussehen würde. Als Nächstes würde man Frank danach fragen, welche Schritte notwendig wären, um diese Ziele zu erreichen. Die Sitzung würde beendet, indem sich der Berater bei Frank für seine Kooperation bedanken und ihn fragen würde, ob er daran interessiert sei, seine Situation zukünftig weiter im Gespräch zu erforschen.

7. Spezielle Techniken

Mit der motivierenden Gesprächsführung stehen dem Berater Techniken des Zuhörens und Explorierens zur Verfügung, die das Verständnis für den Patienten betonen. Zu diesen Techniken gehören das Stellen offener Fragen, Bestätigen, reflektierendes Zuhören und Zusammenfassen. Mithilfe dieser Techniken können die oben beschriebenen Prinzipien der MG praktisch umgesetzt werden. Darüber hinaus bietet die MG einen «Kompass» (Amrhein et al., 2003 a, b), der den Berater dazu anleitet, Change-Talk beim Patienten auszulösen und zu verstärken und Widerstand zu vermindern.

Wie bereits erwähnt, kann der Berater die Wirksamkeit seiner Arbeit mit dem Patienten anhand der Auftretenshäufigkeit von Change-Talk und Widerstand abschätzen. In Franks Fall würde der Berater anerkennen, dass Frank nicht ganz freiwillig an der Beratung teilnimmt. Im Sinne der MG wäre es daher wichtig, jeden Versuch der Überredung zu vermeiden und ohne Franks ausdrücklichen Wunsch oder seine Erlaubnis auch keine Ratschläge zu erteilen. Wenn trotz aller Versuche, ihn zu minimieren, Widerstand auftreten sollte, würde der Berater das Prinzip des «Mitgehens» befolgen. Die folgende Stichprobe aus einem (fiktiven) Protokoll der Interaktionen zwischen Frank und einem Berater soll die Merkmale des Ansatzes veranschaulichen (vgl. **Kasten 9-2**).

Kasten 9-2

Auszüge aus (fiktiven) Gesprächen mit Frank mit erläuternden Kommentaren

Berater: Frank, mir ist klar, dass das hier wohl eine ungewohnte Situation für Sie ist und dass Sie sich nicht ganz freiwillig dazu entschieden haben, hierher zu kommen. Falls Sie damit einverstanden sind, würde ich mich freuen, wenn Sie mir ein wenig darüber erzählen, wie es Ihnen im Moment so geht. Ich würde außerdem gerne wissen, wie ich Ihnen in der Zeit, die wir zusammen verbringen, helfen könnte. Ist das in Ordnung für Sie?

Der eröffnende Dialog ist besonders wichtig. Es überrascht nicht, wenn Frank dem Berater aufgrund seiner Situation und der Art seiner Überweisung Widerstand entgegenbringt. Dabei besteht das Risiko, dass eine zu starke Konzentration auf diesen Widerstand zukünftige Gespräche über seine Situation erschwert. Das Ziel des Berater ist es daher, den Widerstand anzuerkennen und zu reflektieren und dann den Fokus zu wechseln, indem das Thema Widerstand auf dem «Parkplatz» abgestellt wird.

Frank: Da haben Sie allerdings recht. Ich will nicht hier sein und ich kann diese Situation überhaupt nicht leiden. Ich habe keine Ahnung, worüber wir hier reden sollen oder wie Sie mir helfen könnten. Ich brauche keine Hilfe von Autoritäten oder anderen Menschen. Ich bin es gewohnt, auf mich selber aufzupassen.
Franks etwas feindseliger Ton kommt nicht unerwartet. Angesichts von Franks Widerstand wird der Berater sich vorsichtig annähern, um nicht noch mehr Widerstand hervorzurufen.

Berater: Es ist wichtig für Sie, unabhängig zu sein und Kontrolle über Ihr Leben zu haben.
Diese Reflexion lädt Frank dazu ein, zu überlegen, was schief gegangen ist, da er ja bis zu einem gewissen Grad die Kontrolle über seine aktuelle Situation verloren hat. Dies führt uns zu einem wesentlichen Prinzip der MG: der Entwicklung von Diskrepanz zwischen Franks aktueller Situation und der Situation, in der er sich gerne befinden würde. Das emotionale Unbehagen, das aus der Wahrnehmung dieser Diskrepanz entsteht, wurde als «*Motor der Veränderung*» beschrieben (Miller und Rollnick, 2002; Saunders et al., 1995). Eine mögliche Gefahr besteht darin, zu schnell vorzugehen, was die Herstellung von Rapport und einer sicheren Umgebung, in der Frank sich öffnen kann, beeinträchtigen würde. Nachdem Frank bestätigt hat, dass er Wert darauf legt, die Kontrolle über sein Leben und sein Schicksal zu haben, fährt der Berater fort:

Berater: Frank, abgesehen davon, dass Sie bisher die Kontrolle über Ihr Leben gehabt haben, zeigt mir Ihre erfolgreiche Karriere beim Militär, dass Sie auch Verantwortung für andere getragen haben.
Indem er eine von Franks Stärken hervorhebt (**Bestätigen**), versucht der Berater, die Situation weniger bedrohlich zu gestalten. Durch diese Handlung erfährt Frank zugleich, dass er als individuelle Person wahrgenommen wird und nicht nur als gewöhnlicher Patient. In der MG sollte der Patient den größten Gesprächsanteil haben, nicht der Berater. Wenn sich der Patient wohl fühlt, kann er sich leichter öffnen. Um dies zu erreichen, werden wohl überlegte **offene Fragen** gestellt, die ausführlichere Antworten provozieren sollen als nur «ja» oder «nein».

Berater: Frank, wie denken Sie zurzeit über Ihr Leben?
Diese einfache, offene Frage lädt Frank dazu ein, sich auf das zu konzentrieren, was ihm im Augenblick wichtig ist. Er wird hoffentlich über das sprechen, was ihn belastet.

Frank: Ich kann es nicht leiden, ständig von all diesen Autoritäten und Leuten wie Ihnen belästigt zu werden.

Berater: Ich verstehe, dass das wirklich frustrierend für Sie ist. Können Sie mir etwas darüber sagen, wie es dazu gekommen ist?
Der Berater möchte Frank dazu bringen, über seinen Alkoholkonsum und sein gesetzeswidriges Verhalten zu sprechen. Offene Fragen gestatten es Frank zu hören, wie er selbst über seine Situation spricht. Wenn ihm dagegen der Berater sagen würde, was an seiner Situation falsch sei, bestünde ein beträchtliches Risiko, Widerstand zu erregen. Offene Fragen stellen für Frank eine Möglichkeit dar, selbst zu entdecken, wie eine bessere Situation für ihn aussehen könnte. In diesem Fall würde der Berater das Gespräch mit offenen Fragen fortsetzen, die darauf abzielen, Change-Talk auszulösen. Nachfolgend spricht Frank über die Ereignisse, die zu seiner Inhaftierung geführt haben:

Frank: Ich habe ein Bier in einer Kneipe getrunken, mich einfach nur entspannt und geredet. Dann haben ein paar Typen angefangen, eine Menge Lärm zu machen und herumzualbern. Alle fanden diese Typen blöd, also habe ich ihnen gesagt, dass sie abhauen sollen. Das haben sie nicht gemacht, darum habe ich ihnen auf die Sprünge geholfen. Irgendjemand muss die Bullen gerufen haben, aber sie haben nicht die Typen, sondern mich eingesperrt!

Berater: Sie haben gehandelt und dafür gesorgt, dass etwas geschieht. Wenn das geschieht, können Sie wirklich überzeugend sein und Menschen dazu bringen, das zu tun, was Sie wollen. Welche Rolle spielt Ihre Geschichte als Offizier dabei?
Der Berater bezweckt, dass Frank über seine Tendenz nachdenkt, in körperliche Auseinandersetzungen zu geraten, und möglicherweise ein Muster gewalttätigen Verhaltens erkennt. Nachdem dieses Muster genügend exploriert worden ist, bittet der Berater Frank, über das «Gute» und das «nicht so Gute» am Kämpfen zu diskutieren. Dabei sollten reichlich Beispiele für **reflektierendes Zuhören** vorkommen und die Fragen dazwischen eingestreut werden, um die «Frage-Antwort-Falle» zu vermeiden. Denn diese Situation ist Personen, die schon mehrmals von der Polizei, sozialen Wohlfahrtseinrichtungen und anderen Autoritäten befragt worden sind, nur allzu vertraut.

Reflektierendes Zuhören bedeutet für den Patienten eine Art «Quittung», die ihm anzeigt, dass der Berater zugehört und verstanden hat, was gesagt wurde. Es vermittelt dem Sprecher (Frank), dass der Zuhörer (der Berater) an Franks Geschichte interessiert ist , und was sie für den Zuhörer bedeutet. Der Berater wählt das Material, das reflektiert werden soll, sorgfältig aus und ermöglicht es dem Patienten so, seine eigenen Worte noch einmal zu hören. Dieser Prozess sorgt für eine starke soziale und kontextbezogene Verstärkung des Patienten. Reflexionen können im Rahmen dessen bleiben, was wörtlich gesagt wurde, aber der Berater kann den Schwerpunkt auch auf die Gefühle legen, die mit den Worten des Patienten verbunden sind.

Miller und Rollnick (2002) haben das so genannte «Weiterführen des Absatzes» eingeführt, eine fortgeschrittenere Form des reflektiven Zuhörens. Diese Technik geht über das hinaus, was der Patient gesagt hat. Es handelt sich um eine Hypothese darüber, was der Patient sagen könnte oder würde, wenn er schon ein paar Schritte weiter in Richtung einer Veränderung denken würde. Diese Technik ist dem Stellen einer offenen Frage vorzuziehen, weil sie keine Antwort verlangt und den Patienten im besten Fall in Richtung einer Veränderung führt (vgl. **Kasten 9-3**).

Kasten 9-3

Auszüge aus (fiktiven) Gesprächen mit Frank mit erläuternden Kommentaren (Fortsetzung).

Frank: Ich finde, das wird alles total übertrieben. Ich habe kein Problem mit dem Trinken. Ich habe nur getan, was jeder tun würde, der den Mut hat, sich durchzusetzen.

Berater: Sie sind ein Mann mit einem starken Ehrgefühl.
Bei dieser Reflexion handelt es sich zugleich um eine Bestätigung. Diese Reflexion ist direktiv, weil sie Frank davon ablenkt, sich über die aktuelle Situation zu beklagen, und es dem Berater erlaubt, im weiteren Verlauf des Gesprächs Möglichkeiten der Verhaltensänderung zu erkunden.

Frank: Ja, anscheinend muss ich mich ständig gegen Leute wie Sie oder irgendwelche Autoritäten wehren.
Bei diesem Thema könnte Frank wahrscheinlich lange Zeit verweilen. Wir kürzen das Gespräch an dieser Stelle ab, um zu zeigen, wie ein Fortschritt aussehen kann.

Berater: Trotzdem treten Situationen wie diese auf, und das ist ganz und gar nicht das, was Sie wollen.
Hier stimmt Frank hoffentlich zu und es ergibt sich eine Gelegenheit zum Explorieren.

Frank: Stimmt, das nervt total.

Berater: Wie könnte dies möglicherweise anders werden? Könnten Sie irgendetwas tun, um die Autoritäten loszuwerden?
Diese offene Frage zielt darauf, Change-Talk hervorzurufen. Der Berater wendet das Gespräch in Richtung einer Veränderung.

Frank: Ich habe wirklich keine Ahnung. Ich weiß nur, dass ich irgendetwas tun muss. Ich kann diese Schikanen nicht mehr aushalten.

Berater: Es ist Ihnen alles zu viel, und Sie suchen Wege, um dies in Zukunft zu vermeiden.
Diese Reflexion unterstreicht Franks Unbehagen und orientiert sich in Richtung Change-Talk. Frank gibt zu, dass er etwas tun muss; damit hat der Berater einen «Volltreffer» gelandet. Wie wir gleich sehen werden, ermutigt reflektierendes Zuhören Frank dazu, mit dem Sprechen fortzufahren und seine Situation weiter auszuführen.

Frank: Es ist die Hölle!
Die Kommunikation mit Frank im Stil der motivierenden Gesprächsführung ist der Art, wie Frank sich anderen gegenüber verhält und mit ihnen kommuniziert, vollständig entgegengesetzt. Dies mag Frank seltsam erscheinen, aber hoffentlich echten Respekt vermitteln, der Frank ebenso fremd sein könnte.

Manche Berater in der Ausbildung haben uns gefragt, ob das reflektierende Zuhören dem Patienten nicht vermittele, dass der Berater das problematische Verhalten des Patienten unterstützt. Die Frage ist also: Kann der Patient unterscheiden, ob ihm als Person Unterstützung entgegengebracht wird, oder ob sein Problemverhalten unterstützt wird? Unsere klinische Erfahrung deutet darauf hin, dass die Patienten unsere Akzeptanz für ihre Person nicht mit Zustimmung zu ihrem Problemverhalten verwechseln.

Eine weitere Technik im Rahmen der motivierenden Gesprächsführung besteht darin, dem Patienten **Zusammenfassungen** anzubieten. Diese können genutzt werden, um positive Äußerungen des Patienten über Veränderung zu verstärken. Die Patient hört das, was er gesagt hat, ein zweites Mal. Auch wenn es der Berater ist, der die Zusammenfassung ausspricht, so benutzt er doch die Worte des Patienten, um die Augenfälligkeit und die Bedeutung des Gesagten für den Patienten zu erhöhen. Die Zusammenfassung sollte exakt sein; der Berater kann der Zusammenfassung jedoch eine Interpretation hinzufügen. Dies kann dem Patienten dabei helfen, die Bedeutung des Gesagten zu verstehen.

Zusammenfassungen können jederzeit formuliert werden, wenn der Berater einen bestimmten Aspekt beleuchten will, der für den Patienten von besonderer Bedeutung ist. Sie werden auch häufig zum Abschluss einer Beratungssitzung eingesetzt. Häufig folgt auf die Zusammenfassung eine Frage an den Patienten: «Habe ich das richtig verstanden, oder gibt es etwas, das Sie hinzufügen möchten?» Ein Beispiel folgt (vgl. **Kasten 9-4**).

Kasten 9-4

Auszüge aus (fiktiven) Gesprächen mit Frank mit erläuternden Kommentaren (Fortsetzung).

Berater: Frank, Sie waren sehr wütend darüber, von Autoritäten schikaniert zu werden, und Sie glauben nicht, dass Ihr Trinken diese Leute irgendetwas anginge.
Negative Inhalte werden zu Beginn der Zusammenfassung in der Vergangenheitsform formuliert. Es folgt ein positiver Inhalt, der in der Gegenwartsform ausgedrückt wird. Der Gebrauch des Präsens unterstreicht, dass der positive Inhalt im «Hier und Jetzt» wichtig ist.

Berater: Sie glauben auch, dass Sie etwas tun könnten, um zu verhindern, dass Situationen wie diese wieder eintreten.
Im Anschluss an den Aufbau von Diskrepanz möchte der Berater bei Frank Change-Talk auslösen, indem er die nächste offene Frage stellt. Frank wird sich in hohem Maße durch Aussagen beeinflussen lassen, die er sich selbst aussprechen hört. Dagegen wird es ihn wenig oder gar nicht beeindrucken, was ihm andere (einschließlich des Beraters) sagen.

Berater: Also, Frank, was könnten Sie tun, um das zu erreichen?
Es gibt viele mögliche Wege, um diesen Punkt zu erreichen, und wenn er einmal erreicht ist, «bleibt» der Berater mit dem Patienten dort, um mehr Change-Talk hervorzurufen. Den Patienten in Richtung Change-Talk zu führen und ihm dabei zuzuhören, lässt sich mit Goldsuchen vergleichen: Man würde eine Goldader ja auch nicht verlassen, bevor alles Gold gefunden ist (Barth, Prescott und Börtveit, 1999).

Zunächst konzentriert sich der Berater auf die Herstellung von Diskrepanz, indem er Franks Ziel, immer die Kontrolle zu haben, mit seiner aktuellen Situation kontrastiert.

Berater: Jetzt im Moment haben Sie nicht die volle Kontrolle über Ihr Leben – welche Gefühle löst das in Ihnen aus? Wie würde es sich anfühlen, wenn diese Situation jahrelang andauern würde?
Der Berater fordert Frank dazu auf, in die Zukunft zu blicken und sich dabei vorzustellen, dass sich nichts verändert. Dadurch möchte er Franks Unbehagen maximieren und erreichen, dass Frank seine Gefühle weiter ausführt.

Frank: Das werde ich nie akzeptieren. Das wird nicht passieren.

Berater: Sie werden das nicht tolerieren. Was ist dann der nächste Schritt?
Der Berater verwendet reflektierendes Zuhören und fährt mit einer Schlüsselfrage fort, um Change-Talk auszulösen. An diesem Punkt muss der Berater weiterhin unbedingt vermeiden, selbst Ratschläge zu erteilen.

Frank: Ich denke, ich könnte mich selbst weniger interessant für sie machen, und dann würden sie mich zukünftig in Ruhe lassen.

Berater: In welcher Hinsicht?
Der Berater «gräbt nach Gold».

Frank: Nun, ein Bereich wäre der Alkohol. Nicht, dass ich ein Problem damit hätte. Aber ich könnte es trotzdem runterfahren.
Der Berater wird damit fortfahren, in dieser «Goldader» zu «schürfen», bis Frank sein Commitment zu der Veränderung, die er unternehmen will, ganz genau spezifiziert hat. Später könnte der Berater versuchen, Diskrepanzen zwischen anderen zentralen Werthaltungen und Franks aktueller Situation zu entwickeln. Für den Moment legt der Berater den Schwerpunkt auf ein besonders heikles Thema.

Berater: Sie leben zurzeit alleine, vorübergehend zumindest; obwohl wir nicht wissen, ob es dauerhaft sein wird. Wie denken Sie darüber?
Dieses Thema ist für Frank besonders heikel, da er vergeblich versucht hat, seine Frau zu überreden, zu ihm zurückzukehren. Die offene Frage zielt darauf, Franks Unbehagen zu steigern.

Frank: Ich bekomme sie schon zurück. Ich weiß, dass ich es schaffe. Bis vor kurzem hatten wir ein gutes Leben zusammen.

Berater: Ihre Frau ist Ihnen sehr wichtig. Was können Sie tun, um ihr Vertrauen wiederzugewinnen?
Der Berater benutzt eine Reflexion, um eine für Frank wichtige Beziehung abzubilden. Bandura (1997) betont den Zusammenhang zwischen Selbstwirksamkeit und Verhaltensänderungen. Es gibt keine Anzeichen dafür, dass es Frank an Selbstwirksamkeit fehlt. Wie bereits erwähnt, hat er wahrscheinlich ganz allgemein eine überhöhte Meinung von seinen eigenen Fähigkeiten. Statt auf Franks Fertigkeiten legt der Berater daher den Schwerpunkt darauf, was Frank tun muss, um die Meinung seiner Frau zu ändern.

Frank: Ich glaube, sie macht sich nicht so gerne Sorgen um meine rechtliche Lage, aber sie interpretiert viel zu viel in das hinein, was passiert ist.
Frank erkennt die Sorgen seiner Frau, minimiert sie jedoch.

Berater: Sie macht sich Sorgen um Sie und Ihr gemeinsames Leben. Wie können Sie es schaffen, dass sie sich mit Ihnen wohler fühlt?
Auf eine Reflexion folgt eine Schlüsselfrage, die Change-Talk auslösen soll.

Frank: Keine Ahnung. Vielleicht könnte ich ihr mehr über meine Arbeit erzählen.

Berater: Sie erzählen ihr mehr darüber, wie Sie auf legale Weise Ihr Geld verdienen, damit sie sich sicherer fühlen kann.
Der Berater reflektiert am Grenzbereich dessen, was Frank gesagt hat, und «führt damit den Absatz weiter».

Frank: Ja, so etwas in der Art.

Berater: Ihr Erfolg beim Militär hat Sie mit der Disziplin ausgestattet, die Sie brauchen, um Veränderungen durchzuführen. Wenn Sie eine Entscheidung treffen, dann halten Sie sich daran.
Der Berater bestätigt Frank, um seine Stärken hervorzuheben. Der Berater zielt auf ein Verhalten, das Frank zu ändern bereit sein wird.

Frank: Genau, ich weiß, dass ich alles tun kann, was ich mir in den Kopf setze.

Berater: An was denken Sie gerade, was Ihnen helfen könnte, um die Situation zu erreichen, die Sie sich wünschen?

Frank: Ich weiß nicht so recht; es wäre wohl ganz gut, einen festen Job zu kriegen.

Berater: Dann müssten Sie nicht mehr mit Situationen umgehen, die vielleicht nicht so ganz legal sind.

Frank: Stimmt.

Berater: Was für eine Art Job wäre denn interessant für Sie?

Frank: Wie die Dinge liegen, würde ich jeden Job annehmen, nur um aus dieser Lage herauszukommen.
Das Gespräch wird fortgesetzt. Der Berater versucht dabei, Frank weiterhin zu Change-Talk zu bewegen, vorzugsweise in der «Tun-Sprache», indem er weitere Diskrepanzen sucht und entwickelt. Es ist besser, sich während der fünf Sitzungen auf einige wenige Themen zu konzentrieren, statt zu versuchen, Franks gesamte Lebenssituation abzudecken.

8. Vorsichtsmaßnahmen; erwarteter Widerstand

Bei der Anwendung der MG mit Frank müsste man keine besonderen Vorsichtsmaßnahmen beachten. Wie im vorangegangenen Abschnitt gezeigt wurde, müsste man jedoch aufgrund von Franks Überweisung und seiner Situation mit Widerstand rechnen. Einige weitere Beispiele für Widerstand folgen (vgl. **Kasten 9-5**).

Kasten 9-5

Auszüge aus (fiktiven) Gesprächen mit Frank mit erläuternden Kommentaren (Fortsetzung).

Frank: Sie sind genau wie die anderen Leute mit einem Achtstundenarbeitstag, die ich bisher kennen gelernt habe. Alles, was Sie tun, ist Ihr Gehalt zu kassieren und Ihre Macht spielen zu lassen.
In dieser Situation tritt der Berater einen Schritt zurück und reflektiert die Gefühle, die Franks Widerstand zugrunde liegen. Das Ziel besteht darin, Rapport herzustellen; die Veränderungsarbeit wird auf einen späteren Zeitpunkt verschoben.

Berater: Ich sehe, dass Sie wirklich nicht hier sein wollen. Sie sind wahrscheinlich ziemlich wütend. Ich frage mich, ob ich etwas gesagt oder getan habe, dass Sie geärgert hat?

Frank: Sie haben allerdings recht damit, dass ich nicht hier sein will, aber es hat nichts damit zu tun, was Sie gesagt oder getan haben.

Berater: Frank, wenn ich jemals etwas sagen oder tun sollte, dass Sie wütend macht, dann sagen Sie es mir bitte, denn ich möchte Ihnen nicht mehr Probleme machen, als Sie schon haben. In Ordnung?

Frank: In Ordnung.

Berater: Ich möchte Ihnen helfen, damit Sie nicht auch noch zu anderen Stellen gehen und dort noch mehr Leute treffen müssen, die Sie gar nicht sehen wollen. Da wir nun miteinander arbeiten werden, können Sie mir vielleicht sagen, wie wir die gemeinsame Zeit hier am besten nutzen sollen?

Ein wirksames Mittel, um mit Widerstand «mitzugehen», besteht darin, die Autonomie des Patienten, seine Wahlfreiheit und seine Verantwortung für Veränderungen hervorzuheben.

Berater: Frank, es liegt vollkommen bei Ihnen, was Sie mit Ihrem Leben anstellen wollen. Ich kann Ihnen nur dann Unterstützung geben, wenn Sie es wollen. Ich kann und werde nicht versuchen, Sie zu überzeugen, irgendetwas zu tun, das Sie nicht tun wollen. Auch die Informationen, die Sie möglicherweise aus den Sitzungen mitnehmen, können Sie nutzen oder nicht. Es liegt ganz bei Ihnen.

Nachdem der Widerstand nachgelassen hat, wird der Berater den «Kompass» in Richtung Veränderung drehen (Amrhein et al., 2003 a, b). Darin besteht das übergreifende Ziel der Sitzungen.

9. Themen, die vermieden werden sollten

Es gibt keine Bereiche, die wir mit diesem Patienten nicht besprechen würden. Letztlich würde jedoch Frank darüber entscheiden, welche Themen diskutiert und welche Verhaltensweisen geändert werden sollten. Der Berater würde versuchen, dem bereits beschriebenen «Fahrplan» zu folgen (Farbring und Berge, 2003), während er sich immer bewusst sein müsste, dass der beste «Fahrplan» häufig in den Worten liegt, die der Patient gerade geäußert hat. Der «Fahrplan» liefert eine Route, der man durch die «Landschaft» der motivierenden Gesprächsführung folgen kann. Der Berater würde vorsichtig durch die Sitzungen navigieren, um Widerstand und andere Pannen auf der «Reise» zu vermeiden.

10. Medikation

Wir sehen keinen Anlass dafür, Frank an einen Psychiater zu überweisen. Die Abwesenheit einer Medikation sollte keinen Einfluss auf die MG haben. Falls Frank jedoch wünschen sollte, dass ihm ein Arzt oder Pharmazeut dabei hilft, sein Trinken unter Kontrolle zu bekommen, dann würde man dies während der Beratung erörtern und seinen Wunsch unterstützen.

11. Franks Ressourcen

Frank beobachtet andere genau. Er ist in der Lage, die Verstärker zu identifizieren, die bei anderen Menschen wirksam sind, und er kann seine sozialen Fertigkeiten einsetzen, wenn es nötig ist. Er ist ein unabhängiger Mensch und in der Lage, Probleme zu lösen. Frank ist fähig, seinen eigenen Weg zu verfolgen, aber er kann sich auch an Umwelten anpassen, in denen andere Menschen eine Rolle spielen.

12. Grenzen und Beschränkungen, die mit Frank besprochen werden sollten

Wenn der Berater den «Fahrplan» und die zugehörigen Prinzipien und Techniken befolgt, könnte er damit auch Frank innerhalb der Grenzen der angestrebten Verhaltensänderung halten und verhindern, dass er abgelenkt wird.

Der Berater müsste darauf achten, Franks Grenzen nicht zu übertreten. So könnte Frank beispielsweise beschlossen haben, dass er auf keinen Fall über seinen Bruder diskutieren möchte.

Frank könnte versuchen, Kontrolle auszuüben und die Grenzen des Beraters auszutesten, zum Beispiel durch persönliche Fragen. Reflektierendes Zuhören und «Mitgehen» können eingesetzt werden, um mit diesen Formen des Widerstands umzugehen. Falls nötig, könnte der Berater Frank direkt sagen, dass eine bestimmte Frage kein Thema für die Diskussion sei. Frank könnte beispielsweise den Berater nach dessen Trinkgewohnheiten fragen. Der Berater könnte Frank daraufhin fragen, warum das für ihn wichtig sei. Er könnte die Frage dann kurz beantworten und dabei bemerken, dass dieses Thema jetzt nicht relevant sei.

Sollte Frank dem Berater körperlich zu nahe kommen, indem er sich zu nah zu ihm setzt oder ihn berührt, würde der Berater Frank freundlich auf dieses Verhalten aufmerksam machen, es freundlich und respektvoll mit ihm besprechen und, falls notwendig, einige «Grundregeln» für die Beratung aufstellen.

13. Einbezug wichtiger anderer Personen und Hausaufgaben

Im Rahmen der motivierenden Gesprächsführung ist es nicht vorgesehen, andere Personen mit einzubeziehen. In der bereits erwähnten MET, einem «Ableger» der MG, nehmen wichtige andere Personen jedoch bereits ab einem frühen Zeitpunkt an der Intervention teil.

Auch Hausaufgaben werden in der MG normalerweise nicht eingesetzt; sollte Frank jedoch außerhalb der Sitzungen etwas üben oder erarbeiten wollen, könnte man dies probieren.

14. Aspekte, die beim Abschluss der Therapie angesprochen werden sollten; Vorbeugung von Rückfällen

Zum Abschluss hin würde der Berater bekräftigen, dass Frank all die neuen Informationen und die Interaktionen, die in den Sitzungen stattgefunden haben, je nach Wunsch nutzen oder nicht nutzen könne. Wenn Frank weitere Beratung wünsche sollte, könnte man dies besprechen. In zusätzlichen Beratungssitzungen würde man damit fortfahren, Veränderungsmotivation aufzubauen und das Commitment zur Veränderung zu stärken. Zur Erinnerung soll noch einmal betont werden, dass es bei der MG nicht darum geht, den Patienten zu instruieren, *wie* er sich verändern kann.

Motivierende Gesprächsführung kann zwar bei Rückfällen eingesetzt werden, aber sie dient nicht der Rückfallvorbeugung. Der Berater und Frank könnten verschiedene Wege besprechen, die Frank in Zukunft einschlagen könnte, wobei auch die möglichen Konsequenzen der verschiedenen Alternativen thematisiert würden.

15. Erwartete Veränderungsmechanismen in der Reihenfolge ihrer relativen Wichtigkeit

Die motivierende Gesprächsführung wurde durch verschiedene psychologische Theorien beeinflusst, einschließlich der Selbstwahrnehmungstheorie (Bem, 1967), die von einem wichtigenVeränderungsmechanismus spricht. Diese Theorie besagt, dass Menschen aus dem lernen, was sie sich selbst sagen hören. Der Einsatz des reflektierenden Zuhörens zur Verstärkung von Change-Talk stellt daher einen Veränderungsmechanismus dar.

Motivierende Gesprächsführung bietet einen Kommunikationsstil und eine «Art des Umgehens» mit dem Patienten, die natürliche Veränderungsprozesse im Individuum fördern (Miller und Rollnick, 2002; Sobell und Sobell, 1993).

Die Entwicklung von Diskrepanz zwischen dem aktuellen Verhalten eines Patienten und seinen Zielen und Werten bildet einen weiteren wichtigen Veränderungsmechanismus. Dabei ist es wichtig, dass die Diskrepanz für den Patienten eine emotionale Bedeutung hat.

Schließlich gibt die Selbstwirksamkeit (die Verfügbarkeit von Mitteln zur Veränderung und die Erwartung des Patienten, sein Verhalten erfolgreich verändern zu können) Auskunft über die Wahrscheinlichkeit einer Verhaltensänderung und bildet damit einen weiteren Veränderungsmechanismus (Bandura, 1997).

Literatur

Amrhein, P.C. (2003). *A Training Manual for Coding Client Commitment Language* (version 1.0). Upper Montclair, NJ: Department of Psychology, Montclair State University.

Amrhein, P.C., Miller, W.R., Yahne, C.E., Knupsky, A., Hochstein, D. (2003a). *Strength of Commitment Language during Motivational Interviewing Increases with Therapist Training.* International Conference on Treatment of Addictive Behaviors – 10 poster.

Amrhein, P.C., Miller, W.R., Yahne, C.E., Palmer, M., Fulcher, L. (2003b). Client commitment language during motivational interviewing predicts drug use outcomes. *Journal of Consulting and Clinical Psychology, 71*, 862–878.

Amrod, J. (1997). The effect of motivational enhancement therapy and coping skills training on the self-efficacy and motivation of incarcerated male alcohol abusers (Doctoral dissertation, University of Missouri, 1997). *Dissertation Abstracts International, 57(9-B)*, 5904.

Andrews, D.A., Bonta, J. (2003). *The Psychology of Criminal Conduct* (3rd ed.). New York: Anderson.

Andrews, D.A., Bonta, J., Hoge, R.D. (1990). Classification for effective rehabilitation. Rediscovering psychology. *Criminal Justice and Behavior, 17*, 19–52.

Baer, J.S., Kivlahan, D.R., Donovan, D.M. (1999). Integrating skills training and motivational therapies: Implications for the treatment of substance dependence. *Journal of Substance Abuse Treatment, 17*, 15–23.

Bandura, A. (1979). *Self efficacy. The Exercise of Control.* New York: Freeman.

Barth, T. Prescott, P., Börtveit, T. (1999). *Endringsfokusert radgivning. Endringsfokusert radgivning.* Gyldendal: Akademisk.

Bemm, D.J. (1967). Self-perception: An alternative interpretation of cognitive dissonance phenomena. *Psychological Review, 74*, 183–200.

Bien, T.H., Miller, W.R., Boroughs, J.M. (1993). Motivational interviewing with alcoholic outpatients. *Behavioural and Cognitive Psychotherapy, 21*, 347–356.

Bien, T.H., Miller, W.R., Tonigan, J.S. (1993). Brief interventions for alcohol problems: A review. *Addiction, 88*, 315–335.

Burke, B., Arkowitz, H., Dunn, C. (2002). The efficacy of motivational interviewing and its adaptations. In W. R. Miller, S. Rollnick (Eds.), *Motivational Interviewing: Preparing People for Change* (pp. 217–250). New York: Guilford Press.

Burke, B., Arkowitz, H., Menchola, M. (2003). The efficacy of motivational interviewing: A meta-analysis of controlled clinical trials. *Journal of Consulting and Clinical Psychology, 71*, 843–861.

Demmel, R., Rist, F. (2002, Mai). *Great Expectations: Inflationäre Selbstwirksamkeitserwartungen alkoholabhängiger Patienten.* Vortrag auf dem 20. Symposium der Fachgruppe Klinische Psychologie und Psychotherapie der deutschen Gesellschaft für Psychologie, Konstanz.

Farbring, C.A., Berge, P. (2003). *Beteende – Samtal – Förändring. Fem semistrukturerade motiverende samtal.* Norrköping: Kriminalvardsstyrelsen.

Ferguson, R.T. (1998). Motivational interviewing with less motivated driving under the influence of alcohol second offenders with an exploration of the processes related to change (Doctoral dissertation, University of Wyoming, 1998). *Dissertation Abstracts International, 59 (1-B)*, 0415.

Gendreau, P. (1996). Offender rehabilitation. What we know and what needs to be done. *Criminal Justice and Behavior, 23*, 144–161.

Ginsburg, J. I. D. (2000). *Using Motivational Interviewing to Enhance Treatment Readiness in Offenders with Symptoms of Alcohol Independence.* Unpublished doctoral dissertation. Carleton University, Ottawa, Ontario, Canada.

Ginsburg, J. I. D., Mann, R. E., Rotgers, F., Weekes, J. R. (2002). Using motivational interviewing with criminal justice populations. In W. R. Miller, S. Rollnick (Eds.), *Motivational Interviewing: Preparing People for Change* (pp. 333–346). New York: Guilford Press.

Harper, H., Hardy, S. (2000). An evaluation of motivational interviewing as a method of intervention with clients in a probation setting. *British Journal of Social Work, 30,* 393–400.

Jamieson, Beals, Lalonde & Associates, Inc. (2000). *Motivational Enhancement Treatment (MET) Manual. Theoretical Foundation and Structured Curriculum. Individual and Group Sessions. Developed for the State of Maine, Department of Mental Health, Mental Retardation and Substance Abuse Services, Office of Substance Abuse.* Ottawa, Toronto, Canada: Author.

Kadden, R., Litt, M., Cooney, N., Donovan, D., Stout, R., Longabaugh, R. (2001). Sociopathy as a client-treatment matching variable. In R. Longabaugh, P. Wirtz, F. Del Boca (Eds.), *Project Match hypotheses: Results and causal chain analyses.* Bethesda, MD: National Institute on Alcohol Abuse and Alcoholism.

Mann, R. E., Ginsburg, J. I. D., Weekes, J. (2002). Motivational interviewing with offenders. In M. McMurran (Ed.). *Motivating Offenders to Change: A Guide to Enhancing Engagement in Therapy* (pp. 87–102). Chichester: John Wiley.

Miller, W. R. (1991). Emergent treatment concepts and techniques. *Annual Review of Addictions Research and Treatment, 2,* 283–295.

Miller, W. R. (1994). Motivational interviewing: III. On the ethics of motivational intervention. *Behavioural and Cognitive Psychotherapy, 22,* 111–123.

Miller, W. R. (2000). Rediscovering fire: Small interventions, large effects. *Psychology of Addictive Behaviors, 14,* 6–18.

Miller, W. R. (2002). A streetcar named desire. *Minuet, 9,* 1–4.

Miller, W. R., Benefield, G., Tonigan, S. (1993). Enhancing motivation for change in problem drinking: A controlled comparison of two therapist styles. *Journal of Consulting and Clinical Psychology, 61,* 455–461.

Miller, W. R., Longabaugh, R. (2003). Summary and conclusions. In T. Babor, F. Del Boca (Eds.), *Treatment Matching in Alcoholism.* Cambridge, MA: University Press.

Miller, W. R., Mount, K. (2001). A small study of training in motivational interviewing: Does one workshop change clinician and client behavior? *Behavioral and Cognitive Psychotherapy, 29,* 657–671.

Miller, W. R., Rollnick, S. (Eds.). (2002). *Motivational Interviewing. Preparing People for Change* (2nd ed.). New York: Guilford Press.

Miller, W. R., Rollnick, S. (2004). *Motivierende Gesprächsführung* (2., überarb. Aufl.). Freiburg i. B.: Lambertus-Verlag.

Miller, W. R., Sovereign, G. (1989). The check-up: A model for early intervention in addictive behaviors. In T. Löberg, W. R. Miller, P. Nathan, A. Marlatt (Eds.), *Addicitive Behaviors, Prevention and Early Intervention* (pp. 219–229). Amsterdam: Swets & Zeitlinger.

Miller, W. R., Yahne, C. E., Moyers, T., Martinez, J., Pirritano, M. (2004). A randomized trial of methods to help clinicians learn motivational interviewing. *Journal of Consulting and Clinical Psychology, 72,* 1050–1062.

Moyers, T. (2003). *What should we be teaching? Using process analyses to guide training.* Tenth international conference on treatment of addictive behaviors. Presentation. Heidelberg, Germany.

National Institute on Alcohol Abuse and Alcoholism, U.S. Department of Health and Human Services (1995). *Motivational Enhancement Therapy Manual: A Clinical Research Guide for Therapists Treating Individuals with Alcohol Abuse and Dependence* (Project MATCH Monograph Series, NIH Publication No. 24-3723). Rockville, MD: Author.

Patterson, G., Forgath, M. (1985). Therapist behavior as a determinant for client noncompliance: A paradox for the behavior modifier. *Journal of Consulting and Clinical Psychology, 53*, 846–851.

Prochaska, J. O., DiClemente, C. C., Norcross, J. C. (1992). In search of how people change. Applications to addictive behaviors. *American Psychologist, 47*, 1102–1114.

Project MATCH Research Group (1997 a). Matching alcoholism treatments to client heterogeneity: Project MATCH posttreatment drinking outcomes. *Journal of Studies on Alcohol, 58*, 7–29.

Project MATCH Research Group (1997b). Project MATCH secondary a priori hypotheses. *Addiction, 9*, 1671–1698.

Rokeach, M. (1973). *The Nature of Human Values.* New York: Free Press.

Rollnick, S., Miller, W. R. (1995). What is motivational interviewing? *Behavioural and Cognitive Psychotherapy, 23*, 325–334.

Rollnick, S., Morgan, M. (1995). Motivational interviewing: Increasing readiness for change. In A. M. Washton (Ed.), *Psychotherapy and Substance Abuse. A Practitioner's Handbook* pp. 179–191). New York: Guilford Press.

Saunders, B., Wilkinson, C., Allsop, S. (1991). Motivational intervention with heroin users attending a methadone clinic. In W. R. Miller, S. Rollnick (Eds.), *Motivational Interviewing. Preparing People to Change Addictive Behavior* (pp. 279–292). New York: Guilford Press.

Saunders, B., Wilkinson, C., Philipps, M. (1995). The impact of a brief motivational intervention with opiate users attending a methadone programme. *Addicition, 90*, 415–424.

Sobell, M. B., Sobell, L. C: (1993). *Problem Drinkers.* New York: Guilford Press.

Vanderburg, S. A. (2002). *Motivational Interviewing as a Precursor to a Substance Abuse Program for Offenders.* Unpublished doctoral dissertation, Carleton University, Ottawa, Ontario, Canada.

10 Kombination von Psychotherapie und Pharmakotherapie

Sharon Morgillo Freeman und John M. Rathbun

Einführung

Die Frage der medikamentösen Behandlung von Persönlichkeitsstörungen stellt für Wissenschaftler und Therapeuten eine Herausforderung dar (vgl. Herpertz, 2005; Kapfhammer, 2000). Dies gilt in besonderem Maße für die antisoziale Persönlichkeitsstörung. Diese Störung beinhaltet Probleme wie Reizbarkeit, Betrügen, illegale Verhaltensweisen mit wenig oder ohne jede Reue, Feindseligkeit, Aggressivität, Impulsivität und sehr häufig einen manipulativen Charme. Die therapeutischen Möglichkeiten werden nicht nur kontrovers diskutiert, sondern es haben sich regelrechte Lager mit entgegengesetzten Ansichten gebildet: Die einen behaupten, es gebe keine bekannte psychopharmakologische Therapie für die antisoziale Persönlichkeitsstörung; andere nehmen an, dass es theoretisch Behandlungsmöglichkeiten gäbe, die nur noch nicht entdeckt worden seien, oder dass nur einige Aspekte des Syndroms mit Medikamenten behandelt werden könnten, andere hingegen nicht (Dinwiddie, 1994, 1996; Herpertz, 2005; Hirose, 2001; Stringer und Josef, 1983; Walker, Thomas und Ellen, 2003).

Das Bild wird noch undeutlicher durch den Versuch des Diagnostischen und Statistischen Manuals Psychischer Störungen (DSM-IV; Saß, Wittchen, Zaudig und Houben, 2003), inhärent multi-dimensionalen Phänomenen eine kategoriale Sichtweise aufzuzwingen (Tuinier und Verhoven, 1995). Die Diagnose der antisozialen Persönlichkeitsstörung bildet ein eindrückliches Beispiel dafür, welche Probleme entstehen, wenn man die DSM-IV-Kriterien auf den typischen Patienten anzuwenden versucht. Die Anwendung der DSM-IV-Kriterien auf die antisoziale Persönlichkeitsstörung führt mit ziemlicher Sicherheit dazu, dass die betreffende Person auch die Kriterien einer oder mehrerer weiterer psychiatrischer Störungen erfüllt (Swanson, Bland und Newman, 1994). Aus unserer eigenen

Erfahrung wissen wir, dass Substanzmissbrauch und -abhängigkeit, affektive Störungen und verschiedene Verhaltensstörungen wie Aufmerksamkeitsdefizit-/Hyperaktivitätsstörung, oppositionelles Trotzverhalten und Störung des Sozialverhaltens häufig komorbid mit der antisozialen Persönlichkeitsstörung auftreten. Die Forschung hat auch gezeigt, dass die Prognose für den Erfolg einer Psychotherapie schlecht ist, wenn die antisoziale Persönlichkeitsstörung komorbid mit anderen Störungen (z. B. Substanzmissbrauch) auftritt (Woody, McLellan, Luborsky und O'Brien, 1985). Der gemeinsame Faktor bei all diesen überlappenden Kategorien liegt in einer mangelnden Fähigkeit, Impulse zu kontrollieren, die den Frieden und die Sicherheit anderer Menschen beeinträchtigen können.

Grundlagen

Menschen mit Impulskontrollstörungen schaden sich häufig selbst nachhaltig. Das Leid, dass diese Menschen ihren Opfern und nahe stehenden Personen zufügen, ist offensichtlich. Aber der Begriff «Patient» trifft auf diese Personen nicht zu, solange sie selbst diese Rolle nicht akzeptieren. Für den Therapeuten stellt die Herstellung und Aufrechterhaltung einer therapeutischen Beziehung mit einer Person, die sich manipulativ, impulsiv und bedrohlich verhält, eine besondere Herausforderung dar.

Die Möglichkeit einer genetischen Vererbung bestimmter Verhaltensweisen, wie der Impulsivität und des destruktiven Verhaltens (Coccaro, Bergeman und Kavoussi, 1997), lässt darauf schließen, dass bestimmte Merkmale im Verhalten durch die Struktur des Gehirns hervorgebracht werden. Diese Folgerung hat die Suche nach Mitteln angeregt, die direkt in die Hirnfunktionen eingreifen und so die Neigung einer Person, destruktiven Impulsen zu folgen, reduzieren sollen. Wir versuchen, vor diesem Hintergrund kultureller und konzeptueller Unklarheiten die biologischen Ansätze zur Behandlung der antisozialen Persönlichkeitsstörung zu beschreiben. Dabei legen wir den Schwerpunkt auf die Verhaltensweisen, die pharmakologischen Interventionen am ehesten zugänglich sind: aggressive und impulsive Verhaltensweisen.

Herausforderungen an die Diagnostik

Unsere Reise beginnt mit dem Problem der unklaren DSM-IV-Kriterien für die antisoziale Persönlichkeitsstörung. Beim Versuch, die Reliabilität zu erhöhen, haben die Autoren Kriterien konstruiert, die einerseits Psychopathen und andererseits eine größere Stichprobe nichtpsychopathischer Straftäter mit einschließt.

Diese Unterscheidung ist für die Diskussion der Behandlungsmöglichkeiten bedeutsam, da die Literatur zwei Typen von Aggression unterscheidet, die bei Personen mit antisozialer Persönlichkeitsstörung vorkommen: impulsive Aggression und zielgerichtete (instrumentelle) Aggression. Letztere ist für Psychopathen typischer, und es ist kein Medikament bekannt, mit dem man geplante Aggression bei kriminellem Verhalten behandeln könnte.

Die impulsive Ag gression andererseits wurde sowohl bei Menschen als auch bei Tieren bereits sehr umfassend untersucht, und es gibt einige wichtige medizinische Behandlungsmöglichkeiten. Wir raten an dieser Stelle zur Vorsicht, da beide Formen der Aggression bei ein und derselben Person auftreten können und viele aggressive Handlungen nicht eindeutig klassifiziert werden können. Wenn man einer Person mit antisozialer Persönlichkeitsstörung eine Behandlung empfehlen will, sollte man die Vorgeschichte auf der Basis verschiedener Quellen ausführlich erheben und auf dieser Basis beurteilen, welche Art der Aggression bei dieser Person vorherrschend ist.

Eine dritte Form der Aggression, die ausgeschlossen werden muss, wird durch körperliche Erkrankungen oder andere Ursachen körperlicher Art hervorgerufen. Substanzmissbrauch (häufig bei antisozialer Persönlichkeitsstörung), Delirium, Demenz, Infektionen, Kopfverletzungen und endokrine/metabolische Probleme müssen bei der Differenzialdiagnose der Aggression besonders berücksichtigt werden. Bedeutsame psychiatrische Diagnosen auf der Achse I des DSM-IV (z. B. bipolare Störungen, Substanzmissbrauch und Delirium) können eine erhöhte Aggressivität ebenfalls erklären. Psychotische Störungen, einschließlich affektiver Störungen mit psychotischen Komponenten, neigen in besonderem Maße dazu, Aggressionen auszulösen. Aus diesen Gründen ist es bei der Bewertung der Aggression unerlässlich, die Krankengeschichte sorgfältig zu erheben, eine körperliche Untersuchung und, falls indiziert, entsprechende Laboruntersuchungen durchzuführen. Spezifische biologische Rückschlüsse werden wir kurz erläutern, wenn wir die besonderen Symptome der antisozialen Persönlichkeitsstörung besprechen.

Pathophysiologie der Aggression und Impulsivität

Bei der Entwicklung des menschlichen Gehirns können unendlich viele ungünstige Dinge geschehen. Es beginnt mit genetischen Faktoren; pränatale, perinatale und neonatale Faktoren sowie Ereignisse in der Kindheit und in späteren Lebensabschnitten kommen hinzu. Körperliche Traumata wie Sauerstoffmangel, Mangelernährung, Infektionen, Strahlung oder Stoffwechselstörungen können zur Schädigung des Frontallappens führen, und Vergiftungen bilden nach genetischen Defekten die zweithäufigste Ursache für Schädigungen des Gehirns, die zu impulsiven und/oder aggressiven Verhaltensweisen führen (Murad, 1999). Simpson, Blaszczynski und Hodgkinson (1999) berichten, dass Schädel-Hirn-Traumata (SHT) bei erwachsenen Straftätern mit Sexualdelikten einen signifikanten ätiologischen Faktor darstellen (6,5 %), der sogar Alkohol als Einflussfaktor übertrifft (2,3 %). Nach Slaughter, Fann und Ehde (2003) haben 87 % der Inhaftierten in einem Gefängnis irgendwann in ihrem Leben ein Schädel-Hirn-Trauma (SHT) erlitten, 36,2 % von ihnen im vorangegangenen Jahr. Ähnliche Resultate berichten Tateno, Jorge und Robinson (2003) über eine Stichprobe von Patienten mit SHT; 33,7 % von ihnen zeigten nach der Verletzung aggressives Verhalten. Kinder weisen nach einem SHT ein höheres Risiko für Einsamkeit, unangepasstes Verhalten und aggressiv-dissoziale Verhaltensweisen auf. Da diese Verhaltensweisen sehr auffallend sind und ein Leben lang anhalten, kann man bei diesen Kindern später eine antisoziale Persönlichkeitsstörung vermuten, wenn man die Vorgeschichte mit dem SHT und die möglichen Konsequenzen nicht kennt.

Aggression stellt ein extrem komplexes, noch sehr offenes, aber sich schnell entwickelndes Gebiet der Neurobiologie dar. Da die zahlreichen Forschungsbefunde zu den Themen Impulsivität und Aggression im Rahmen dieses Kapitels nicht umfassend diskutiert werden können, soll der interessierte Leser auf Shepherd (1994) sowie Herpertz (2001) verwiesen werden.

In kurzer Form lässt sich sagen, dass emotionales Verhalten (analog zu Freuds «Es»-Energie) von relativ ursprünglichen Hirnstrukturen erzeugt wird, insbesondere von den Basalganglien. Die menschliche Fähigkeit, impulsivem Handeln zu widerstehen, beruht überwiegend auf der Funktion jüngerer Hirnstrukturen, die für die rationale Analyse und soziales Urteilen zuständig sind. Das menschliche Gehirn unterscheidet sich von den Gehirnen anderer Spezies durch seine Größe und durch die Dominanz der Großhirnrinde (Kortex), der der Mensch auch seinen vergleichsweise großen Schädel verdankt. Aus psychoanalytischer Sichtweise könnte man diese äußeren, jüngeren Teile des Gehirns als organische Basis des «Ich» bezeichnen. In der Tat hat die Beurteilung von Hirnstrukturen bei Menschen mit Störungen der Impulskontrolle, Aggression und chronischer Enthemmung des Verhaltens einige Fortschritte gemacht. Raine et al. (1994) fanden bei Personen, die wegen Mordes verurteilt worden waren und einer antisozialen Persönlichkeitsstörung ähnliche Symptome zeigten, eine Unteraktivität präfrontaler Strukturen. Andere Forscher wiesen auf beidseitige Läsionen des orbitofrontalen Kortex und im mittleren Teil der Oberfläche des Frontallappens (Grafman et al., 1996; Murad, 1999) als mögliche Erklärung für aggressiv-dissoziale Verhaltensweisen hin.

Impulsives Verhalten weist im Rahmen des Reiz-Reaktions-Paradigmas auf unzureichende kortikale Dominanz hin. Impulsive Personen werden von ihren Altersgenossen als kindisch oder unreif wahrgenommen, da die kognitive Entwicklung bei kleinen Kindern noch nicht vollständig abgeschlossen ist. Sie neigen dazu, ihre Impulse offen auszudrücken und ihnen unmittelbar nachzugeben, während das Handeln reiferer, erwachsener Personen durch eine beträchtliche Verhaltenshemmung gekennzeichnet ist, die der Aufrechterhaltung guter sozialer Beziehungen dient.

Die Erforschung der Psychophysiologie des Menschen wird durch zahlreiche praktische Schwierigkeiten, ethische Bedenken, Finanzierungsprobleme und das Fehlen eines zufriedenstellenden Tiermodells für das menschliche Gehirn in ihrem Fortschritt gehemmt. Es liegen zahlreiche indirekte Belege dafür vor, dass die physiologischen Grundlagen menschlicher Aggression und Impulsivität in vielerlei Hinsicht den Prozessen in den Gehirnen von Tieren entsprechen. Die Forschung an Tieren zur Neurobiologie der Aggression hat gezeigt, dass eine Reihe chemischer Substanzen die Aktivität der Basalganglien und des Kortex moduliert (Horn, Dolan, Elliott, Deakin und Woodruff, 2003). Zu diesen Substanzen gehören unter anderem Serotonin (Panksepp, Yue, Drerup und Huber, 2003), Dopamin (Cardinal, Winstansley, Robbins und Everitt, 2004), Norepinephrin, Acetylcholin, Glutamat, Gamma-Aminobuttersäure (GABA) und Testosteron (Whybrow, 1994). Und wie wenn es nicht schon kompliziert genug wäre, sind im Gehirn für jede dieser Substanzen mehrere unterschiedliche Rezeptortypen vorhanden, so dass ein und dieselbe Substanz in manchen Strukturen hemmend und gleichzeitig in anderen Teilen des Gehirns aktivierend wirken kann. Noch komplexer wird die Situation durch die unzähligen Verbindungen zwischen Gehirnstrukturen und -zellen, die eine Fülle indirekter Einflüsse und negativer Rückkopplungsschleifen ermöglichen.

Die Neurochemie des Gehirns kann durch viele Chemikalien von außen beeinflusst werden. Dazu gehören natürliche Substanzen, die in unserer Umwelt vorkommen, aber auch synthetische chemische Stoffe, legale (z. B. Medikamente) und andere. Aus der Wirkweise dieser neuroaktiven Substanzen lassen sich sehr viele indirekte Informationen über die Pathophysiologie ableiten, die impulsivem Verhalten zugrunde liegt. Die allgemeine Theorie besagt, dass aktivierende Substanzen im Kortex in Kombination mit Substanzen, die in den Basalganglien hemmend wirken, eine gute Impulskontrolle ermöglichen. Entgegengesetzte Effekte im Gehirn gehen mit einem erhöhten Auftreten impulsiver Aggression einher (Murad, 1999).

Aus diesen Gründen ist bei der Beurteilung impulsiv-aggressiven Verhaltens eine gründliche körperliche und neurologische Untersuchung, je nach den Umständen auch eine Laboruntersuchung, unerlässlich. Ferner können auch schwerwiegende psychiatrische Störungen auf der Achse I des DSM aggressives Verhalten erklären; solche Probleme müssen abgeklärt werden, bevor eine akkurate Diagnose einer Achse-II-Störung gestellt werden kann. Auch die Behandlung von

Persönlichkeitsstörungen kann gewöhnlich dadurch erleichtert werden, dass man zunächst akute Probleme auf der Achse I behebt.

Im Rahmen dieses Kapitels können die medizinischen und psychiatrischen Bewertungsprotokolle, mit denen man schwerwiegende Probleme auf den Achsen I und III des DSM ausschließen kann, leider nicht umfassend diskutiert werden.

Impulsivität und Aggression

Man muss sich darüber im Klaren sein, dass Impulsivität mehr ist als nur ein schlechtes Urteilsvermögen. Unter Forschern besteht Konsens darüber, dass Impulsivität besser als vollständiges Fehlen von Urteilsvermögen aufgefasst werden kann. Forschungsergebnisse weisen auf einen präfrontalen Screening-Prozess hin, der weniger als eine halbe Sekunde dauert und der Person keine Zeit lässt, die relevanten Stimuli bewusst wahrzunehmen (Barratt, 1993).

Normalerweise führt ein solcher Screening-Prozess zu einer «Überweisung» an kortikale Zentren, die auf die bewusste Analyse der Situation und rationales Entscheiden über die Reaktion spezialisiert sind (Davidson, Putnam und Larson, 2000). Wahrnehmungen, die auf unmittelbare, ernsthafte Gefahr hindeuten (z. B. «*Schlange – Hier – Jetzt!*»), werden blitzschnell an Zentren geleitet, die für die Reaktion auf Gefahr zuständig sind, noch bevor die Bedrohung bewusst wahrgenommen wird. Dieser Notfall-Reaktionsmodus lässt sich durch Veränderungen in den Funktionen des autonomen Nervensystems nachweisen, die man früher feststellen kann als kortikale Erregungsmuster, die mit der Analyse von Bedrohung einhergehen (Bechara, Damasio, Tranel und Damasio, 1997).

Bei einigen Menschen scheint die Schwelle, bei der dieser irrationale Reaktionsmodus auf Bedrohungen ausgelöst wird, herabgesetzt zu sein. Diese Menschen weisen nicht unbedingt Anzeichen weiterer Psychopathologie auf und können nach einer aggressiven Handlung echte Reue zeigen. Ihr Verhalten kann die DSM-Kriterien der antisozialen Persönlichkeitsstörung erfüllen, und daher kann es angemessen sein, es psychopharmakologisch zu behandeln.

Wir sind Swann (2003) für seine Synthese der verfügbaren Daten über impulsive Aggression zu Dank verpflichtet. Seine Analyse weist auf eine empfindliche Balance zwischen erregenden und hemmenden Einflüssen auf aggressives Verhalten hin. Der Neurotransmitter Serotonin tendiert im Allgemeinen dazu, Aggression zu hemmen, während Dopamin Aggression eher erhöht (Van Praag, Asnis und Kahn, 1990). Weitere Neurotransmitter sind insofern relevant, als sie das allgemeine Erregungsniveau beeinflussen: Glutamat erhöht das Erregungsniveau, während es durch GABA gesenkt wird. Die Wirkung einiger stimmungsverändernder Medikamente auf Aggression wird möglicherweise durch Glutamat und

GABA vermittelt, während schwere Achse-I-Störungen mit Abweichungen im Serotonin- und Dopamin-System zusammenhängen. Der Missbrauch von Stimulanzien, speziell Kokain, könnte durch den Anstieg sowohl des Dopamin- als auch des Norepinephrinspiegels Aggressivität fördern.

Nikotin auf der anderen Seite wirkt effektiv gegen Aggressivität, vermutlich aufgrund seines Einflusses auf den Serotoninspiegel (Seth, Cheeta und Tucci, 2002). Der Entzug von Nikotin ist mit erhöhter Aggressivität verbunden, die durch die Verwendung von Nikotin-Kaugummi abgeschwächt werden kann (Cherek, Bennett und Grabowski, 1991). Bei Personen mit aggressivem Verhalten wurden ferner abnorm hohe Testosteronspiegel festgestellt (Gerra, Zaimovic und Avanzini, 1997), und der Gebrauch adrenogener Steroide, zum Beispiel im Body Building, ist mit einem Anstieg der Aggression in unterschiedlichem Ausmaß verbunden (Pope, Kouri und Hudson, 2000). Aufgrund der Komplexität der beschriebenen interagierenden Systeme kann man davon ausgehen, dass der Einsatz mehrerer Methoden zugleich dazu beitragen kann, impulsiv-aggressives Verhalten zu kontrollieren. Auf jeden Fall sollte auf schädliche Substanzen wie Alkohol, Androgene und Stimulanzien verzichtet werden.

Der Fall «Frank J.»

Franks Fall, der uns nun von dieser allgemeinen Diskussion wegführt, stellt eine Person vor, die die DSM-Kriterien der antisozialen Persönlichkeitsstörung erfüllt. Aufgrund der begrenzten Information ist nicht eindeutig, ob er auch impulsive Aggression zeigt, wenn er nicht unter Alkoholeinfluss steht. Sein Alkoholmissbrauch muss genauer untersucht werden, um abzuklären, ob er die DSM-Kriterien für Alkoholabhängigkeit erfüllt. Auch die Feststellung eines Kokainmissbrauchs wäre bei einem solchen Fall keine Überraschung und könnte einige seiner Symptome im Erwachsenenalter erklären. Da aggressives Verhalten durch Drogen ausgelöst werden kann, sollte bei Frank frühzeitig im Rahmen der Diagnostik ein Urin-Drogenscreening durchgeführt werden. Es ist auch möglich, dass Frank an einer bipolaren oder unipolaren Depression leidet. Seine Stimmungsschwankungen reichen von überschießender Stimmung bis hin zu mürrischen und grüblerischen Gemütszuständen. Der Therapeut sollte daher abklären, ob bei Frank komorbide Störungen zu seiner Achse-II-Störung vorliegen.

In seiner Kindheit hat Frank wahrscheinlich die DSM-Kriterien einer Störung des Sozialverhaltens und einer Aufmerksamkeitsdefizit-/Hyperaktivitätsstörung (ADHS) erfüllt. Aus der Sicht des Psychopharmakologen ist die Frage interessanter, ob Frank andauernd (Hyperthymie) oder intermittierend (Hypomanie) überschießende Energie oder eine euphorische Stimmung gezeigt hat. Diese Zustände können mit ADHS verwechselt werden, wenn sie in der Kindheit auftreten, und könnten viele seiner Charakterzüge im Erwachsenenalter erklären, wie seine Energie, seinen Charme, seine Reizbarkeit, seine Impulsivität und Extravaganz, seinen riskanten Lebensstil und sein überhöhtes Ego. Eine einzige psychologische Testung reicht nicht aus, um eine schwerwiegende affektive Störung sicher auszuschließen, da die meisten affektiven Störungen einen intermittierenden, fluktuierenden oder zyklischen Verlauf nehmen. Die akkurate Diagnose einer affektiven Störung hängt in vielen Fällen von wiederholten Beobachtungen ab (Hantouche et al., 1998). Zusätzliche Testungen wären daher hilfreich; daneben sollte man mithilfe von Franks Familie und anderen wichtigen Bezugspersonen weitere Informationen über seine Vorgeschichte erheben.

Schließlich ist eine gründliche Abschätzung des Risikos und der Gefährlichkeit des Patienten von äußerster Wichtigkeit für jedes Team, das mit einem solchen Fall arbeitet. Der Grad der Gefährlichkeit eines Patienten bildet den augenfälligsten Maßstab für den Schweregrad der antisozialen Persönlichkeitsstörung. Die Patienten tragen aber auch selbst ein erhöhtes Risiko, aufgrund ihres impulsiven Verhaltens zu Schaden oder sogar zu Tode zu kommen, entweder durch unmittelbare Katastrophen (etwa beim Sprung von einer Klippe) oder durch langfristige Entwicklungen (z. B. eine HIV-Infektion durch ungeschützten Geschlechtsverkehr).

Herausforderungen an die Behandlung

Ein allgemeines Ziel von Franks Behandlung läge darin, seine Motivation zu erhöhen, gesellschaftliche Regeln und Erwartungen im Hinblick auf sexuelles Verhalten, Substanzgebrauch, Berufstätigkeit und Respekt für die Privatsphäre und das Eigentum anderer Menschen zu befolgen. Bei seiner Behandlung bestünde eine der schwierigsten Aufgaben darin, ihn dazu zu bewegen, die Rolle des «Patienten» überhaupt anzunehmen. Er scheint sein Verhalten nicht als Problem für ihn selbst wahrzunehmen, und er kümmert sich nicht darum, ob es andere Menschen beeinträchtigt. Aufgrund dieser Denkweise würde er sich nicht so einfach davon abhalten lassen, sein Gehirn mit Alkohol und anderen Substanzen zu vergiften und sich auch nicht problemlos von einem Arzt mit Medikamenten behandeln lassen. Es wäre daher unerlässlich, zunächst Gründe zu finden, warum Frank sein Verhalten ändern sollte. In vielen Fällen könnte man einfach sagen: «Lassen Sie uns einen Weg finden, damit Sie von diesen neugierigen Bewährungshelfern weniger behelligt werden!» oder: «Möglicherweise gelingt es uns einen Weg zu finden, dass Ihre Frau aufhört, sich über Sie zu beklagen, sodass Sie Ihre Freiheit genießen können.» Tatsächlich würden wir Frank damit eine partnerschaftliche

Zusammenarbeit vorschlagen, um ihn dazu zu bringen, auf schädliche Verhaltensweisen zu verzichten und seiner Frau damit weniger Grund zum Klagen zu geben.

Aus klinischen Erfahrungen lässt sich ableiten, dass Personen mit antisozialer Persönlichkeitsstörung überwiegend erst dann behandelbar werden, wenn sie sich in einer auswegslosen Situation befinden, keine Kontrolle mehr ausüben können und einen beträchtlichen Leidensdruck empfinden. Dies kann aufgrund strafrechtlicher Verfolgung geschehen, aber auch wenn die Folgen ihres Verhaltens eine schwere Depression auslösen oder wenn der Verlust einer wichtigen Beziehung droht. Dieselbe Logik gilt für Personen, die Substanzen missbrauchen oder an Hyperthymie leiden. Franks aktuelle Situation, wie sie der Fallgeschichte zu entnehmen ist, könnte dem Therapeuten zu Beginn genügend Einfluss verleihen, aber die Arbeit würde wahrscheinlich lange dauern; sie wäre schwer und auch bis zu einem gewissen Grad gefährlich.

Wenn Frank an einer ernsthaften Hyperthymie leidet, ist er möglicherweise gegenüber den meisten Formen von Psychotherapie nicht aufgeschlossen, weil die in den Basalganglien freigesetzten neurochemischen Substanzen die Kontrolle durch den Kortex häufig außer Kraft setzen würde. Mit anderen Worten: Seine Impulsivität würde wahrscheinlich meistens die Oberhand gewinnen.

Möglichkeiten der Medikation

Die Mehrzahl der Studien über die pharmakologische Behandlung von Persönlichkeitsstörungen wurde mit Personen durchgeführt, die von Störungen aus dem Cluster B betroffen sind, insbesondere Personen mit antisozialer und Borderline-Persönlichkeitsstörung. In Bezug auf aggressives und impulsives Verhalten konnten mit verschiedenen Klassen von Medikamenten (darunter Lithium, Beta-Blocker, Carbamazepin, Valproinsäure, Neuroleptika und Serotonin-Wiederaufnahmehemmer) teilweise positive Ergebnisse erzielt werden (Swann, 2000; vgl. auch Bandelow, Bleich und Kropp, 2004; Laux, Dietmaier und König, 2001).

Lithiumsalze

Zahlreiche Studien, die teilweise noch aus den Anfängen der modernen Psychopharmakologie stammen, belegen die günstige Wirkung von Lithiumsalzen in verschiedenen Bereichen. Lithium war die erste spezifische Möglichkeit zur Behandlung von Manie und wurde seither erfolgreich zur Behandlung von Hypomanie, therapierefraktärer Depression und der intermittierenden explosiblen Störung eingesetzt (Grof und Grof, 1990). Es ist zwar eine beträchtliche Expertise erforderlich, um Lithium sicher anzuwenden, aber schon in Dosen, die von den meisten Patienten gut vertragen werden, wirkt es normalerweise effektiv gegen impulsive Aggression. Lithium erhöht den Serotonin-Spiegel an den Synapsen leicht; außerdem hat es noch bedeutsamere Effekte auf intrazelluläre Second-Messenger-Systeme. Bei hoher Dosierung macht sich die Wirkung des Lithiums schon innerhalb von zwei Wochen bemerkbar.

Serotonerge Substanzen

In der modernen Psychiatrie gehören Antidepressiva aus der Klasse der Serotonin-Wiederaufnahmehemmer (SSRI) zu den am häufigsten verschriebenen Medikamenten. Dazu gehören Fluoxetin (Prozac), Paroxetin (Paxil), Sertralin (Zoloft), Citalopram (Celexa) und Escitalopram (Lexapro). Diese Medikamente sind einfach anzuwenden und relativ sicher, sogar bei einer Überdosierung durch den Patienten. Es gibt noch weitere serotonerge Substanzen, aber diese werden in der Praxis seltener eingesetzt. Coccaro und Kavoussi (1997) wiesen nach, dass impulsive Aggression durch eine SSRI-Behandlung beeinflusst werden kann. Vierzig Teilnehmer mit Persönlichkeitsstörungen und impulsiv-aggressivem Verhalten in der Vorgeschichte erhielten über zwölf Wochen entweder Fluoxetin in einer Dosierung von 20 bis 60 mg pro Tag oder ein Placebo. Unter Fluoxetin war das Auftreten offener Aggression und Reizbarkeit um 67 % reduziert. Eine Re-Analyse ergab, dass SSRIs bei Patienten mit mittelgradig ausgeprägter Aggression am wirksamsten sind (Lee und Coccaro, 2004), deren serotonerges System vermutlich weniger gestört ist als bei hoch aggressiven Patienten (Coccaro, Kavoussi und Hauger, 1997). Die günstigen Effekte von SSRIs zeigen sich normalerweise erst mit mindestens zwei Wochen Verzögerung. Vorübergehend kann die Agitiertheit der Patienten durch diese Substanzen gesteigert werden.

Antiepileptika

Impulsiv-aggressive Personen, die nicht auf die Gabe von SSRIs ansprechen, können unter Umständen mit bestimmten Antiepileptika behandelt werden (Kavoussi und Coccaro, 1998). Berichten zufolge haben Carbamazepin (Cowdry und Gardner, 1998), Diphenylhydantoin (Barratt, Stanford, Felthous und Kent, 1997) und Valproinsäure (Lindemayer und Kotsaftis, 2000) bei Personen mit impulsiver Aggression eine anti-aggressive Wirkung. Antiepileptika wirken innerhalb von Minuten, wenn unter genauer medizinischer Aufsicht eine hohe Dosis gegeben wird.

Neuroleptika

Medikamente zur Behandlung von Psychosen lassen sich in zwei umfassende Kategorien unterteilen. Die älteren Substanzen (Chlorpromazin, Perphenazin,

Fluphenazin, Haloperidol und andere) wirken innerhalb von Minuten außerordentlich effektiv gegen Agitiertheit und Aggression, und wenn es um Sekunden geht, kann Haloperidol intravenös gegeben werden. Wenn es sich nicht um einen Notfall handelt, stellen diese Substanzen bei der Behandlung von Aggression jedoch nicht die erste Wahl dar. Sie haben unangenehme Nebenwirkungen und sind daher bei den meisten Patienten und Ärzten unbeliebt. Bei langfristiger Anwendung führen sie zu einer Bewegungsstörung, der so genannten tardiven Dyskinesie, die chronisch werden kann. Selbst bei sorgfältigster Anwendung rauben die älteren Neuroleptika den Patienten Energie und Vitalität und bewirken den gefürchteten «Zombie-Effekt».

In den letzten 15 Jahren wurde eine neue Generation von Medikamenten gegen Schizophrenie entwickelt. Dazu gehören zurzeit Clozapin, Olanzapin, Risperidon, Quetiapin, Ziprasidon und Aripiprazol; weitere befinden sich in Vorbereitung. Diese Mittel reduzieren aggressives Verhalten bei psychotischen Störungen, ohne die muskulären Nebenwirkungen der älteren Neuroleptika zu verursachen. Ihr Einsatz bei impulsiver Aggression ohne Vorliegen einer Psychose beruht auf Schlussfolgerungen und wenigen strengen klinischen Studien. Die neuen Neuroleptika wirken nicht so schnell wie die älteren, aber aufgrund ihrer Gesamtwirkung auf Stimmung und soziale Funktionen werden sie von Psychopharmakologen generell als überlegen eingeschätzt.

Beta-Blocker

Propanolol und andere Wirkstoffe, die für die Behandlung von Bluthochdruck und Tachykardie entwickelt wurden, haben sich in unterschiedlichen Kontexten als wirksam erwiesen, in denen Angst und Aggression die Zielsymptome darstellten (Haspel, 1995). Da diese Substanzen den Blutdruck senken, können sie Schwächegefühle und gelegentlich Depressionen auslösen und werden daher von den meisten Therapeuten nicht als Mittel der ersten Wahl angesehen.

Dopaminerge Substanzen

Der Einsatz von Substanzen, die die Dopaminaktivität im Gehirn erhöhen (z. B. Amphetamine und Methylphenidate), erscheint bei der Behandlung von Aggression auf den ersten Blick nicht sehr logisch, da Dopamin im Allgemeinen bei Tieren und Menschen Aggressivität fördert. Viele Kinder und Jugendliche und auch manche Erwachsene können jedoch von der aktivierenden Wirkung des Dopamins profitieren, und zwar in Fällen, in denen die beeinträchtigte Impulskontrolle eine Folge kortikaler Untererregung darstellt. Diese Personen erfüllen für gewöhnlich die DSM-IV-Kriterien der Aufmerksamkeitsdefizit-/Hyperaktivitätsstörung (ADHS), die häufig komorbid mit einer Störung des Sozialverhaltens oder einer antisozialen Persönlichkeitsstörung auftritt. In diesen Fällen kann eine Behandlung mit Stimulanzien die kortikale Kontrolle wiederherstellen und Aggressivität tatsächlich reduzieren (Connor, Glatt und Lopez, 2002).

Sedativa

Benzodiazepine (Beruhigungsmittel) werden manchmal parenteral (unter Umgehung des Magen-Darm-Traktes) verabreicht, um akut auftretende Aggression zu behandeln; häufig handelt es sich um Lorazepam in Kombination mit Haloperidol. Bei intravenöser Gabe wirken diese Substanzen binnen Sekunden. Lorazepam kann auch intramuskulär gegeben werden, wo es innerhalb weniger Minuten wirkt. Diese Wirkstoffe haben bei langfristiger Anwendung wesentliche Nachteile: Gewöhnung, Abhängigkeit und Tachyphylaxie (rasche Abschwächung der Wirkung) treten häufig auf; nicht selten kommt es zu einem paradoxen Anstieg der Aggression. Andere Typen von Beruhigungsmitteln werden aufgrund ihres Risikos, Atemnot auszulösen, nur selten eingesetzt.

Sexualhormone

Die Gabe antiandrogener Substanzen hat bei dementen Patienten und Patienten mit Schädel-Hirn-Verletzungen positive Wirkungen gezeitigt. Ein Vorteil besteht in der Möglichkeit, diese Substanzen in Form von langfristig wirksamen Injektionen zu verabreichen, wodurch die Compliance erhöht wird. Auch Östrogen wurde ausprobiert, doch es fehlt noch an hochwertigen Studien. Die Gabe von Sexualhormonen ist mit zahlreichen unangenehmen und gefährlichen Nebenwirkungen verbunden, so dass sie in den meisten Fällen nicht in Frage kommt.

Optionen für Frank

Wie bereits erwähnt, wäre es aus Sicht eines Psychopharmakologen zunächst einmal äußerst wichtig, Franks Gehirn vor dem weiteren Einfluss toxischer Substanzen zu bewahren. Eine vollständige medizinische Untersuchung wäre erforderlich, einerseits um andere medizinische Gründe für seine Symptome auszuschließen und andererseits, um Frank vor Augen zu führen, zu welchen körperlichen Schäden sein Substanzmissbrauch, seine Schlägereien und sein risikoreicher Lebensstil führen. Der Einbezug eines Arztes oder einer Pflegekraft wäre zu diesem Zeitpunkt wichtig, weil eine entsprechend ausgebildete Person medizinische Sachverhalte überzeugender vermitteln und Fragen beantworten kann. Gerade aufgrund von Franks Narzissmus könnte die Anwesenheit einer Fachkraft von hohem Status hilfreich sein.

Personen mit antisozialer Persönlichkeitsstörung sind anfällig für Drogengebrauch und -abhängigkeit und können auch dazu neigen, ihre Medikamente eher zu verkaufen, als sie einzunehmen. Alle Substanzen, die dafür in Frage kämen, wären daher eher kontraindiziert. Sollte dennoch in gutem Glauben ein Bedarf an einer solchen Medikation entstehen, müsste man die Menge sehr sorgfältig kontrollieren. Es wäre jedenfalls sehr verdächtig, wenn Frank sagen sollte, er habe ein Rezept «verloren». Unter den Medikamenten, die wir empfehlen würden, falls Frank dafür offen sein sollte, wäre Lithiumcarbonat. Diese im Allgemeinen zu selten verwendete Substanz verfügt über das Potenzial, Hyperthymie zu dämpfen, impulsive Aggression zu hemmen und sogar die Attraktivität von Alkohol zu senken. Einige Patienten lassen sich nur schwer davon überzeugen, dass Lithium eine nützliche Option darstellt, weil sie glauben, dass es nur bei geistig schwer behinderten Patienten verwendet werde und mit vielen unangenehmen und gefährlichen Nebenwirkungen verbunden sei. Bei sorgfältiger Anwendung und Beobachtung wird Lithium jedoch sehr gut vertragen, und bei leichteren Formen der Launenhaftigkeit, die viel häufiger vorkommen als psychotische Manien, ist es sehr wirksam. Außerdem kann die Patientencompliance in Fällen wie bei Frank mithilfe des Lithiumspiegels im Serum leicht kontrolliert werden.

Ein weiteres Medikament, das man in Betracht ziehen könnte, ist Topiramat; es kann Alkoholmissbrauch reduzieren (Johnson et al., 2003) und wirkt möglicherweise auch günstig auf impulsive Aggression. Wäre Frank übergewichtig, könnte man darauf hinweisen, dass Topiramat den Appetit zügelt und zu Gewichtsverlust führen kann, um durch diesen Appell an seinen Narzissmus seine Bereitschaft zur Mitarbeit zu gewinnen. Hollander, Tracy und Swann (2003) berichteten, dass Impulsivität und Aggression bei Personen mit Cluster-B-Persönlichkeitsstörungen stärker reduziert wurden, wenn diese mit Divalproex im Vergleich zu einem Placebo behandelt wurden. Bei Personen, die keine Cluster-B-Persönlichkeitsstörung aufwiesen, wirkte Divalproex dagegen nicht stärker als das Placebo gegen impulsives und aggressives Verhalten.

Neuroleptika

Rocca, Marchiaro, Cocuzza und Bogetto (2003) stellten bei Personen mit einer Borderline-Persönlichkeitsstörung eine signifikante Verminderung der Aggressionswerte durch Risperidon fest. Diese Resultate basierten auf Aggressions-Fragebögen. Diese Verbesserung ging insgesamt mit einer Besserung depressiver Symptome und einem Anstieg an Energie sowie des umfassenden Funktionsniveaus einher. Eine Literaturübersicht von Markovitz (2004) über den Einsatz atypischer Neuroleptika in der Behandlung der schizotypischen und der antisozialen Persönlichkeitsstörung aus der Zeit zwischen 2000 und 2003 ergab ein Muster ermutigender Berichte.

Wir sind der Ansicht, dass die oben beschriebenen alternativen Psychopharmaka in einem Fall wie bei Frank weniger hilfreich wären als Lithium oder Topiramat. Serotonerge Wirkstoffe könnten seine Hyperthymie verschlimmern, und er würde die Nebenwirkungen wahrscheinlich nicht akzeptieren; insbesondere die Nebenwirkungen im sexuellen Bereich dürften ihn sehr stören. Die Dopaminblockade, die durch typische Neuroleptika ausgelöst wird, würde einen ihm sehr unangenehmen Verlust an körperlicher Kraft bewirken, und die Aussicht auf eine chronische tardive Dyskinesie würde ihm überhaupt nicht gefallen. GABA-erge Medikationen (etwa milde Beruhigungsmittel) führen zu einem Gewöhnungseffekt, und Frank würde sie wahrscheinlich missbrauchen; durch einen Mechanismus ähnlich dem des Alkohols können sie zudem paradoxe Aggression auslösen. Maßnahmen wie eine «chemische Kastration» würden wohl kaum seine Zustimmung finden. Antiepileptika (abgesehen von Topiramat) haben Nebenwirkungen wie Gewichtszunahme, Trägheit und Tremor, die wahrscheinlich zur Ablehnung durch den Patienten führen würden. Beta-Blocker würden nicht dazu beitragen, seine Hyperthymie zu dämpfen, und Stimulanzien sind bei aggressiven Erwachsenen meistens kontraindiziert, da sie den Dopaminspiegel erhöhen.

Prognose

Da Frank ziemlich intelligent ist, würde er am besten mit einem Therapeuten zurechtkommen, der es ihm gestattet, selbst zum «Experten» für die meisten Bereiche zu werden. Experimente, um die praktischen Folgen von Verhaltensänderungen zu überprüfen, könnten ihn reizen. Außerdem könnte er mit der Aussicht, dass man eine «Fallstudie» über ihn veröffentlichen wolle, möglicherweise dazu gebracht werden, seine körperlichen Reaktionen auf die Medikamente untersuchen zu lassen.

Franks Ehefrau hat angedeutet, dass ihr Franks Heilung viel bedeutet und sie sich ihm weiterhin verbunden fühlt. Ihre Bereitschaft, seine Behandlung zu unterstützen, sollte genauer exploriert werden. Die Aussicht auf eine pharmakologische Intervention könnte sie dazu ermutigen, ihre Unterstützung aufrechtzuerhalten, da sie anscheinend nicht sehr nachtragend ist. Dies könnte Frank einige Motivation liefern, einen medizinischen Behandlungsplan zu befolgen. In den meisten Fällen erfordert eine erfolgreiche Pharmakotherapie von Franks Störung einen lebenslangen Einsatz. Er müsste zu Beginn wahrscheinlich sehr häufig den Arzt aufsuchen und sein Leben lang unter ärztlicher Aufsicht stehen.

Zusammenfassung

Bei der pharmakologischen Behandlung der antisozialen Persönlichkeitsstörung handelt es sich um eine unsichere Angelegenheit. Die Kerneigenschaften der Psychopathie gehören nicht zu den Symptomen, auf die die meisten gegenwärtigen Medikamente abzielen. Bei der medizinischen Behandlung der antisozialen Persönlichkeitsstörung bildet die Beeinflussung der impulsiven Aggression das wichtigste Ziel. Lithiumsalze, verschiedene Antiepileptika, einige Beta-Blocker, Neuroleptika, serotonerge Antidepressiva und in manchen Fällen sogar Stimulanzien können impulsive Aggression günstig beeinflussen. Diese Wirkstoffe sollten von einem gut ausgebildeten und erfahrenen Psychopharmakologen verschrieben und ihre Wirkung sorgfältig beobachtet werden. Auf jeden Fall sollte eine gründliche medizinische Untersuchung durchgeführt werden, um gesundheitliche Probleme auszuschließen, die impulsive Aggression verursachen oder verschlimmern oder ihre Behandlung verkomplizieren können.

Literatur

American Psychiatric Association. (2000). *Diagnostic and Statistical Manual of Mental Disorders, Fourth Edition – Text Revision.* Washington DC: Author.

Bandelow, B., Bleich, S., Kropp, S. (2004). *Handbuch Psychopharmaka* (2., überarb. Aufl.). Göttingen: Hogrefe.

Barratt, E. S. (1993). The use of anticonvulsants in aggression and violence. *Psychopharmacology Bulletin, 29,* 75–81.

Barratt, E. S., Stanford, M. S., Felthous, A. R., Kent, T. A. (1997). The effects of phenytoin on impulsive and premediated aggression: A controlled study. *Journal of Clinical Psychopharmacology, 17,* 341–349.

Bechara, A., Damasio, H., Tranel, D., Damasio, A. (1997). Deciding advantageously before knowing the advanteous strategy. *Science, 275,* 1293–1295.

Cherek, D. R., Bennett, R., Grabowski, J. (1991). Human aggressive responding during acute tobacco abstinence: Effects of nicotine and placebo gum. *Psychopharmacology, 104,* 317–322.

Coccaro, E. F., Bergeman, C. S., Kavoussi, R. J. (1997). Heritability of aggression and irritability: A twin study of the Buss-Durkee Aggression Scale in adult male subjects. *Biological Psychiatry, 41,* 273–284.

Coccaro, E. F., Kavoussi, R. J. (1997). Fluoxetine and impulsive aggressive behavior in personality disordered subjects. *Archives of General Psychiatry, 54,* 1081–1088.

Coccaro, E. F., Kavoussi, R. J., Hauger, R. L. (1997). Serotonin function and antiaggressive responses to fluoxetine: A pilot study. *Biological Psychiatry, 42,* 546–552.

Connor, D., Glatt, S., Lopez, I. (2002). Psychopharmacology and aggression, 1: A meta-analysis of stimulant effects on overt/covert aggression-related behaviors in ADHD. *Journal of the American Academy of Child and Adolescent Psychiatry, 41,* 253–261.

Cowdry, R.W., Gardner, D.L. (1988). Pharmacotherapy of borderline personality disorder – Alprazolam, carbamazepine, trifluroperazine, and tranylcypromine. *Archives of General Psychiatry, 45*, 111–119.

Davidson, R.J., Putnam, K.M., Larson, C.L. (2000). Dysfunction in the neural circuitry of emotion regulation – a possible prelude to violence. *Science, 289*, 591–594.

Dinwiddie, S.H. (1994). Psychiatric genetics and forensic psychiatry: A review. *Bulletin of the Academy of Psychiatry and Law, 22*, 327–342.

Dinwiddie, S.H. (1996). Genetics, antisocial personality disorder, and criminal responsibility. *Bulletin of the Academy of Psychiatry and Law, 24*, 95–108.

Gerra, G., Zaimovi, A., Avanzini, P. (1997). Neurotransmitter-neuroendocrine responses to experimentally induced aggression in humans: Influence of personality variable. *Psychiatry Research, 66*, 33–43.

Grafman, J., Schwab, K., Warden, D., Pridgen, A., Brown, H.R., Salazar, A.M. (1996). Frontal lobe injuries, violence and aggression: A report of the Vietnam Head Injury Study. *Neurology, 46*, 1231–1238.

Grof, P., Grof, E. (1990). Varieties of lithium benefit. *Progressive Neuropsychopharmacology and Biology in Psychiatry, 14*, 689–696.

Hantouche, E., Akiskal, H., Lancernon, S., Allilaire, J., Sechter, D., Azorin, J. et al. (1998). Systematic clinical methodology for validating bipolar II disorder: Data in mid-stream from a French national multisite study (EPIDEP). *Journal of Affective Disorder, 50*, 163–173.

Haspel, T. (1995). Beta-blockers in the treatment of aggression. *Harvard Review of Psychiatry, 2*, 274–281.

Herpertz, S. (2001). *Impulsivität und Persönlichkeit. Zum Problem der Impulskontrollstörungen.* Stuttgart: Kohlhammer.

Herpertz, S. (2005). Persönlichkeitsstörungen. In M. Linden, W.E. Müller (Hrsg.), *Rehabilitations-Psychopharmakotherapie: Arzneimittelbehandlung chronifizierender und chronifizierter psychischer Syndrome* (S. 319–335). Köln: Deutscher Ärzte-Verlag.

Hirose, S. (2001). Effective treatment of aggression and impulsivity in antisocial personality disorder with risperidone. *Psychiatry and Clinical Neuroscience, 55*, 161–162.

Hollander, E., Tracy, K.A., Swann, A.C. (2003). Divalproex sodium is superior to placebo for impulsive aggression in Cluster B personality disorders. *Neuropsychopharmacology, 28*, 1186–1197.

Horn, N.R., Dolan, M., Elliott, R., Deakin, J.F., Woodruff, P.W. (2003). Response inhibition and impulsivity: An fMRI study. *Neuropsychologia, 41*, 1959–1966.

Johnson, B., Ait-Daoud, N., Bowden, C., DiClemente, C., Roache, J., Lawson, K. et al. (2003). Oral topiramate for treatment of alcohol dependence: A randomized controlled trial. *Lancet, 361*, 1677–1685.

Kapfhammer, H.P. (2000). Pharmakotherapie bei Persönlichkeitsstörungen. In G. Nissen (Hrsg.), *Persönlichkeitsstörungen. Ursachen, Erkennung, Behandlung* (S. 148–167). Stuttgart: Kohlhammer.

Kavoussi, R.J., Coccaro, E.F. (1998). Divalproex sodium for impulsive aggressive behavior in patients with personality disorder. *Journal of Clinical Psychiatry, 59*, 676–680.

Laux, G., Dietmaier, O., König, W. (2001). *Pharmakopsychiatrie* (4., aktual. Aufl.). München: Urban & Fischer.

Lee, R., Coccaro, E.F. (2004). Treatment of aggression: Serotonergic agents. In E.F. Coccaro (Ed.), *Aggression: Assessment and Treatment.* New York: Marcel Dekker.

Lindenmayer, J., Kotsaftis, A., (2000). Use of sodium valproate in violent and aggressive behaviors: A critical review. *Journal of Clinical Psychiatry, 61*, 123–128.

Markovitz, P. J. (2004). Recent trends in the pharmacotherapy of personality disorders. *Journal of Personality Disorders, 18*, 90–101.

Mattes, J. A. (2000). Comparative effectiveness of carbamazepine and propanolol for rage outbursts. *Journal of Clinical Neuroscience, 2*, 159–164.

Murad, A. (1999). Orbitofrontal syndrome in psychiatry. *Encephale, 25*, 634–637.

Panksepp, J. B., Yue, Z., Drerup, C., Huber, R. (2003). Amine neurochemistry and aggression in crayfish. *Microscopy Research and Technique, 60*, 360–368.

Pope, H., Jr., Kouri, E., Hudson, J. (2000). Effects of supraphysiologic doses of testosterone on mood and aggression in normal men: A randomized controlled trial. *Archives of General Psychiatry, 57*, 133–140.

Raine, A., Buchsbaum, M. S., Stanley, J., Lottenberg, S., Abel, L., Stoddard, J. (1994). Selective reductions in prefrontal glucose metabolism in murderers. *Biological Psychiatry, 36*, 365–373.

Rocca, P., Marchiaro, L., Cocuzza, E., Bogetto, F. (2003). Treatment of borderline personality disorder with risperidone. *Current Psychiatry Reports, 5*, 175–176.

Saß, H., Wittchen, H.-U., Zaudig, M., Houben, I. (Hrsg.) (2003). *Diagnostisches und Statistisches Manual Psychischer Störungen – Textrevision – DSM-IV-TR*. Göttingen: Hogrefe.

Seth, P., Cheeta, S., Tucci, S. (2002). Nicotinic-serotonergic interactions in brain and behavior. *Pharmacological Biochemical Behavior, 71*, 795–805.

Shepherd, G. M. (1994). *Neurobiology* (3rd ed.). New York: Oxford University Press.

Simpson, G., Blaszczynski, A., Hodgkinson, A. (1999). Sex offending as a psychosocial sequela of traumatic brain injury. *Journal of Head and Trauma Rehabilitation, 14*, 567–580.

Slaughter, B., Fann, J. R., Ehde, D. (2003). Traumatic brain injury in a county jail population: Prevalence, neuropsychological functioning and psychiatric disorders. *Brain Injury, 17*, 731–741.

Soltis, R., Cook, J., Gregg, A. (2000). Interaction of GABA and excitatory amino acids in the basolateral amygdala: Role in cardiovascular regulation. *Journal of Neurological Science, 17*, 9367–9374.

Stringer, A. Y., Josef, N. C. (1983). Methylphenidate in the treatment of aggression in two patients with antisocial personality disorder. *American Journal of Psychiatry, 140*, 1365–1366.

Swann, A. C. (2003). Neuroreceptor mechanisms of aggression and its treatment. *Journal of Clinical Psychiatry, 64 (Suppl. 4)*, 26–35.

Swanson, M. C., Bland, R. C., Newman, S. C. (1994). Epidemiology of psychiatric disorders in Edmonton. *Antisocial Personality Disorders. Acta Psychiatrica Scandinavia, 376 (Suppl.)*, 63–70.

Tateno, A., Jorge, R. E., Robinson, R. G. (2003). Clinical correlates of aggressive behavior after traumatic brain injury. *Journal of Neuropsychiatry and Clinical Neuroscience, 15*, 155–160.

Tuinier, S., Verhoeven, W. (1995). Dimensional classification and behavioral phamacology of personality disorders. A review and hypothesis. *European Neuropsychopharmacology, 5*, 135–146.

Van Praag, H., Asnis, G., Kahn, R. (1990). Monoamines and abnormal behavior: A multiaminergic perspective. *British Journal of Psychiatry, 157*, 723–734.

Walker, C., Thomas, J., Allens, T. S. (2003). Treating impulsivity, irritability, and aggression of antisocial personality disorder with quetiapine. *International Journal of Offender Therapy and Comparative Criminology, 47*, 556–567.

Whybrow, P. C. (1994). The therapeutic use of triiodothyronine and high-dose thyroxine in psychiatric disorder. *Acta Medica Austriaca, 21*, 47–52.

Whybrow, P. (1994). Neuroendocrinology. In A. Frazer, P. B. Molinoff, A. Winokur (Eds.), *Biological Basis of Brain Function and Disease* (pp. 145–162). New York: Raven Press.

Zimmermann, M., Mattia, J., Younken, S., Torres, M. (1998). The prevalence of DSM-IV impulse control disorders in psychiatric outpatients [Abstract 265]. Annual meeting of the American Psychiatric Association, Washington, DC.

11

Frederic Rotgers

Antisoziale Persönlichkeitsstörung – Zusammenfassung und Schlussfolgerungen

In diesem abschließenden Kapitel werden wir versuchen, die Informationen zusammenzufassen und zu integrieren, die die Autoren der einzelnen Kapitel vorgelegt haben. Franks Fall wurde aus acht verschiedenen Perspektiven analysiert, wobei jeder Autor bzw. jedes Team von Autoren einen einzigartigen Standpunkt zu der Frage eingenommen hat, wie man Frank dabei helfen könnte, ein produktiverer und zufriedenerer Mensch zu werden. Trotz der unterschiedlichen Perspektiven gibt es eine Reihe von gemeinsamen Themen, die man in den Kapiteln immer wieder entdecken kann. Als übergreifende Schlussfolgerung aus allen Kapiteln kann festgehalten werden, dass sich Therapeuten bei der Behandlung von Patienten wie Frank aufgrund neuer Denkweisen und aufgrund des Fortschritts bei den Behandlungsmöglichkeiten nicht mehr so mut- und hilflos fühlen wie früher. Diese Beiträge lassen daher hoffen, dass die Behandlung bei vielen Menschen mit antisozialer Persönlichkeitsstörung erfolgreich sein und ihnen dabei helfen wird, eine angepasste Lebensweise zu erlangen.

Dennoch sind unsere Autoren weit davon entfernt, ihre Ansätze als Möglichkeit der «Heilung» der antisozialen Persönlichkeitsstörung zu deklarieren, jedenfalls nicht in der Art der relativ kurzfristigen Interventionen, die zurzeit besonders beliebt sind. Nur Benveniste spricht von der Möglichkeit, dass Frank von den Symptomen, die zur Diagnose der antisozialen Persönlichkeitsstörung geführt haben, völlig frei werden könnte, allerdings erst nach einer Behandlungsdauer von fünf bis zehn Jahren. Im Allgemeinen sehen die Autoren (auch die Autoren des Kapitels über Psychopharmakologie, Freeman und Rathbun) das Ziel der Behandlung anscheinend darin, Frank dabei zu helfen, mit den auffälligen und problematischen Aspekten seines Verhaltens, seines Denkens und seiner Gefühle besser zurechtzukommen und nicht darin, sie dramatisch zu verändern.

Um die Zusammenfassung zu strukturieren, beziehen wir uns auf dieselben Fragen, die auch den Autoren gestellt wurden. Nach der Beschreibung und Zusammenfassung der verschiedenen Behandlungsmodelle und der therapeutischen Fertigkeiten, die jeder Autor bei der Behandlung von Patienten wie Frank für wesentlich hält, werden wir versuchen, die Ähnlichkeiten und Unterschiede zwischen den vorgestellten Ansätzen herauszuarbeiten, indem wir die Antworten der Autoren auf die 15 grundlegenden Fragen untersuchen. Anschließend werden wir unsere eigene Zusammenfassung und Synthese dieser Ideen vorstellen.

Von diesem Vorgehen wird lediglich das Kapitel von Freeman und Rathbun über pharmakologische Behandlungsansätze ausgenommen. Aufgrund der sehr unterschiedlichen wissenschaftlichen und konzeptuellen Grundlagen von Pharmakotherapie und Psychotherapie können wir dieses Kapitel nicht derselben Art von Analyse unterziehen wie die anderen Kapitel. Wir haben dieses Kapitel lediglich vorgestellt, damit sich der Leser über aktuelle Ansichten zur pharmakologischen Behandlung der antisozialen Persönlichkeitsstörung informieren und besser verstehen kann, wie Medikamente bei der Arbeit mit diesen Patienten unterstützend eingesetzt werden können. Wir schließen den Beitrag von Freeman und Rathbun in der nachfolgenden Diskussion daher weitgehend aus, abgesehen von der Frage zur Medikation, die allen Autoren gestellt wurde.

Bevor wir beginnen, möchten wir deutlich machen, dass im Folgenden unsere eigene Sicht der Beiträge dargestellt wird. Wie bei jeder anderen Unternehmung werden wir unsere eigene Ausbildung, unseren Hintergrund und unsere Erfahrungen in diese Zusammenfassung der Kapitel einbringen. Deshalb werden wir vielleicht manche Ansichten der Autoren eher kurz abhandeln und dafür andere stark hervorheben, die uns bedeutsam scheinen, obwohl sie aus Sicht der Autoren vielleicht weniger wichtig sind. Wir möchten uns im Vorhinein dafür entschuldigen, falls wir eine bestimmte Sichtweise in irgendeiner Form falsch darstellen oder interpretieren sollten. Wir laden auch den Leser ein, seine eigene Zusammenfassung und Synthese des hier vorgestellten Materials zu entwickeln, die von der unseren natürlich stark abweichen kann.

Die Behandlungsmodelle

Die diskutierten Behandlungsmodelle umfassen ein breites Spektrum von rein psychodynamischen über eklektizistische bis hin zu rein behavioralen Ansätzen sowie einen Ansatz, der auf Konzepten von Rogers beruht. Allerdings hängen lediglich Maniacci, Freeman und Eig, McCann und Kollegen sowie Ginsburg und Kollegen mehr oder weniger «reinen» Modellen an, in denen nur die Konzepte einer einzigen therapeutischen Schule verwendet werden.

Benveniste und Maniacci liegen mit ihrem Ansatz eher beim psychodynamischen Ende des Spektrums der Modelle. Benveniste konzentriert sich fast ausschließlich auf psychodynamische Faktoren und verwendet dabei einen Ansatz, der weitgehend von der Objektbeziehungstheorie abgeleitet ist, aber auch Gedanken aus der relationalen Psychoanalyse, der Bindungstheorie und der Traumatheorie und an einem Punkt der Behandlung auch eher behaviorale Herangehensweisen einbezieht.

Maniacci geht von einer individualpsychologischen Perspektive nach Alfred Adler aus, die zwar eindeutig psychodynamisch ausgerichtet ist, sich aber weniger auf interne Faktoren konzentriert als der traditionellere Ansatz von Benveniste. Individualpsychologen sehen Patienten im Kontext der sozialen Gemeinschaft. Sie führen maladaptive Verhaltensweisen der Patienten teilweise auf psychodynamische Faktoren zurück, die eine angemessene Integration der persönlichen Stärken in gesellschaftlich akzeptierte Verhaltensmuster verhindern. Die Betonung liegt hier darauf, die Funktionen des Verhaltens des Patienten zu verändern. Dies geschieht häufig, indem man die Stärken des Patienten nutzt, um neue Ziele zu erreichen, die sich von den Zielen des Patienten zu Beginn der Behandlung unterscheiden (z. B. indem die Fähigkeit zur sozialen Wahrnehmung nicht mehr eingesetzt wird, um andere auszunutzen, sondern um bessere soziale Beziehungen aufzubauen).

Dorr verwendet zur konzeptuellen Untermauerung seines Ansatzes das biosoziale Lernmodell nach Theodore Millon (Millon und Davis, 1996). In Bezug auf die verwendeten Techniken ist Dorrs Ansatz stärker eklektizistisch als der von Benveniste oder Maniacci. Dorr legt den Schwerpunkt auf psychodynamische Prozesse, verwendet jedoch auch Konzepte, die aus der biologischen Sichtweise der antisozialen Persönlichkeitsstörung abgeleitet sind (z. B. dass einige Aspekte der Störung erblich bedingt sein oder auf dem Temperament basieren können). Außerdem bezieht er an bestimmten strategischen Punkten der Behandlung Konzepte aus der Lerntheorie mit ein. In gewisser Weise schlägt Dorr eine Brücke zwischen psychodynamischen und behavioralen Modellen.

Walters Lebensstil-Ansatz ist ebenfalls eklektizistisch. Er fasst Gedanken aus der existenziellen Therapie, der kognitiv-behavioralen Therapie und der Evolutionsbiologie in einem Ansatz zusammen, der darauf abzielt, kriminelles Verhalten und Denkweisen, die Kriminalität auslösen oder fördern, zu verändern.

Freeman und Eig sowie McCann und Kollegen folgen Modellen, die eindeutig nicht der psychodynamischen Sichtweise angehören. Beide Autorengruppen legen den Schwerpunkt stattdessen auf den direkten Einfluss von Verhalten, wählen dabei jedoch unterschiedliche Herangehensweisen. Freeman und Eig befassen sich mit der Rolle der maladaptiven kognitiven Schemata der Patienten sowie der maladaptiven Kernüberzeugungen, auf denen diese Schemata beruhen. Sie schlagen eine große Vielfalt von Techniken vor, um diese Schemata und Überzeugungen zu verändern. Dazu gehört unter anderem, über dysfunktionale Gedanken Protokoll zu führen und Verhaltensexperimente durchzuführen. Letztere zielen darauf ab, den Patienten neue Erfahrungen zu ermöglichen, die ihre Kernüberzeugungen in Frage stellen und dadurch Schemata verändern können. Wenn spezielle Defizite bei bestimmten Fertigkeiten vorliegen, werden traditionellere verhaltenstherapeutische Techniken wie Fertigkeitentraining und Problemlösetraining eingesetzt.

Das Modell von McCann und Kollegen basiert auf der dialektisch-behavioralen Therapie (DBT) nach Linehan (1993, 1996). Dieses Modell ist dem radikalen Behaviorismus eng verbunden, aber es nutzt auch Konzepte aus dem Buddhismus und der dialektischen Philosophie. In der Praxis ist die DBT jedoch, wie McCann et al. darlegen, enger mit verhaltenstherapeutischen Vorgehensweisen (z. B. Verhaltensanalysen) verbunden. McCann et al. befassen sich mit den Verhaltensweisen, die zum Hauptziel der Behandlung werden. Diese Analyse nutzen sie nicht nur dazu, die einzelnen Komponenten der Probleme der Patienten zu identifizieren, sondern auch um Punkte zu erkennen, an denen Intervention ansetzen kann, und um mögliche alternative Reaktionen auf problematische Situationen zu finden.

Schließlich leitet ein Kapitel – das von Ginsburg et al. – seinen theoretischen Schwerpunkt von der Therapie nach Rogers ab. Wichtige Konzepte aus dieser Theorie flossen in die Methode der motivierenden Gesprächsführung (MG) ein. Diese Methode wurde ursprünglich von Miller und Rollnick (2002) entwickelt, um mit Personen zu arbeiten, die Substanzen missbrauchen. Die motivierende Gesprächsführung verlässt sich fast vollständig auf die therapeutische Beziehung zwischen Berater/Therapeut und Patient, um die Ambivalenz zu reduzieren, die der Patient gegenüber Veränderungen empfindet und um die Motivation des Patienten zu steigern, Verhaltensweisen zu verändern. Diese Verhaltensweisen werden vom Patienten selbst ausgewählt. Im Gegensatz zu den anderen Kapiteln in diesem Band nimmt die motivierende Gesprächsführung keine spezifische Position dazu ein, aus welchen Gründen oder durch welche Methoden sich das Verhalten ändern könnte, das der Patient auswählt. Stattdessen liegt der Schwerpunkt auf einer empathischen, zugleich aber direktiven und reflexiven therapeutischen Beziehung, die Widerstand reduzieren und Veränderungen fördern soll, die vom Patienten selbst gesteuert werden.

Diese verschiedenen Modelle repräsentieren weitgehend das Spektrum aller Formen von Psychotherapie, die gegenwärtig – im frühen 21. Jahrhundert – praktiziert werden.

Wesentliche therapeutische Fertigkeiten

Die notwendigen klinischen Fertigkeiten, auf die unsere Autoren hinweisen, sind über die verschiedenen Ansätze hinweg erstaunlich konsistent. Zu den wesentliche Fertigkeiten, die in der einen oder anderen Form von allen Autoren genannt werden, gehört die Fähigkeit, eine funktionierende therapeutische Beziehung aufzubauen, in der sowohl Empathie als auch objektives Feedback zum Verhalten des Patienten möglich sein sollen. Ferner nannten die Autoren Flexibilität, die Fähigkeit, sich angesichts des provokativen Verhaltens des Patienten neutral und nicht wertend zu verhalten, Fertigkeiten bei der Anwendung des ausgewählten, spezifischen Interventionsmodells, und die Fähigkeit, eventuelle Gegenübertragungsprozesse zu erkennen und angemessen darauf zu reagieren.

McCann et al. legen den Schwerpunkt besonders auf die letztgenannte Fertigkeit. Therapeuten, die mit Patienten mit antisozialer Persönlichkeitsstörung arbeiten, empfehlen sie, sich regelmäßig mit anderen, vergleichbar ausgebildeten Therapeuten zu beraten, um Anzeichen eines möglichen Burn-out-Syndroms erkennen zu können.

Aus den Kapiteln wird deutlich, dass praktisch alle Autoren den Aufbau einer funktionierenden therapeutischen Beziehung und eines Bündnisses mit Frank als Kern einer erfolgreichen Behandlung ansehen, unabhängig davon, welche Techniken bei der Behandlung eingesetzt werden. In diesem Zusammenhang wurde am häufigsten die Fähigkeit erwähnt, angesichts von Franks Vorgeschichte und Verhalten zugleich empathisch und objektiv zu bleiben. Da viele Autoren bei Frank eine Neigung zu provokativem Verhalten wahrgenommen haben, scheint dieser Aspekt der Behandlung für Therapeuten, die mit Patienten mit antisozialer Persönlichkeitsstörung arbeiten, eine der größten Herausforderungen darzustellen.

Spezifische Fragen

1. Therapeutische Ziele

In der einen oder anderen Form haben die meisten unserer Autoren als Ziel angegeben, Franks aggressives und destruktives Verhalten zu verringern. Ein Autorenteam (McCann et al.) sieht dies sogar als entscheidende Voraussetzung an, um überhaupt eine erfolgreiche Behandlung mit Frank durchführen zu können, und zwar sowohl hinsichtlich der Wirkung der Therapie als auch im Hinblick auf die Reaktionen des Therapeuten auf Franks möglicherweise aggressives und bedrohliches Verhalten.

Als zweites gemeinsames Ziel wurde genannt, Frank effektivere Fertigkeiten zu vermitteln, darunter interpersonelle Problemlösefertigkeiten und soziale Fertigkeiten. In fünf der Kapitel wurde als Ziel erwähnt, Franks Fähigkeit zu steigern, angemessene Beziehungen zu anderen Menschen zu entwickeln und aufrechterhalten zu können.

Andere Ziele beziehen sich auf die Herstellung einer starken, funktionierenden Beziehung. Dazu gehört auch, Frank das Gefühl zu geben, dass die Therapie einen «sicheren Ort» darstellt, an dem er sich aussprechen kann, ohne negative Konsequenzen befürchten zu müssen. In zwei Ansätzen (in Benvenistes psychodynamischem Ansatz und in der motivierenden Gesprächsführung) bildete die Herstellung einer funktionierenden Beziehung sogar das primäre Ziel der Therapie.

Die Frage, wer die Therapieziele auswählen soll, scheint unsere Autoren zu spalten. In einigen Kapiteln wurden spezifische Ziele vorgeschlagen, die weitgehend auf der Einschätzung des Therapeuten von Franks Problemen, Stärken und Schwächen darauf beruhten. Andere Autoren wiesen explizit darauf hin, dass Frank selbst diese Ziele auswählen sollte, damit sie für ihn relevanter und daher motivierender wären. Diese Haltung gegenüber der Frage der Zielsetzung könnte dazu beitragen, Franks aktive Beteiligung am therapeutischen Prozess aufrechtzuerhalten, indem ihm das Gefühl vermittelt wird, sich selbst an dem Veränderungsprozess beteiligen zu können. Dies könnte gerade bei unfreiwilligen Patienten wie Frank besonders wichtig sein; bei ihnen wird sehr viel Widerstand dadurch ausgelöst, dass ihnen von anderen vorgeschrieben wird, was sie tun sollen.

2. Diagnostik/weitere Informationen

Die Antworten auf die Frage, welche weiteren Informationen benötigt werden und welche diagnostischen Verfahren verwendet werden könnten, fielen erwartungsgemäß sehr unterschiedlich aus. Die Autoren von drei Kapiteln forderten eine Art Gefahrenabschätzung, die man auf der Basis der revidierten Hare-Psychopathie-Checkliste (Hare, 2003; Hartmann, Hollweg und Nedopil, 2001) vornehmen kann.

Fast alle unserer Autoren wünschten eine Art Persönlichkeits- oder Verhaltensdiagnostik, aber die Methoden, die bei dieser Diagnostik eingesetzt werden sollten, unterschieden sich je nachdem, ob die Autoren einer eher psychodynamischen oder eher behavioralen Sichtweise folgten. Eher psychodynamisch orientierte Autoren wünschten Persönlichkeitsdiagnostik, am häufigsten den Rorschach-Test, während die eher behavioral orientierten Autoren spezifische Verhaltensanalysen forderten, teilweise auch durch den Einsatz theoriespezifischer Fragebögen (z. B. Young, 2002) oder anderer theoriespezifischer Instrumente, wie etwa Walters Lifestyle Assessment of Criminal Thinking.

Überraschenderweise wollten nur zwei Autoren weitere Personen befragen, insbesondere Franks Frau und seinen Bruder.

Ferner erachteten es unsere Autoren als hilfreich, frühe Erinnerungen (Maniacci), Hinweise auf prosoziale Gedanken und Verhaltensweisen (Ginsburg et al.) und die Ziele, die der Patient mit der Therapie verbindet, einzubeziehen (Freeman und Eig).

3. Beurteilung der Persönlichkeit, des Verhaltens, des affektiven Zustand und der Art des Denkens

Die Antworten der Autoren auf diese Frage fielen äußerst unterschiedlich aus. Nach Benveniste sei Franks Verhalten durch zwei kritische traumatische Ereignisse geformt worden: den Tod seiner Mutter und die nachfolgende dauerhafte Misshandlung während der Kindheit. Benvenistes Auffassung zufolge sollen diese beiden Ereignisse die Ausbildung von protektiven Verhaltensstrategien und Abwehrmechanismen der Persönlichkeit verursacht haben, die auf Selbstschutz fokussierten. Dies soll bei Frank eine grundlegende Unfähigkeit verursacht haben, anderen Menschen genug zu vertrauen, um eine persönliche Verbindung zu ihnen herzustellen. Das wiederum habe zu seinen Schwierigkeiten in sozialen Beziehungen geführt, insbesondere seinem Mangel an Einfühlungsvermögen und der damit einhergehenden Bereitschaft, andere auszunutzen und zu manipulieren.

Maniaccis Formulierung legt den Schwerpunkt auf kurz- und langfristige Ziele oder Funktionen von Franks Verhalten. Als Franks langfristige Ziele vermutet er Freiheit, Dominanz und Kontrolle und stellt die Hypothese auf, dass diese Ziele Franks einschüchternden Verhaltensstil und seiner Fokussierung auf seinem eigenen Vergnügen zugrunde liegen.

Dorrs Konzeptualisierung beruht auf Millons Modell der Polaritäten (Millon und Davis, 1996). Er nimmt an, dass bei Frank die Pole «Vermeidung von Schmerz», «Anpassung» und «Fürsorglichkeit» schwach ausgeprägt seien, «Steigerung der Lebensqualität» durchschnittlich und «Selbstverwirklichung» und «Veränderung» überdurchschnittlich ausgeprägt seien. Daraus wird die Strategie abgeleitet, dass Franks übermäßige Fokussierung auf Selbstbelohnung reduziert werden müsse, indem man sein Gefühl für Empathie und Gemeinschaft verstärkt. Im Hinblick auf das letztere Ziel stimmt Dorr mit Maniacci überein, dass ein wichtiges Thema bei Franks Behandlung darin bestünde, ihm dabei zu helfen, sich besser in die soziale Gemeinschaft einzugliedern und zu funktionieren.

Walters zufolge könnte man Franks Verhalten als Resultat der Interaktionen zwischen seinem Temperament und seiner Umwelt ansehen, die bestimmte unerwünschte Verhaltensweisen verstärkt habe. Diese Interaktionen sollen zu dysfunktionalen Kognitionen, Emotionen und Verhaltensweisen geführt haben, die

Franks kriminellen Lebensstil erleichtert haben. Der Schwerpunkt der Behandlung nach dem Lebensstil-Modell liegt darin, solche Kognitionen, Emotionen und Verhaltensweisen zu verändern.

Freeman und Eig konzipierten Franks Schwierigkeiten im Rahmen des kognitiv-behavioralen Therapiemodells. Der Schwerpunkt liegt hier darauf, Probleme und die ihnen zugrunde liegenden psychologischen Defizite zu identifizieren. Freeman und Eig nennen insbesondere Probleme wie schwache Selbstkontrolle, «Thrill-Seeking»-Verhalten, oberflächliche und ausnutzende soziale Beziehungen, unverantwortliches Verhalten, Autoritätsprobleme und Franks Tendenz, andere für seine Probleme verantwortlich zu machen. Es wird angenommen, dass all diese Probleme auf dysfunktionalen kognitiven Schemata beruhen, die Franks Wahrnehmung und sein Verhältnis zu seiner Arbeit beeinflussen. Diese Schemata bestehen aus Kernüberzeugungen über das Selbst, die Welt und die Zukunft. In der Behandlung müssten sie identifiziert und modifiziert werden.

McCann et al. widerstrebt es, eine Fallkonzeptualisierung zu formulieren, ohne ausführliche Verhaltensanalysen durchgeführt zu haben, mit denen problematische Verhaltensweisen und die sie unterstützenden, individuell bedeutsamen Umweltkontingenzen identifiziert werden können. Dennoch sehen McCann und Kollegen Franks Hauptproblem in seiner Aggressivität. Diese habe sich durch die Kombination aus biologischen Voreinstellungen und Umweltkontingenzen entwickelt, die aggressives Verhalten unterstützen, und werde auch durch diese Faktoren aufrechterhalten. Um Frank zu verstehen, sei es außerdem wichtig, seine Schwierigkeiten bei der Emotionsregulation zu untersuchen, die ebenfalls ein Resultat der Interaktion zwischen biologischen Faktoren (z. B. leichte Erregbarkeit) und Umweltkontingenzen darstellt, die selektiv solche Verhaltensweisen verstärken, die aus den biologischen Faktoren resultieren.

Von allen vorgestellten Ansätzen verwendet lediglich der von Ginsburg et al. keine Fallkonzeptualisierung, um Frank zu verstehen und die Therapie zu strukturieren. Die motivierende Gesprächsführung legt den Schwerpunkt vielmehr darauf, den Patienten im Kontext der therapeutischen Beziehung zu verstehen und die eigene Sicht des Patienten auf sein Verhalten zu entwickeln. Der Patient soll dabei selbst herauszufinden, ob und welche Verhaltensweisen verändert werden sollen.

4. Potenzielle Probleme und Fallstricke

Unsere Autoren haben drei übergreifende Formen möglicher «Fallstricke» bei der Therapie identifiziert: Gegenübertragung beim Therapeuten als Reaktion auf solche Verhaltensweisen, die McCann et al. als «therapiestörend» bezeichnen, der generelle Widerstand von Personen mit antisozialer Persönlichkeitsstörung gegen

Veränderung und Schwierigkeiten beim Aufbau einer tragfähigen, funktionierenden therapeutischen Beziehung mit Frank, die auf den beiden erstgenannten Faktoren beruhen.

Mehrere Autoren mahnten zur Vorsicht im Hinblick auf die Schwierigkeit, angesichts von Franks charmantem Verhalten einen objektiven und moralisch neutralen Standpunkt einzuhalten. Sie warnten außerdem vor der Gefahr, dass Frank die Empathie des Therapeuten geschickt manipulieren und den Therapeuten so in seine Schemata hineinziehen könnte.

Ferner wurde das Risiko des therapeutischen Nihilismus erwähnt und die Gefahr, dass der Therapeut entmutigt werden könnte, weil Frank keine Fortschritte macht. Benveniste warnt zudem davor, die Komplexität und den Schwierigkeitsgrad eines solchen Falls zu unterschätzen, insbesondere hinsichtlich der Möglichkeit, dass Frank tatsächlich psychopathischer sein könnte, als er zu sein scheint.

Interessanterweise legte nur ein Autorenteam, Ginsburg et al., bei der Diskussion möglicher Fallstricke und Schwierigkeiten den Schwerpunkt ganz auf die Seite des Therapeuten. Vor dem Hintergrund der Anwendung und dem «Spirit» der motivierenden Gesprächsführung erwähnen sie bestimmte Fallen, in die der Therapeut tappen kann (z. B. wenn der Therapeut gegenüber dem Patienten die Haltung eines Experten einnimmt oder versucht, seinen Fokus in Richtung einer Verhaltensänderung zu lenken, ehe der Patient dazu bereit ist). Aus ihrer Sicht handelt es sich bei diesen Fehlern um schwerwiegende Fallstricke, die vermieden werden müssen. Den Autoren zufolge hängt die Fähigkeit, diese Fallen zu umgehen, weitgehend von der Ausbildung und Erfahrung des Therapeuten ab.

5. Grad der Bewältigung und Prognose für Veränderungen

Die Antworten auf diese Frage spiegelten die traditionelle Warnung davor wider, von Patienten mit antisozialer Persönlichkeitsstörung zu viel an Veränderung zu erhoffen. Nur Benveniste stellte die Möglichkeit in Aussicht, dass Frank sich ausreichend verändern könnte, um die Kriterien der antisozialen Persönlichkeitsstörung nicht mehr zu erfüllen. Benveniste zufolge könnten diese Veränderungen jedoch nur eintreten, wenn die Therapie vollständig abgeschlossen würde, und das würde wahrscheinlich fünf bis zehn Jahre dauern. Angesichts der derzeitigen Bevorzugung kürzerer Therapieformen durch Therapeuten und Kostenträger ist diese Aussicht jedoch eher unwahrscheinlich!

Die anderen Autoren äußerten sich hinsichtlich ihrer Hoffnungen für Frank zurückhaltender. Als mögliche Veränderungen wurden genannt:

- die erfolgreiche Beendigung der Bewährungszeit
- die Verminderung seiner Tendenz, auf Probleme impulsiv oder aggressiv zu reagieren

- zu lernen, sich besser anzupassen, indem sich Frank auf die möglichen Vorteile prosozialen Problemlösens konzentriert und
- eine Veränderung der kognitiven Schemata, die zu seinen Problemen geführt haben.

Eine völlige Heilung von der antisozialen Persönlichkeitsstörung stellten die Autoren größtenteils nicht in Aussicht.

Ein Autor, Maniacci, lehnte es aus theoretischen Gründen ab, über eine Prognose zu spekulieren, während die Autoren des Kapitels über motivierende Gesprächsführung ihre Antwort darauf beschränkten, dass Frank gegenüber Veränderungen offener werden und mehr Commitment im Hinblick auf selbst ausgewählte Verhaltensänderungen entwickeln könnte.

6. Dauer der Therapie

Die Spannweite der Antworten war hier ziemlich groß und reichte von fünf bis zehn Jahren mit ein bis zwei Sitzungen pro Woche (Benveniste) bis zu fünf einstündigen Einzelsitzungen über einen Zeitraum von fünf Wochen (Ginsburg et al.). Überwiegend wurden jedoch Zeiträume zwischen 12 und 24 Monaten mit wöchentlichen Sitzungen angegeben, teilweise in Kombination mit wöchentlichen Gruppensitzungen. Lediglich ein Autor (Dorr) war nicht bereit, die mögliche Therapiedauer zu spezifizieren, vor allem, weil Veränderungen bei Patienten mit antisozialer Persönlichkeitsstörung nicht sehr sicher vorhergesagt werden können.

7. Spezifische Techniken

Auch hier erhielten wir sehr unterschiedliche Antworten, wobei irgendeine Form der Konfrontation am häufigsten genannt wurde. Dieser Begriff wurde von allen Autoren, die diese Methode vorgeschlagen haben, definiert. Sie verstanden Konfrontation überwiegend als objektive, nicht wertende Rückmeldung über Franks Verhalten, nicht als autoritäre und häufig aggressive Form der Konfrontation, die man oft mit der traditionellen Behandlung von Personen mit Substanzabhängigkeit verbindet. Alle Autoren, die Konfrontation vorgeschlagen haben, wiesen auch darauf hin, dass diese Technik mit Unterstützung kombiniert werden und erst dann eingesetzt werden sollte, wenn die therapeutische Beziehung ausreichend stabilisiert ist. Dorr schlug als mögliche Form der Konfrontation vor, Frank deutlich zu machen, welchen Schaden er sich durch sein Verhalten selbst zufügt, und auf diese Weise aus seiner selbstzentrierten Weltsicht Nutzen zu ziehen.

Ferner wurden Techniken vorgeschlagen, die überwiegend darauf abzielten, bei gewalttätigem und aggressivem Verhalten zu intervenieren und es zu unterbrechen. Benveniste schlug vor, zu diesem Zweck in der Therapiesitzung angemessenes Verhalten zu modellieren und Frank zu verstärken, wenn er Beispiele für weniger aggressives und selbstverherrlichendes Verhalten zeigt.

Eine Reihe von Autoren konzentrierte sich auf Techniken der kognitiven Restrukturierung, die darauf abzielen, Denkmuster zu reduzieren, die Kriminalität fördern. Mithilfe von Fertigkeitentrainings sollte Franks Fähigkeit erhöht werden, effektiv Probleme zu lösen.

Für Freeman und Eig stellte die Strukturierung der Sitzungen eine Schlüsseltechnik dar. Die Strukturierung sollte durch das Aufstellen einer Agenda erfolgen. Sie schlugen außerdem vor, Verhaltensexperimente durchzuführen, die Frank dabei helfen sollten, seine Kernüberzeugungen in Frage zu stellen und so den Prozess der Veränderung maladaptiver Schemata in Gang zu setzen.

Ginsburg et al. legten den Schwerpunkt auf vier spezifische Techniken, die im Zentrum der motivierenden Gesprächsführung stehen: Stellen offener Fragen, Bestätigen des Patienten, reflektierendes Zuhören und der Einsatz von Zusammenfassungen, um Patienten dabei zu helfen, sich auf ihre Ambivalenzen zu konzentrieren. Theorie und Forschung zur motivierenden Gesprächsführung legen nahe, dass Veränderungen stattfinden werden, wenn der Therapeut diese vier Techniken regelmäßig einsetzt.

Schließlich betrachteten mehrere der Autoren irgendeine Form von Selbstüberwachung außerhalb der Sitzungen als wichtige Komponente von Franks Therapie.

8. Spezielle Vorsichtsmaßnahmen und Widerstände

Die wichtigsten Risiken und möglichen Widerstände, die genannt wurden, bezogen sich auf Franks Tendenz zu aggressivem und Unruhe stiftendem Verhalten und auf Gegenübertragung von Seiten des Therapeuten. Gegen Frank und gegen andere Patienten mit antisozialer Persönlichkeitsstörung könnte man sehr leicht eine Abneigung entwickeln, und ihre Verhaltensweisen rufen beim Therapeuten häufig sehr negative Reaktionen hervor. Diese Reaktionen könnten den Aufbau eines starken therapeutischen Bündnisses stören, das Commitment des Therapeuten bei der Arbeit mit Frank beeinträchtigen und im schlimmsten Fall zum Abbruch der Therapie führen, entweder weil Frank seine Bewährungsauflagen verletzt oder weil der Therapeut die Therapie beendet, weil keine Fortschritte zu erzielen sind.

Als Fazit wurde die Notwendigkeit genannt, Frank gegenüber eindeutige persönliche und therapeutische Grenzen festzulegen. Der Verzicht darauf würde aus der Sicht mehrerer Autoren bei Frank zu Verhaltensweisen führen, die beim Therapeuten negative Gegenübertragungen oder Burn-out-Symptome hervorrufen und dadurch die Therapie gefährden würden.

Lediglich ein Autorenteam (Ginsburg et al.) nannte keine speziellen Vorsichtsmaßnahmen. Vielmehr werden Widerstand und mögliche störende Verhaltensweisen, die auf der Ambivalenz gegenüber Veränderungen beruhen, im Rahmen der motivierenden Gesprächsführung erwartet und als natürlicher Teil des Veränderungsprozesses angesehen.

9. Bereiche, die nicht angesprochen werden sollten

Bei der Beantwortung dieser Frage stimmten die Autoren in überraschend hohem Grad überein. Nach Ansicht der Autoren sollten Franks sämtliche Verhaltensweisen, Gedanken und Gefühle zum Thema der Therapie werden, mit Ausnahme längst vergangener Themen und Probleme (Dorr). Außerdem sollte Frank nicht das Zwölf-Schritte-Programm der Anonymen Alkoholiker vorgeschrieben werden, um sein Trinkverhalten zu beeinflussen.

Benveniste wies darauf hin, dass zwar keine Themen a priori ausgeschlossen werden sollten. Die Entscheidung darüber, ob spezifische Themen angeschnitten werden sollten oder nicht, hinge jedoch in gewissem Maß von der Behandlungsphase ab. Themen, die sich auf langfristige Veränderungen der Persönlichkeit beziehen, sollten Benveniste zufolge daher in der Anfangsphase der Therapie vermieden werden, da sie für Frank zu bedrohlich wären, um angemessen reagieren zu können.

10. Medikation

Auch hinsichtlich dieser Frage bestand eine überraschend hohe Einstimmigkeit unter den Autoren, mit dem Vorbehalt, dass eine Medikation zwar die psychotherapeutische Arbeit unterstützen könnte, Frank sich jedoch weigern könnte, überhaupt Medikamente zu nehmen.

Am häufigsten wurden Serotonin-Wiederaufnahmehemmer und stimmungsstabilisierende Mittel empfohlen sowie Medikamente, die direkt auf das Trinkverhalten einwirken (Disulfiram oder Naltrexon). McCann et al. schlugen außerdem die Anwendung atypischer Neuroleptika vor, insbesondere zur Regulierung von Franks Tendenz zu impulsiver Aggression.

Diese Empfehlungen der Autoren stimmen mit der detaillierteren Darstellung der Rolle der Medikation überein, die Freeman und Rathbun in ihrem Kapitel vorgelegt haben.

11. Ressourcen des Patienten

Obwohl alle Autoren bei Frank bestimmte Stärken wahrgenommen haben, befürchtete eine Mehrzahl von ihnen, dass manche dieser Eigenschaften bei einem Patienten mit antisozialer Persönlichkeitsstörung ein zweischneidiges Schwert darstellen könnten: Sie könnten sowohl im Dienst positiver Veränderungen eingesetzt werden als auch eine effektive Behandlung vereiteln.

Im Einzelnen wurde Frank von allen Autoren für intelligent gehalten. Viele Autoren schätzten auch seine sozialen Kompetenzen und Fähigkeit zur zwischenmenschlichen Wahrnehmung als ziemlich hoch ein. Ob diese Fähigkeiten zukünftig positiv genutzt werden könnten oder nicht, hinge sowohl von Franks Veränderungsbereitschaft ab als auch von dem Geschick des Therapeuten, Franks Denken und Verhalten in eine prosozialere Richtung zu lenken.

Neben seiner Intelligenz und seinen sozialen Fertigkeiten wurden bei Frank auch Führungskompetenzen wahrgenommen. Er wurde als Mensch gesehen, der über wirksame Überlebensstrategien verfügt und in seiner Herangehensweise an Probleme eine gewisse Hartnäckigkeit besitzt. Diese könnte Frank langfristig helfen, wenn es gelänge, sie in den Dienst positiver Veränderungen zu stellen.

Schließlich wurde die Tatsache, dass Frank mit der Ausnahme von Alkoholmissbrauch anscheinend keine Achse-I-Pathologie aufweist, von einem Autor (Walters) als Stärke angesehen, die den Verlauf der Therapie erleichtern kann.

12. Grenzen und Beschränkungen

Klare Grenzen und Beschränkungen wurden von den meisten unserer Autoren als Grundvoraussetzung angesehen, um mit Frank effektiv arbeiten zu können. Die meisten dieser Grenzen und Beschränkungen zielten darauf ab, den Therapeuten einerseits von möglichen negativen Reaktionen gegenüber Frank abzuhalten und ihn andererseits vor Franks ausnutzendem und manipulativem Verhalten zu schützen. Auf diese Weise sollte das Risiko negativer Gegenübertragungen vermieden oder vermindert werden.

Bei der Arbeit mit Frank wurde es als sehr wichtig angesehen, die Grundregeln der Therapie deutlich herauszustellen, sie zu bekräftigen, wenn Frank sie befolgt, und ausdrücklich darauf hinzuweisen, wenn er es nicht tut.

McCann et al. legten bei ihrer Antwort auf diese Frage den Schwerpunkt fast ausschließlich auf den Therapeuten. Ihrer Ansicht nach impliziere der Versuch, Franks Verhalten Grenzen zu setzen, dass Frank selbst keine Grenzen habe und äußere Kontrolle brauche. McCann et al. betonten daher die Rolle des Therapeuten. Dieser müsse seine eigenen Grenzen identifizieren, sie gegenüber dem Patienten deutlich kommunizieren und prompt reagieren, wenn eine Grenze verletzt wird.

Ginsburg et al. zufolge können Grenzen und Beschränkungen aufrechterhalten werden, indem der Therapeut die Regeln der motivierenden Gesprächsführung einhält. Aus ihrer Sicht ist es wichtig, dass sich der Therapeut gegenüber Themen, die Frank nicht in die Sitzung einbringen möchte, sensibel verhält. Wenn Frank dem Therapeuten gegenüber aggressives oder manipulatives Verhalten zeigen sollte, müsste der Therapeut darauf mit reflektierendem Zuhören und mit dem sachlichen und direkten Hinweis, dass eine Regel übertreten wurde, reagieren.

Zusätzlich zu diesen Vorschlägen wies Dorr darauf hin, dass unproduktives, weitschweifiges Erzählen von Geschichten in Therapiesitzungen eingeschränkt werden sollte, indem man die Aufmerksamkeit des Patienten wieder auf die relevanten Veränderungsthemen zurücklenkt.

13. Einbezug wichtiger anderer Personen und Einsatz von Hausaufgaben

Alle unserer Autoren mit Ausnahme von Ginsburg et al. wiesen darauf hin, dass der Einbezug wichtiger anderer Personen – insbesondere seiner Ehefrau, seines Bewährungshelfers und seines Bruders – bei Franks Behandlung nützlich sein könnte. Wie Ginsburg et al. erläutern, ist der Einsatz von Hausaufgaben bzw. der Einbezug Dritter in der motivierenden Gesprächsführung nicht vorgesehen.

Andere Autoren haben viele unterschiedliche Arten von Hausaufgaben vorgeschlagen, die bei Franks Therapie hilfreich sein könnten. Am häufigsten wurden spezielle, schriftliche Formen der Selbstüberwachung (wie das Daily Thought Record oder die Behavioral Chain Analyses) oder auch einfaches Tagebuchführen über Franks Gedanken und Gefühle genannt. Bei diesen Hausaufgaben wurde ein besonderer Schwerpunkt auf Franks antisoziale Denkweise gelegt.

Sowohl Maniacci als auch Freeman und Eig schlugen den Einsatz von Hausaufgaben vor, bei denen es darum geht, die in der Therapiesitzung erworbenen Problemlösungsstrategien und Verhaltensweisen in der Alltagswelt einzuüben. In der nächsten Sitzung könnte dann über den Erfolg der neuen Verhaltensstrategien berichtet und diskutiert werden.

14. Aspekte bei Abschluss der Therapie und Vorbeugung von Rückfällen

Alle Autoren sprachen sich dafür aus, gegen Ende der Therapie irgendeine Form von Rückfallpräventionsplan aufzustellen. Bei dieser Planung bezogen sich auch die mehr psychodynamisch orientierten Autoren auf den kognitiv-behavioralen Ansatz. Insbesondere die Entwicklung spezifischer Handlungspläne der Form «Wenn A passiert, dann mache ich B» wurde von allen Autoren als sehr wichtig angesehen.

Einer der Autoren (Walters) schlug vor, zusätzlich zu einem Rückfallpräventionsplan einige Booster-Sitzungen einzuplanen, um die Anwendung der neuen

Verhaltensweisen und Problemlösestrategien, die in der Behandlung gelernt wurden, weiter zu verfolgen und zu verstärken.

Auch wurde es als sehr wichtig angesehen, einen Schwerpunkt bei der Rückfallprävention auf die Frage zu legen, was Frank davon hat, einen Rückfall zu vermeiden.

Die Mehrheit der Autoren sah in der Aufstellung eines Rückfallpräventionsplans die grundlegende Aufgabe in der Abschlussphase der Therapie. Benveniste beschrieb den Therapieabschluss jedoch als eine viel kompliziertere Angelegenheit. Aus ihrer psychodynamischen Perspektive müsste sich der Umgang mit der Beendigung der Therapie daran orientieren, wie es zu dieser Beendigung gekommen ist. Wenn die Beendigung auf problematischen Verhaltensweisen beruht (z. B. eine kriminelle Handlung, die zu Arrest oder Inhaftierung führt), müsste damit anders umgegangen werden, als wenn die Behandlung nach vollständiger und erfolgreicher Bearbeitung aller therapeutischen Aufgaben abgeschlossen wird. Im letzteren Fall wäre eine Rückschau auf den Verlauf der Therapie angezeigt; die Veränderungen, die Frank gemacht macht, müssten verstärkt und ein Rückfallpräventionsplan aufgestellt werden. Bei nicht erfolgreichen Therapieabbrüchen würde der Therapeut Frank einen Brief schicken, in dem er ausführlich die Schwierigkeiten schildern würde, die er in der Therapie wahrgenommen hat, aber auch jeden Fortschritt erwähnen würde, der zu beobachten war. Der Brief würde eine Einladung beinhalten, den therapeutischen Prozess zu irgendeinem Zeitpunkt in der Zukunft fortzusetzen.

15. Veränderungsmechanismen

Die Antworten der Autoren auf diese Frage fielen wiederum sehr unterschiedlich aus. Nach Benveniste und nach Ginsburg et al. besteht der wichtigste Veränderungsmechanismus in der therapeutischen Beziehung. Benveniste zufolge werden Veränderungen durch folgende spezifische Aspekte der therapeutischen Beziehung bewirkt:

- die Sicherheit der haltenden und stützenden therapeutischen Umgebung
- die Arbeit an Ich-Funktionen
- die Vermittlung von Fertigkeiten zur Verbalisierung bei angemessenem affektivem Ausdruck und
- die Empathie des Therapeuten.

Aus der Sicht von Ginsburg et al. bildet die therapeutische Beziehung den Kontext, in dem der Patient seine Selbstwirksamkeit oder seine Hoffnung, dass Veränderungen möglich sind, steigern kann, indem der Patient die Gründe für oder gegen Veränderung wiederholt und in der Form von Change-Talk seine eigenen Argumente für Veränderung hört.

Dorr zufolge würden sich die allgemeinen Faktoren, die in jeder Therapie wirksam sind (Empathie, Respekt und eine tragfähige therapeutische Beziehung im Rahmen der Erwartung, dass Veränderungen stattfinden werden), auch in Franks Behandlung auswirken. Außerdem betont er die Orientierung an Millons Modell, um den Patienten zu verstehen und die therapeutischen Interventionen zu lenken.

Maniacci beschreibt Veränderung als Neuzuweisung von Franks Prioritäten und Zielen und weniger als Restrukturierung oder «Neuerfindung» seiner Persönlichkeit. Diese Zuweisung würde stattfinden, wenn man Frank dabei helfen würde zu erkennen, dass viele seiner dysfunktionalen Verhaltensweisen auch für positivere Zwecke eingesetzt werden könnten.

Walters zufolge besteht der wesentliche Veränderungsmechanismus im Leben selbst. Veränderung wird als natürlicher Teil des Lebens angesehen, wenngleich dies bei Patienten häufig Angst auslöst. Auch wenn Veränderung beängstigend sein kann, kann man sie Walters zufolge unmöglich vermeiden, und eine erfolgreiche Therapie hilft den Patienten zu erkennen, dass Veränderungen eher hilfreich als bedrohlich sind.

Aus der Sicht der eher behavioral orientierten Autoren besteht der vorrangige Veränderungsmechanismus im Erlernen neuer, positiver Gedanken und Verhaltensweisen. Freeman und Eig legten den Schwerpunkt mehr auf die Veränderung von Gedanken, was wiederum zu Änderungen im Verhalten führen sollte. McCann et al. betonten dagegen den Erwerb neuer Fertigkeiten und die Veränderung von Umweltkontingenzen, um ihre Anwendung zu verstärken, wobei die Restrukturierung dysfunktionaler Gedanken jedoch auch eine Rolle spielen sollte.

Schlussfolgerungen

Es scheint eindeutig, dass über die einzelnen Ansätze der Autoren hinweg eine Reihe gemeinsamer Herangehensweisen für die Arbeit mit Patienten wie Frank erkennbar wird, trotz der bedeutsamen theoretischen Unterschiede hinsichtlich der Begründung für ihre Anwendung. Erstens ist der Aufbau einer funktionierenden therapeutischen Beziehung unabdingbar. Diese sollte auf Empathie, Respekt vor Franks Person und der Fähigkeit des Therapeuten beruhen, Frank objektives und nicht wertendes Feedback über sein Verhalten zu geben.

Alle unsere Autoren betonten außerdem, dass Frank neue Denk- und Verhaltensweisen erlernen sollte, die ihn anderen Menschen näherbringen könnten, statt die Kluft zwischen Frank und dem Rest der Welt noch weiter zu vergrößern. So würde ein Schwerpunkt darauf gelegt, Frank dabei zu helfen, sich selbst als Mitglied einer größeren Gemeinschaft anderer Menschen zu sehen, deren Gefühle ebenfalls wichtig sind. Er selbst könnte sich dann dafür entscheiden, mit ihnen entweder produktive, kooperative Beziehungen einzugehen oder aber sich ihnen als Gegner zu nähern.

Irgendeine Form von Fertigkeitentraining bildet einen Bestandteil der Modelle aller Autoren, vor allem im Kontext der Rückfallprävention, mit der einzigen Ausnahme des (zumindest im Hinblick auf unmittelbare therapeutische Ziele) begrenzteren Ansatzes der motivierenden Gesprächsführung.

Schließlich stimmen unsere Autoren weitgehend darin überein, dass Strukturen, Grenzen und Beschränkungen wesentliche Bedingungen einer erfolgreichen Therapie mit Frank darstellen würden.

Diese Sichtweisen entsprechen in hohem Maße den Ergebnissen aus der Forschung zur Behandlung krimineller Straftäter, einer Population, in der sich viele Menschen befinden, die die Kriterien einer antisozialen Persönlichkeitsstörung erfüllen. Befunde aus dieser speziellen Forschungsrichtung (Ross und Gendreau, 1980) zeigen, dass hoch strukturierte Behandlungsformen mit eindeutigen Grenzen und Beschränkungen, die respektvoll und empathisch, aber dennoch fest und konsequent durchgeführt werden und die Fertigkeiten- und Problemlösetrainings beinhalten, die besten Ergebnisse bewirken.

Aus unserer Sicht ist nun weitere Forschung notwendig, die die Bedeutung dieser zentralen Variablen bei der Arbeit mit straffälligen und nicht straffälligen Personen mit antisozialer Persönlichkeitsstörung untersucht. Es ist unsere Hoffnung, dass dieses Buch eine Anregung für Forscher wird, dieses Gebiet genauer zu untersuchen. Wir hoffen auch, dass dieses Buch dazu beiträgt, die Vorstellung auszulöschen, dass Menschen mit antisozialer Persönlichkeitsstörung «unbehandelbar» seien, und mehr Therapeuten dazu ermutigt, auch diese Patientengruppe zu behandeln.

Literatur

Hare, R. D. (2003). *Hare PCL-R Technical Manual* (2nd ed.) N. Tonawonda, NY: MHS.

Hartmann, J., Hollweg, M., Nedopil, N. (2001). Quantitative Erfassung dissozialer und psychopathischer Persönlichkeiten bei der strafrechtlichen Begutachtung: Retrospektive Untersuchung zur Anwendbarkeit der deutschen Version der Hare-Psychopathie-Checkliste. *Nervenarzt, 72*, 365–370.

Linehan, M. M. (1993). *Cognitive-Behavioral Treatment of Borderline Personality Disorders.* New York: Guilford Press.

Linehan, M. M. (1996). *Dialektisch-behaviorale Therapie der Borderline-Persönlichkeitsstörung.* München: CIP-Medien.

Miller, W. R., Rollnick, S. (2002). *Motivational Interviewing: Preparing People for Change* (2nd ed.). New York: Guilford Press.

Miller, W. R., Rollnick, S. (2004). *Motivierende Gesprächsführung* (2., überarb. Aufl.). Freiburg i. B.: Lambertus-Verlag.

Millon, T., Davis, R. D. (Eds.). (1996). *Disorders of Personality: DSM-IV and Beyond* (2nd ed.). New York: John Wiley.

Ross, R. R., Gendreau, P. (1980). *Effective Correctional Treatment.* Scarborough, Ontario, Canada: Butterworth.

Young, J. E. (2002). Schema-focused therapy for personality disorders. In G. Simos (Ed.), *Cognitive Behavior Therapy: A Guide for the Practicing Clinician* (pp. 201–222). New York: Taylor & Francis.

Register

«Anzeigen»